"十三五"国家重点图书出版规划

药物临床试验设计与实施丛书

心血管疾病药物临床试验设计与实施

主　　编　孙宁玲　袁洪

副 主 编　王建安　赵水平　黄志军

编　　者（以姓氏笔画为序）

王建安（浙江大学医学院附属第二医院）

林　玲（海南省第三人民医院）

方宁远（上海交通大学医学院附属仁济医院）

赵水平（中南大学湘雅二医院）

袁　洪（中南大学湘雅三医院）

郭成贤（中南大学湘雅三医院）

冯雪茹（北京大学第一医院）

黄　伟（中南大学湘雅三医院）

华　琦（首都医科大学宣武医院）

黄志军（中南大学湘雅三医院）

刘梅林（北京大学第一医院）

康彩练（国家药品监督管理局药品审评中心）

孙宁玲（北京大学人民医院）

李　莹（中南大学湘雅三医院）

曾丽雄（中南大学湘雅三医院）

学术秘书　李　莹

人民卫生出版社

图书在版编目（CIP）数据

心血管疾病药物临床试验设计与实施 / 孙宁玲，袁洪主编.
—北京：人民卫生出版社，2019

（药物临床试验设计与实施丛书）

ISBN 978-7-117-28810-1

Ⅰ. ①心… Ⅱ. ①孙… ②袁… Ⅲ. ①心脏血管疾病 - 临床
药学 - 药效试验 Ⅳ. ①R54

中国版本图书馆 CIP 数据核字（2019）第 178343 号

人卫智网	**www.ipmph.com**	医学教育、学术、考试、健康， 购书智慧智能综合服务平台
人卫官网	**www.pmph.com**	人卫官方资讯发布平台

药物临床试验设计与实施丛书

心血管疾病药物临床试验设计与实施

主　　编：孙宁玲　袁　洪

出版发行：人民卫生出版社（中继线 010-59780011）

地　　址：北京市朝阳区潘家园南里 19 号

邮　　编：100021

E - mail：pmph @ pmph.com

购书热线：010-59787592　010-59787584　010-65264830

印　　刷：保定市中画美凯印刷有限公司

经　　销：新华书店

开　　本：787×1092　1/16　　印张：18

字　　数：416 千字

版　　次：2019 年 11 月第 1 版　2019 年 11 月第 1 版第 1 次印刷

标准书号：ISBN 978-7-117-28810-1

定　　价：79.00 元

打击盗版举报电话：010-59787491　E-mail：WQ @ pmph.com

（凡属印装质量问题请与本社市场营销中心联系退换）

前 言

创新药物的研发是目前医药行业发展最为迅速的领域。一种创新药物的上市，通常需要十几年，花费数亿甚至数十亿元人民币。而其中，临床试验阶段无论在耗费的时间上，还是经费上都是最主要的部分。新药临床试验必须是基于科学、规范和法规基础上设计的，否则得到的结果毫无意义。中国正日益成为全球临床试验外包服务中心，庞大的患者群体、快速的受试者招募速度、基础设施完备的临床研究机构以及较高素质的研究人员等，都是业内周知的开展临床试验的优势。但与之相矛盾的是，我国4 600多家药厂只有300家左右被称为研发型企业，每年申报具有自主知识产权的完全创新药不超过10种。临床试验专业人才的短缺是阻碍我国医药企业新药研发亟待解决的问题之一。

针对这一局面，我们于2010年联合多家教育部直属高等医药院校编写了《药物临床试验》一书，旨在培养医药学生的药物临床试验基本理论和实践操作能力。该书作为我国首部药物临床试验教材，在设计方面重点介绍了药物临床试验的理论基础，虽然在分论中包括了心血管疾病药物、消化系统药物等方向的方案设计规范和实践操作要点，但不够详尽。药物临床试验不仅是一门非常严谨、有着众多法规指导的学科，同时也是一门实践性很强的学科，因此，我们提出编写《心血管疾病药物临床试验设计与实施》一书，旨在加强心血管专科医师和医药学生的实践操作能力培养，促进专科人才培养。

本书着眼于心血管疾病新药临床试验的科学和伦理原则，形成了从设计原则、操作规程、方案设计到实施操作要点的完整系统。本书共分九章。第一章心血管疾病药物临床试验的设计与要求，重点讲解心血管疾病药物临床试验的理论基础，包括药物临床试验概述、相关伦理原则与法规、生物统计内容、设计原则和标准操作规程、化学药物的分类和临床试验分期、生物制品的分类和临床试验分期、中药的分类和临床试验分期，以及药物临床试验的注册及论文写作。第二到九章重点讲解抗高血压药物、抗心肌缺血药物、抗心律失常药物、调血脂药物、抗血栓药物、心肌营养代谢药物、心血管相关中药及心血管植入性医疗器械的临床试验方案设计规范和实践操作要点。本书可供医学和药学本科生、研究生使用，还可供各级临床医师、药师以及临床试验设计和实施的参与专业人员参考。

本书在编写上独具特色：

（1）强调临床试验操作要点的讲授，具有很强的实践性和可操作性，与相关学科理论知识学习相辅相成，构成了理论与实践相结合的系统的学习体系。

（2）在内容方面，本书涵盖了心血管疾病新药研发过程中，药物临床试验的各个阶段所承担的任务，尤其是药物临床试验过程中的伦理学保护等内容，有利于拓展读者对药物临床试验的了解。本书引入了医患沟通及人文教育的理念，注重对相关法规的认知，使实践教学内容更加完善，有利于培养学生的实践能力、综合分析能力和科学的思维方法，树立善于沟通与协调及崇尚团队合作的精神。同时，我们在编书过程中注重理论结合实践，列举了大量真实的临床研究案例，使阅读者更易理解和掌握。

（3）在编写形式方面，书中使用大量案例介绍，使教学形象直观、简洁易懂，便于学生自学、互学，提高学生对药物临床试验的学习兴趣。本书的编写及出版有望为临床药学和医学的实践教学提供完整、系统、规范的参考和借鉴。

感谢副主编、编者、学术秘书以及各章节负责人在本书编写过程中的辛勤工作。感谢来自国家药品监督管理局、北京大学第一医院、首都医科大学宣武医院、浙江大学医学院附属第二医院、中南大学湘雅二医院、中南大学湘雅三医院、上海交通大学医学院附属仁济医院以及海南省第三人民医院的专家和教授的关心与支持。由于心血管疾病药物种类繁多，本书涉及面较广，加之编者水平有限、时间紧迫，难免有不足与疏漏之处，衷心期盼读者不吝指正。

孙宁玲　袁　洪

2019 年 6 月 24 日

目 录

第一章

心血管疾病药物临床试验的设计与要求

近年来,世界范围内新类别和新品种心血管疾病药物的开发研究不断增加,药物临床试验作为药物开发研究中的最关键阶段,起到决定药物研发前途的作用,因而愈来愈受到政府、制药企业、医疗机构以及医师、药师、化学工程师的广泛关注。

药物临床试验概念有广义和狭义之分。广义的药物临床试验是指任何在人体进行的,以药物作为研究对象,揭示人体与药物相互作用规律的科研活动,包括由药厂主导,以注册为目的的一系列药物临床评价研究,包含临床药理学研究,不同阶段的临床试验(详见下文)以及由研究者主导的临床研究,如药物相互作用研究、人体遗传药理学研究、联合用药干预疾病的探索与验证研究等。狭义的药物临床试验仅指以注册为目的的药物临床评价研究。本书重点论述狭义的药物临床试验。

药物临床试验有多种的分类方法,如按照临床试验阶段可分为Ⅰ、Ⅱ、Ⅲ、Ⅳ期。Ⅰ期临床试验是初步的临床药理学及人体安全性评价试验,其目的是观察人体对于新药的耐受程度和药动学指标,为制定给药方案提供依据。Ⅱ期临床试验是对新药治疗作用的初步评价,其目的是初步评价药物对目标适应证患者的治疗作用和安全性,也包括为Ⅲ期临床试验研究设计和给药剂量方案的确定提供依据。Ⅲ期临床试验是对新药治疗作用的确认阶段,其目的是进一步验证药物对目标适应证患者的治疗作用和安全性,评价利益和风险,最终为药物注册申请的审查提供充分依据。Ⅳ期临床试验是新药上市后的应用研究阶段,其目的是考察在广泛使用条件下的药物疗效和不良反应,评价在普通或特殊人群中使用的利益与风险关系并改进给药剂量等。若按照研究目的分类,临床试验可分为五类:耐受性试验,以揭示剂量-人体反应为目的的人体药理学研究;药动学研究,以揭示人体对药物的处置规律,包括药物吸收、分布、代谢和排泄的研究;药物临床研究,以评价药物对目标适应证患者的安全性和有效性为目的的人体药物学研究;药物相互作用研究,以评价其他药物、食物、环境等因素对试验药物的效应和药动学影响的临床研究;相对生物利用度研究,以药动学参数反映某种固定给药途径下,与参比制剂比较,试验制剂的剂型、处方和制备工艺等对体内吸收的影响,由此评价不同制剂吸收程度和速度的临床研究。

现代药物研发是一个复杂而漫长的过程,并且也是一个逐步筛选、淘汰药物的过程。该过程要完成两个重要的文件:药品质量标准和药品使用说明书。药品质量标准是关于保证药品质量可控性而制定的标准,其内容主要来自药学方面的研究。药品使用说明书是保证药品在临床中合理使用的指南,其大部分内容来自临床试验。新药开发风险大、成功率很低。根据FDA得出数据的平均值,每发现 9 000~10 000 个化合物,大约 5~8 个能进入临床试验,最终大约只有 1 个能够获得 FDA 的新药批准,整个开发过程通常需要十几年,花费数亿甚至数十亿元人民币(其中临床试验费用占 60% 以上)。故而应该特别重视新药的临床试验研究。

心血管疾病药物临床试验与其他药物临床试验一样,均应该遵循药物临床试验的基本原则和方法,但在试验对象、疗程、疗效判别指标和方法等方面有其自身的特点。另外,由于有关心血管疾病药物治疗的循证医学证据、各国指南和专家共识均在不断更新,特别是近年来一些新的医学基础理论和药物新靶点的出现,新的临床试验方法的出现,流行病学数据的更新,都对新药研究和临床试验提出了更多的要求。因此,心血管疾病药物临床试验既要遵循药物临床研究的一般原则,同时也要与已发布的心血管疾病的药物临床研究的指导技术原则相适应。本章主要从心血管疾病药物临床研究基本内容、相关伦理原则与法规、生物统计知识概述、临床试验设计原则和标准操作规程、有效性评价、安全性评价及心血管疾病药物临床试验的相关影响因素几部分介绍心血管疾病药物临床试验的设计与要求。

第一节　心血管疾病药物临床研究基本内容

心血管疾病药物临床研究内容主要包括:耐受性试验、药动学研究、药效学研究、探索性和确证性研究,以及安全性评价等方面。相比某些类别的药物临床研究,心血管疾病药物的临床研究可能更加复杂和困难,这是因为心血管疾病药物临床研究存在种类较多,同一种药物(如抗高血压、抗心律失常药物)作用机制可能大不相同,不同个体之间药物疗效差异大、影响药物疗效因素多,相当一部分患者需终身服药,部分诊断标准和疗效判断指标随着研究进步发展而发生变化等。因此,在心血管疾病药物临床试验中应该把握好临床试验设计和要求。

一、临床药理学研究

(一)耐受性试验

耐受性试验是为了获取药物对人体安全性的最基本信息,并为后期试验提供相对安全的剂量范围。心血管疾病药物耐受性试验的一般原则包括:

1. 单剂量和多剂量给药的人体耐受性研究,除最大剂量和最小剂量外,一般还应包括临床拟推荐的最高剂量。

2. 通常耐受性试验选择健康人群作为受试者,必要时也可选择符合药物适应证的患者作为研究对象。

3. 除了关注药理作用和靶器官的安全性外,还需要关注除靶器官以外的或非药理作用引起的安全性风险。因为部分心血管疾病药物可能具有心血管系统之外的作用,比如胺碘酮的作用不仅仅表现在抑制心脏传导,也可能影响神经传导、髓鞘和肝细胞,从而导致神经病变和肝功能受损。

4. 关注不同剂量导致的作用机制差异,从而引起的耐受性试验中出现的差异:如硝酸酯类,小剂量时主要扩张容量血管、减少静脉回流;而大剂量时主要扩张阻力小动脉、降低血压。

(二)药动学研究

与其他类别药物一样,目前心血管疾病药物的药动学研究仍然主要采用经典药动学方法。除此之外,研究中还应该重点考虑相关影响因素,包括:

1. 饮食　心血管疾病药物通常为口服制剂,进食种类及结构可能影响药物的吸收速度和药物代谢酶的合成,从而影响药物代谢。例如,食物可改变培哚普利的生物利用度和减慢卡维地洛片的吸收,高脂肪或碳水化合物可影响非洛地平缓释片的生物利用度等。

2. 药物相互作用　由于大部分心血管病患者需要多种药物联合应用,而导致药物发生相互作用的概率增加,其中以代谢相互作用发生率最高(约50%)。因为多种心血管疾病药物需经细胞色素(CYP)P-450酶的代谢,相关酶系包括CYP1A2、CYP2C9、CYP2C19、CYP2D6和CYP3A4。药物可诱导或抑制酶的活性从而影响酶的代谢,如氟伐他汀可能影响CYP2C9的活性,同时服用经这一酶系代谢的药物(如双氯芬酸、甲苯磺丁脲、苯妥英钠、胺碘酮和华法林等),其药动学可发生变化。除代谢酶外,影响药物吸收及血浆蛋白结合率也可影响药动学。

3. 特殊人群　心血管病患者合并肝肾功能不全、充血性心力衰竭、胃肠道疾病、甲状腺疾病等人群比例高,心血管疾病药物药动学差异大。

4. 其他　种族、年龄、性别、给药时间等因素也可影响药物的代谢。例如黑色人种血清肾素水平比较低,对具有抑制肾素作用的药物[如血管紧张素转换酶抑制药(ACEI)、血管紧张素受体阻滞药(ARB)和β_1受体拮抗剂]治疗的敏感性差,而对钙通道阻滞剂和利尿剂敏感性较好。

因此,在强调传统经典的药动学研究同时,需综合分析以上多个因素对药物代谢学的影响,开展群体药动学的研究。

(三)药效学研究

药效学是研究药物对机体作用规律和作用机制的学科。影响心血管疾病药物药效学的因素包括药物因素和机体因素。

1. 药物因素　包括剂量、剂型和相互作用等。心血管疾病药物剂量、剂型各异,尤其是降压药物常包括普通剂型、肠溶片、胶囊、缓释制剂和控释制剂等多种剂型,不同剂型药物吸收速度和分布明显不同。药物合用时易产生相互作用，包括拮抗、协同和相加效应。如排钾利尿药可使血钾水平降低，从而使心脏对强心苷敏感化，容易发生心律失常，并且还能加强骨骼肌松弛剂的作用。

2. 机体因素 包括年龄、性别、生理、病理状态、遗传、种族等因素。这些因素均可导致药物在机体的代谢、转运及受体发生变化。

心血管疾病药物的药效学指标常包括：血流动力学参数（如血压、心排血量、体循环血管阻力）、心电改变（静息和运动状态下的心电图、24 小时动态心电图）、心脏形态改变、神经体液参数改变（如 RAAS 系统、交感神经系统及钠素等指标），以及药物作用强度和作用时间改变。根据药物作用机制，尚需对可能有影响的指标进行进一步研究：心脏收缩及舒张功能、心肌耗氧量等；抗心律失常药物尚包括电生理检查；对抗心肌缺血药物尚可进行核素心肌显影，以了解不同部位的心肌灌注状态。

二、药物临床试验研究的分期

心血管疾病药物临床试验是指任何在人体（患者或健康志愿者）进行的系统性研究，以证实或发现试验心血管疾病药物的临床、药理和 / 或其他药效学方面的作用、不良反应和 / 或吸收、分布、代谢及排泄情况，目的是确定试验心血管疾病药物的安全性和有效性，评价利益与风险关系，最终为药物注册申请获得批准提供充分的依据。药物临床试验一般分为 I、II、III、IV 期。

（一）I 期临床试验

I 期临床试验目的是研究健康受试者对新药的耐受程度，并通过研究提出新药安全有效的给药方案，研究内容包括新药的耐受性试验与人体内药动学试验。通过 I 期临床试验研究将获得新药的安全剂量，同时获得 II 期临床试验给药的推荐剂量和理由。

（二）II 期临床试验

II 期临床试验也可称为疗效探索性研究，其主要目标是为 III 期临床试验确定给药剂量和给药方案。主要研究内容包括小规模（100~300 位受试者）地在患者中进行药物安全性和疗效试验，以及患者的药动学试验。通过研究探索试验药物是否安全有效，与对照组比较有多大治疗价值，确定试验药物的目标适应证。找出最佳的治疗方案，包括治疗剂量、给药途径与方法、每日给药次数等。II 期临床试验研究设计应该注意：试验药物的量效关系是研究所必须考虑的重要部分。

（三）III 期临床试验

III 期临床试验也称疗效确定性研究，其主要目的是论证或确定药物在预期目标适应证人群的治疗利益。III 期临床试验可仅设一个药物剂量组，如 II 期试验没有获得可信的剂量 - 效应研究结果，则试验应设一个以上的药物剂量组。由于 III 期临床定位于剂量确证研究，因此在试验设计时应当非常谨慎地根据统计学要求纳入足够的样本量，并设计有临床意义的终点指标。另外还应该注意受试者入选标准、排除标准、疗效评定标准、给药方案、安全性评价指标等。

（四）Ⅳ期临床试验

Ⅳ期临床试验也称上市后监察（postmarketing suneillance），其目的在于进一步考察新药的安全有效性，即在新药上市后，临床广泛使用的最初阶段，对新药的疗效、适应证、不良反应、治疗方案可进一步扩大临床试验，以期对新药的临床应用价值做出进一步评价，进一步了解疗效、适应证与不良反应情况，指导临床合理用药。

在上市前进行的Ⅲ期临床试验研究由于样本较少、缺乏特殊群体的受试者，以及排除伴随多种疾病和多药联合应用的患者，所以疗效和安全性数据是有局限性的。而上市后，许多不同类型的患者将接受该药品的治疗，所以很有必要重新评价药品对大多数患者的疗效和耐受性。在上市后的Ⅳ期临床试验中，数以千计的经该药品治疗的患者的研究数据被收集并进行分析，在上市前的临床研究中因发生率太低而没有被发现的不良反应就可能被发现。这些数据将支持临床试验中已得到的数据，可以使药厂和医生能够更好地、更可靠地认识到该药在目标适应证患者中大范围、长时间使用下的治疗受益 - 风险比。

心血管疾病药物临床试验结合自身特殊性，还需注意以下几点：

1. 受试者选择

（1）人群来源：心血管疾病药物试验研究的受试者应来源于住院和门诊患者，但是对于部分抗高血压、抗心律失常、抗凝等药物的受试者选择，由于其研究周期较长，病情相对较轻，观察指标较简单，因此也可以通过社区招聘等形式来选择受试者。

（2）入选标准：入选标准的选择须正确、科学、客观、可靠、有据可依，并且注意结合不同心血管疾病治疗的相关指南。试验人群中应包括不同性别、年龄、人种等人群亚组患者。为了方便在相同的环境下进行人群亚组的比较，通常在同一试验中应尽可能涵盖全部的亚组人群，但是对于部分试验的受试者选择而言，一般情况下应该根据伦理学要求选择病情相对较轻者，只有在特殊情况下方可考虑将病情严重、有并发症、老年、儿童等特殊人群纳入研究观察对象。

（3）排除标准：应包括有可能影响试验结果或判断的各种因素，也包括一些不安全或不符合伦理的因素。如选择充血性心力衰竭患者作为受试者时，需注意排除对死亡率有影响的因素及有限制运动或影响心力衰竭症状的疾病的患者，如伴有心源性休克、严重室性心律失常、完全性室房传导阻滞、肥厚型心肌病、心脏瓣膜病的患者应排除。同时还应包括近期发生心肌梗死、进行主动脉 - 冠状动脉旁路流转术或经皮腔内冠状动脉成形术，以及患者周围血管疾病、肺病、关节炎、慢性肝肾疾病、难治性高血压等疾病的患者。

2. 实验设计和研究周期　药物临床试验的设计一般应该包括专业设计和统计学设计。专业设计应该由具备心血管专业和临床药理学知识的高年资医师负责，统计学设计应该由专业的统计学人员完成。设计应该遵循科学性基本要求"随机、对照、盲法"，并且有详细的试验方案。

（1）设计要点：①假设。通常应该根据已有资料提出研究药物与对照药物的疗效差异的假设，以便确认试验为优效或者等效实验，关于优效或非劣效（或等效）的判断标准选择与假设是否成立十分重要，因为试验设计基于的假设是错误的，可能会导致研究结果的解释不恰当，同时对样本量的统计量计算产生不利的影响。②设盲。常规要求给药应该尽量采用双盲法。③随机。试验必须遵循随机原则并且科学选择随机方法。④入选/排除标准。应根据试验的要求选择目标人群，但须注意过分严格的标准可能减缓受试者的入选速度并因此影响试验的周期，同时也应考虑药物所适应的人群。而入选标准太宽泛，可能将影响因素复杂的患者或诊断过于笼统的患者入选进来，增大实验的"噪音"而导致假设检验的假阴性结论。⑤剂量选择。对试验剂量及剂量范围研究不够会影响试验的基准；试验剂量选择太高，药物不良事件增加，就会对疗效反应产生负面的影响；而试验剂量选择太低，产生的疗效就可能检测不到。⑥药物暴露量。由于相当一部分临床试验的受试者来源于门诊和社区，其依存性相对较差，降低了药物暴露量从而影响检查结果，继而模糊了试验组和对照组结果。⑦终点指标。这是心血管临床试验研究较难而又必须确定的一个主要问题，目前一般试验终点主要有临床终点和替代终点。

（2）设计需考虑的重点注意事项：①研究中所设计的观察指标应有具体定量方法，力求特异、客观、精确和统一。指标检测应该建立方法学和仪器使用标准操作规程。另外，还应注意血压的测量要求使用经过校准的血压计，动态心电图记录要求用磁带盒或高容量固态记录盒等；部分心血管疾病（如充血性心力衰竭和心绞痛）的疗效评价指标是以主观和客观指标相结合，在主观指标的判断时也应考虑量化定性指标。例如，观察某一新的长效抗心绞痛药物的研究时，不仅要观察患者新的长效抗心绞痛药物减少心绞痛发作次数和严重程度，同时应该记录患者使用短效硝酸甘油的情况，包括应用次数、时间、用量。②药物作用的时间、季节差异。对于心血管病的变化来说，存在时间和季节上的差异。如，高血压患者大多晨间血压较高，冬季较夏季血压增高；冠心病心绞痛患者冬季发作次数多。因此，在不同的给药时间和季节，可能出现不同的药物治疗反应强度。这在评价药物效应时应予以注意。③混杂因素的控制。心血管疾病的药物治疗效应还受到地理、民族、经济水平、饮食等因素的影响，在试验设计时应保持各个因素间的均衡，以降低抽样误差。

（3）设计与周期的差异：①在探索性试验中，一般采用随机、双盲和平行（或析因设计分析）对照研究。在与安慰剂对照及固定复方制剂的探索性研究中，通常采用析因设计分析。而在剂量探索设计中，一般至少应该设计三个不同剂量组，以此结果确定在确认性临床试验的治疗剂量。注意原则上试验设计应尽可能采用单一药物治疗方案，只有存在伦理问题或者特殊情况时，方可考虑与基础治疗相结合的联合给药方案。如抗心力衰竭的扩血管药物试验，可以加用利尿剂、强心苷或血管紧张素转换酶抑制药（必要时还允许合用硝酸酯类）等，但不可使用其他血管扩张剂。②研究周期的设计常根据研究所选择终点疗效指标及试验药物的半衰期而确定，如降压药物与心肌缺血药物的清洗期常为

2~4周,治疗期为8~12周,总研究周期为10~16周;另外,应注意少数药物的半衰期特殊差异而导致需要延长或缩短总研究周期,如一般的抗心律失常药物半衰期短,清洗期一般为2周,而胺碘酮半衰期长,需要明显延长清洗期时间。而在以评价新药物的不良事件为主要目的时研究周期应持续至少6个月。

（4）研究设计中对照组的选择:①安慰剂对照研究是常用于评价新药绝对疗效不可缺少的试验,其主要应用于探索性试验研究;同时,也是评价上市后药物的循证医学证据常用的研究方法。然而伦理学问题一直是目前该类试验受到限制的主要原因之一。在安慰剂对照研究的设计时,受试者的选择标准十分重要,应该充分考虑伦理学的要求。例如,抗高血压药物的研究其受试者的选择可以考虑中、低危高血压患者,不但符合伦理要求,而且也可以观察高血压患者非药物治疗的效应。或者也可以采取基础治疗加用安慰剂的方法,如EUROPE(欧洲培哚普利冠心病研究)试验,其受试者为合并稳定型冠心病和无心力衰竭临床征象的低危人群。②阳性药物对照研究目的是评价新药的相对疗效,常用于不同类别的心血管新药Ⅱ、Ⅲ期临床试验,阳性对照药物选择是专业设计所应考虑的关键,理论上阳性对照药物应该选择同一类疗效确定及不良反应少且已经上市的药物。

第二节　相关伦理原则与法规

随着科学技术的迅速发展,越来越多的新药、新技术进入到临床试验研究阶段,然而在部分临床试验中已经出现越来越多的科学与伦理学之间的碰撞。事实上,伦理与科学原本不是相互独立的,一项好的科学性强的临床试验方案只有充分遵从伦理原则才会进一步提高试验的科学与有效、可靠与可信的水平。因此,为避免伦理学与科学尖锐"对立",必须正确理解涉及人体的生物学研究的相关伦理原则与法规要求。

一、临床试验伦理学的基本原则

伦理学的基本原则是反映某一医学发展阶段及特定社会背景之中的医学道德理论的体现。药物临床试验的伦理学是医学伦理学的一个重要领域,其与医学伦理学的理论基础、主要原理和基本原则都是完全统一的。它的首要目的就是维护受试者的权利、尊严、安全和利益,从而促进临床试验健康、科学、规范地发展。结合国内药物临床试验运行情况,我国公认的临床试验伦理学的基本原则如下:

1. 受试者利益第一原则　人体研究必须以维护受试者利益作为根本前提,研究者必须在任何情况下都应把受试者的切身利益放在优先考虑的地位。国际上许多准则和我国相关法规及准则都将受试者的个人利益置于首要地位,《赫尔辛基宣言》是目前世界上唯一一部针对医生开展临床试验的伦理规范,文中指出,受试者的权益、安全和健康必须高于对科学和社会利益的考虑。我国《药物临床试验质量管理规范》也做出了同样的规定。因此,在整个药物临床试验过程中均应该严格执行这一基本原则。

2. 知情同意原则　所有的临床试验在实施之前都必须获得受试者自愿的同意,"知情同意"是为了尊重受试者的自主权利而设立的。我国《药物临床试验质量管理规范》中明确指出:"伦理委员会与知情同意书是保障受试者权益的主要措施。受试者参加试验应是自愿的,而且有权在试验的任何阶段随时退出试验而不会遭到歧视或报复,其医疗待遇与权益不会受到影响。"知情同意是一切涉及人体研究活动和行为的伦理学基础,目的是确保受试者能够在无任何外界压力下了解主要过程,真正理解临床试验并且愿意参加研究。

3. 有利无伤原则　包含两部分内容,无伤即不伤害,一般指解除或减轻受试者的痛苦,治愈疾病或缓解症状,在经济上减少开支,尽可能避免受试者损害与疾病发展甚至死亡的发生。而有利一般被称为积极的有利,指在不伤害受试者的前提下,增进受试者和社会利益。

4. 弱势群体保护原则　弱势群体是指那些(相对或绝对)没有能力维护自身利益的人群。《赫尔辛基宣言》指出医学研究应遵从伦理标准,对所有的人加以尊重并保护他们的健康和权益。有些受试人群是弱势群体需加以特别保护。一般而言,临床研究应该先从弱势程度较小的人群开始,再涉及弱势程度较大的人群。

5. 合理应用盲法对照和安慰剂　在药物临床试验中设置盲法对照以及安慰剂是正确判定试验结果客观效应的一种科学原则,也是医学的一个伦理原则。人体试验不仅受机体内在状态和试验条件的制约,而且受心理、社会等因素的影响,试验过程中必须合理使用双盲法和安慰剂,才能产生科学可靠的结果。

6. 独立的伦理审评　在研究开始前进行伦理审查,并且对已批准的研究进行跟踪审查直至研究结束为止。伦理委员会的决定必须独立于申办者、研究者,并且避免任何不适当影响。

二、伦理委员会的组建和运作

伦理委员会(ethics committee, EC),也可称为 institutional review board,不同国家的称谓不同,但基本概念一致,是由医学专业人员、法律专业人员及非医务人员组成的独立组织,其职责为审查监督临床试验方案是否符合伦理道德,并为之提供公众保障,确保受试者的安全、健康和权益受到保护。伦理委员会组成和运行的四项基本原则包括:独立、有效、多元与透明。

1. 伦理委员会的组成　我国《药物临床试验质量管理规范》要求伦理委员会至少由5人组成,包括医学专业和非医学专业人员,不同性别,有伦理或法律专业人员参加,至少1名非临床研究单位人员。伦理委员会设主任委员一名,副主任委员若干名,由委员推举产生。伦理委员会还可以聘请独立顾问或委任常任独立顾问,但是独立顾问不具有投票权。

2. 伦理委员会的职责　伦理委员会的职责为审查监督临床试验方案及其附件是否合乎伦理道德和科学，并为之提供公证保证，确保受试者的安全、健康和权益受到保护。

3. 伦理委员会审查　伦理审查的三项基本原则是尊重、有利无伤害和公正。

（1）伦理审查的主要任务是审查研究方案及设计依据，应特别注意签署知情同意书的过程、文件、研究方案的适宜性和可行性。

（2）加快审查主要依据以下情况：方案的非实质性修改，且不影响研究的受益风险比；方案实施时发生严重不良事件且事件的类型、程度与发生率均在预期范围内等情况可以提交加快审查。

（3）跟踪审查：伦理委员会对所有批准的研究项目的进展均进行跟踪审查，即从作出决定开始到研究终止。

4. 伦理委员会的评估　一些国家特别是美国，根据伦理法律规范、伦理委员会的章程、标准操作规程以及实际运作，已经建立了较为成熟和完备的认证体系。人体研究保护体系（human research protection program）是美国人体研究保护项目认证协会（association for the accreditation of human research protection program，AAHRPP）组织开展的针对临床研究的系统而全面的认证，其认证的核心是以伦理委员会为切入点构建人体研究保护体系。人体研究保护体系具有达到科学和伦理的最高标准，对受试者的尊重、权利、安全和福利提供保证的使命，一般需要履行以下职责：①建立一种常规工作程序以对人体研究受试者的保护进行监督、评估和质量的持续改进；②提供完备的综合性资源来支持保护研究受试者的基本权益；③对研究者及其团队提供人体研究受试者保护伦理知识的培训；④必要时，对研究进行协调并直接对受试者关注的问题作出回应。虽然，我国在《药物临床试验质量管理规范》（good clinical practice，GCP）复核时提出了伦理检查条款，并实施了检查，但是总体来说对伦理委员会的检查与评估的制度和体系尚不完善。

三、药物临床试验过程中的受试者保护

药物临床试验申请资料通过伦理审查和受试者签署知情同意书，并不意味着已经完成了伦理学保护过程，真正要实现对受试者的保护还需要在实施过程中不断地规范。

1. 规范招募受试者及签署知情同意书　公开公平地招募合适的受试者在临床试验中是至关重要的，因此对于招募资料应列为伦理审查的重点内容之一，从而避免招募信息造成对受试者的诱导或胁迫。知情同意包括了知情同意书文本和知情同意过程，是尊重受试者权利的集中体现，受试者有权不参加试验，即使签署了知情同意书，也可在任何时候退出试验。

2. 加强药物临床试验的伦理跟踪审查　伦理委员会通过对研究过程的审查，了解项目研究进展情况，是否存在方案的修改，严重不良事件的发生、处理、报告情况，以及

项目新的信息收集等方面,实现伦理跟踪审查。伦理委员会应针对以上跟踪审查方式建立相应的标准操作规程和程序,以及定期进行跟踪审查;特别是在受试者出现紧急医学不良反应时,研究机构所建立和实施的医疗救治相关技术、程序和措施是否明确尤为重要。

3. "无过错责任原则"与建立保险制度 所谓"无过错责任原则"是指对于药品生产企业或研究者不存在过错,而又发生了受试者人身伤害,法律规定其应当承担民事责任的,行为人应当对其行为所造成的损害承担民事责任。我国目前还没有建立针对临床试验的基金或保险制度,出现不良反应时一般由临床试验机构进行救治,申办方负责相关费用,而受到伤害的受试者的补偿没有保障。我国应尽快实施强制要求申办方必须为受试者购买意外保险。

4. 受试者的隐私权 临床试验过程中普遍存在保密及隐私权问题。受试者的各种自然情况、健康状况、临床试验的各种数据及其他相关个人信息均属于隐私内容,应当予以充分保密。近些年来,一些试验项目要求获得受试者遗传和家族等方面的信息,由此新增加了受试者隐私问题,必要时应签署隐私信息保护补充协议。

5. 强化严重不良事件的预防和处理意识 研究者在药物临床试验过程中应对受试者生命与健康利益具有高度责任心,在研究中尽量做到精益求精;同时,严密注意每一位受试者、每一个试验环节以及可能发生的危险。对于高风险试验,必要时必须停止或中断试验,以保护受试者的切身利益,制定相应的应急预案。

四、药物临床试验的相关法规

(一)《中华人民共和国药品管理法》

简称《药品管理法》,是我国药品管理领域的最高法律,是由全国人民代表大会常务委员会会议通过、颁布。2019 年 8 月 26 日,十三届全国人大常委会第十二次会议表决通过新修订的《药品管理法》,本法将于 2019 年 12 月 1 日起实施。这是《药品管理法》自 1984 年颁布以来的第二次系统性、结构性的重大修改。新修订的《药品管理法》全面贯彻落实党中央有关药品安全"四个最严"要求,明确了保护和促进公众健康的药品管理工作使命,确立了以人民健康为中心,坚持风险管理、全程管控、社会共治的基本原则,要求建立科学、严格的监督管理制度,全面提升药品质量,保障药品的安全、有效、可及。

新法进一步明确药品安全工作应当遵循"风险管理、全程管控、社会共治"的基本原则,并以实施药品上市许可持有人制度为主线,进一步明确药品全生命周期质量安全责任,强化药品全过程信息要求。从事药品研制、生产、经营、使用活动,应当遵循法律、法规、规章、标准和规范,保证全过程信息真实、准确、完整和可追溯。新法强化了药品全生命周期管理理念的落实,同时加大对违法行为的处罚力度。

(二)《中华人民共和国药品管理法实施条例》

简称《实施条例》,是国务院根据《药品管理法》规定颁布的配套法规,对相关规定进一步细化。现行版本为 2017 年 4 月 1 日发布，与 2019 年 12 月 1 日正式生效的《药品管理法》配套的条例仍在拟定当中。现行版本的《实施条例》规定，研制新药，需要进行临床试验的，应当依照《药品管理法》的规定，经国务院药品监督管理部门批准。2018 年 7 月 27 日，国家药品监督管理局官网发布的《关于调整药物临床试验审评审批程序的公告》（2018 年第 50 号），对药物临床试验审评审批的有关事项作出调整：在我国申报药物临床试验的，自申请受理并缴费之日起 60 日内，申请人未收到国家药品监督管理部门药品审评中心否定或质疑意见的，可按照提交的方案开展药物临床试验。

（三）《药品注册管理办法》

药品注册是指国家药品监督管理局根据药品注册申请人的申请，依照法定程序，对拟上市销售的药品的安全性、有效性、质量可控性等进行系统评价，并决定是否同意其申请的审批过程。《药品注册管理办法》是由国家药品监督管理局根据《药品管理法》《中华人民共和国行政许可法》《实施条例》制定、颁布、实施的部门法规，是与药物临床试验有关的重要法规。现行的《药品注册管理办法》自 2007 年 10 月 1 日起施行。为了适应鼓励创新的新形势，原国家食品药品监督管理总局起草了《药品注册管理办法（修订稿）》，分别于 2016 年 7 月 25 日和 2017 年 10 月 23 日两次向社会公开征求意见。该办法的第三章为"药物临床试验"，内容包括药物临床试验的定义、分期、申请人与研究者的责任义务等。

（四）《关于深化审评审批制度改革鼓励药品医疗器械创新的意见》

2017 年 10 月 8 日，中共中央办公厅和国务院办公厅联合印发了《关于深化审评审批制度改革鼓励药品医疗器械创新的意见》，从深化审评审批制度改革的角度，为药品医疗器械产业结构调整和技术创新奠定了基础。近期的《药品管理法》《实施条例》《药品注册管理办法》《药物临床试验质量管理规范》等法律法规修订都是围绕这份文件而进行的。这份意见涉及临床试验的主要内容包括：

1. 临床试验机构资格认定实行备案管理 临床试验主要研究者应具有高级职称，参加过 3 个以上临床试验。鼓励社会力量投资设立临床试验机构，临床试验机构管理规定由国家药品监督管理局会同国家卫生行政管理部门制定。

2. 支持临床试验机构和人员开展临床试验 支持医疗机构、医学研究机构、医药高等学校开展临床试验，将临床试验条件和能力评价纳入医疗机构等级评审。对开展临床试验的医疗机构建立单独评价考核体系。鼓励医疗机构设立专职临床试验部门，配备职业化的临床试验研究者。完善单位绩效工资分配激励机制，保障临床试验研究者收入水平。鼓励临床医生参与药品医疗器械技术创新活动。允许境外企业和科研机构在我国依法同步开展新药临床试验。

3. 完善伦理委员会机制 临床试验应符合伦理道德标准，保证受试者在自愿参与前被告知足够的试验信息，理解并签署知情同意书，保护受试者的安全、健康和权益。临床试验机构应成立伦理委员会，负责审查本机构临床试验方案，审核和监督临床试验研究者的资质，监督临床试验开展情况并接受监管部门检查。各地可根据需要设立区域伦理委员会。

4. 提高伦理审查效率　注册申请人提出临床试验申请前,应先将临床试验方案提交临床试验机构伦理委员会审查批准。在我国境内开展多中心临床试验的,经临床试验组长单位伦理审查后,其他成员单位应认可组长单位的审查结论,不再重复审查。国家临床医学研究中心及承担国家科技重大专项和国家重点研发计划支持项目的临床试验机构,应整合资源建立统一的伦理审查平台,逐步推进伦理审查互认。

5. 优化临床试验审批程序　建立完善注册申请人与审评机构的沟通交流机制。受理临床试验申请后一定期限内,药品监管部门未给出否定或质疑意见即视为同意,注册申请人可按照提交的方案开展临床试验。临床试验期间,发生临床试验方案变更、重大药学变更或非临床研究安全性问题的,注册申请人应及时将变更情况报送审评机构;发现存在安全性及其他风险的,应及时修改临床试验方案、暂停或终止临床试验。药品注册申请人可自行或委托检验机构对临床试验样品出具检验报告,连同样品一并报送药品审评机构,并确保临床试验实际使用的样品与提交的样品一致。优化临床试验中涉及国际合作的人类遗传资源活动审批程序,加快临床试验进程。

6. 接受境外临床试验数据　在境外多中心取得的临床试验数据,符合中国药品医疗器械注册相关要求的,可用于在中国申报注册申请。对在中国首次申请上市的药品医疗器械,注册申请人应提供是否存在人种差异的临床试验数据。

7. 支持拓展性临床试验　对正在开展临床试验的用于治疗严重危及生命且尚无有效治疗手段疾病的药品医疗器械,经初步观察可能获益,符合伦理要求的,经知情同意后可在开展临床试验的机构内用于其他患者,其安全性数据可用于注册申请。

8. 严肃查处数据造假行为　临床试验委托协议签署人和临床试验研究者是临床试验数据的第一责任人,须对临床试验数据可靠性承担法律责任。建立基于风险和审评需要的检查模式,加强对非临床研究、临床试验的现场检查和有因检查,检查结果向社会公开。未通过检查的,相关数据不被接受;存在真实性问题的,应及时立案调查,依法追究相关非临床研究机构和临床试验机构责任人、虚假报告提供责任人、注册申请人及合同研究组织责任人的责任;拒绝、逃避、阻碍检查的,依法从重处罚。

9. 支持中药传承和创新　提高中药临床研究能力,中药注册申请需提交上市价值和资源评估材料,突出以临床价值为导向,促进资源可持续利用。鼓励运用现代科学技术研究开发传统中成药,鼓励发挥中药传统剂型优势研制中药新药,加强中药质量控制。

10. 开展药品专利期限补偿制度试点　选择部分新药开展试点,对因临床试验和审评审批延误上市的时间,给予适当专利期限补偿。

11. 完善和落实药品试验数据保护制度　药品注册申请人在提交注册申请时,可同时提交试验数据保护申请。对创新药、罕见病治疗药品、儿童专用药、创新治疗用生物制品以及挑战专利成功药品注册申请人提交的自行取得且未披露的试验数据和其他数据,给予一定的数据保护期。数据保护期自药品批准上市之日起计算。数据保护期内,不批准其他申请人同品种上市申请,申请人自行取得的数据或获得上市许可的申请人同意的除外。

(五)《药物临床试验质量管理规范》

《药物临床试验质量管理规范》(good clinical practice,GCP)是世界上用于规范药物临床试验的通行规则。我国现行版为2003年颁布的GCP。国家药品监管部门起草了《药物临床试验质量管理规范(修订稿)》,先后于2016年7月25日、2017年10月23日和2018年7月17日三次向社会公开征求意见。2018年GCP修订的总体思路为:遵循《药品管理法》及其实施条例,明确并提高药物临床试验各方职责要求,强化监管举措;落实药品医疗器械审评审批制度改革和鼓励创新意见,优化临床试验程序,规范质量要求,保障临床试验的科学性、真实性、可靠性;以当前《规范》实施中存在的问题为导向,以科学性、可靠性为基准,增加保护受试者权益措施,强调社会公开和监管,明确相应的管理性要求;结合国情借鉴国际通行做法及管理理念,如ICH相关技术指导原则,FDA和EMA相关法规;加强与药品注册管理办法等规章相关内容的衔接。章节由原来的13章70条调整为8章84条,保留了总则、试验方案、研究者、申办者、术语等5个章节,增加了伦理委员会、研究者手册、必备文件管理等3个章节,删除了临床试验前的准备与必要条件等8个章节。主要修改内容包括:

1. 充实总则内容,强化规范要求。将《规范》的适用范围修改明确为以注册为目的的药物临床试验应当执行本规范,其他临床试验可参照执行。增加受试者的权益和安全是考虑的首要因素,优先于科学和社会获益;增加伦理审查与知情同意是保障受试者权益的主要措施;增加临床试验应当建立相应的质量管理体系;增加临床试验的实施应当回避重大利益冲突等原则。

2. 规范伦理程序,强化伦理责任。将伦理委员会作为单独章节,强调伦理委员会职责:增加非治疗性临床试验时伦理委员会的审查要求;增加审查受试者是否存在被胁迫、利诱等不正当影响的情况;增加受理并处理受试者保护的要求;增加跟踪审查及审查频率;增加并明确关注研究者应该立即报告的事项;增加伦理委员会有权暂停、终止没有按照要求实施或者受试者出现非预期严重损害的临床试验。规范伦理委员会程序,调整伦理委员会的组成要求。调整伦理委员会工作记录保存时间与必备文件保存时间一致。

3. 落实主体责任,提高试验质量。突出申办者主体责任:增加申办者是临床试验数据质量和可靠性的最终责任人的要求;增加申办者对外包工作的监管及合同的具体要求。构建质量管理体系:增加申办者应建立药物临床试验的质量管理体系的要求等。加强受试者的保护:增加申办者应把保护受试者的权益和安全以及试验结果的真实、可靠,作为临床试验的基本出发点;增加申办者在方案制定时,应明确保护受试者权益和安全;增加申办者和研究者应及时兑付给予受试者的补偿或赔偿。增加申办者制定监察计划应特别强调保护受试者的权益;优化安全性报告要求。

4. 加强研究管理,确保安全规范。加强研究管理:增加要求研究者具备承担临床试验的能力;增加研究者授权及监督职责;增加试验进展报告要求;增加试验记录和报告的要求;增加临床试验机构应当具有相应的内部管理部门;增加承担临床试验有关医学决策的人员要求;增加临床试验机构的信息化系统具备建立临床试验电子病历条件时,研究者应首选使用;明确源数据应具有可归因性、同时性、原始性、准确性、完整性、一致性和持久性。确保安全规范:对知情同意过程提出更规范、充分、公正的要求,增加知情同意书的内容(如儿童参加临床试验知情同意的要求);增加研究者和临床试验机构回避重大利益冲突要求;调整研究者向伦理委员会报告可疑非预期严重药物不良反应(SUSAR);增加临床试验机构计算机化系统,应当具有完善的权限管理和稽查轨迹的要求等。

5. 强化技术指导,规范试验过程。增加专门章节对术语及其定义、试验方案、研究者手册、必备文件管理进行了阐述。对术语及定义、试验方案、必备文件管理的描述更加详细,操作性更强,更有利于临床试验的开展。鉴于《赫尔辛基宣言》版本不断更新,不再附《赫尔辛基宣言》内容,而将其作为总体的原则性要求。

(六)ICH-GCP

人用药物注册技术要求国际协调会议(international conference on harmonization of technical requirements for registration of pharmaceuticals for human use, ICH),是由美国、日本和欧盟三方药品注册部门和制药行业在 1996 年发起,对三方国家人用药品注册技术规定的现存差异进行协调的国际协调组织。ICH-GCP 作为药品注册的国际通用准则,也是这个行业的最高标准。这一规范已在欧盟国家、美国和日本三方公布实施,我国于 2017 年 6 月 19 日正式加入 ICH。加入 ICH 体现出国际社会对中国政府药品审评审批制度改革的支持和信心。同时,也意味着中国的药品监管部门、制药行业和研发机构,将逐步转化和实施国际最高技术标准和指南,有望提升国内制药产业创新能力和国际竞争力。

ICH 于 2016 年 11 月 9 日发布了新版 GCP 指导原则——ICH E6(R2)。该指导原则是自 1996 年 5 月制定以来的首次修订,修订目的是为了鼓励在临床试验的方案设计、组织实施、监察、记录和报告中采用更加先进和高效的方法,如计算机化系统、基于风险的质量管理体系和中心化监察等,以保证受试者的权益和临床试验数据的质量。新版 GCP 指导原则未对原版进行结构和文字的修改,而是采用了补充条款的形式,共增加条款 26 条,涉及总则、名词解释、GCP 原则、研究者的职责、申办者的职责和临床试验保存文件等 6 个章节。我国在进行新药临床试验时,必须同时遵照我国 GCP 规定和 ICH-GCP 要求,以便临床试验得到规范。

随着新药研究的快速发展,近年来越来越多的全球多中心药物试验已进入我国,所涉及的遵循法规和伦理问题都成为热点问题。因此,我们必须尽快适应药物临床试验所面临的法规修订、流程变更以及伦理学问题,切实保护受试者的权益。具体应该从科学技术、伦理、立法三个方面寻求对策。科学技术对策重点应该重视在新药的研究和应用中可能出现的负面影响,以及所需要采取的必要措施,从而达到趋利避害的目的。伦理对策包括研究者要有科学研究道德,以及要提高或转变公众相应的科学伦理道德观念,这是保证新药研究造福于人类的前提;而制定相关的政策和法规,是规范科学家和公众伦理道德行为,保证新药研究健康发展和正确应用的强制性手段。只要我们从这些方面做出努力,就可以提高我国的临床试验伦理审查水平,进一步加强对受试者权益的保护,降低临床试验的安全风险。

第三节　生物统计知识概述

每一个参与临床试验的研究者、申办者、审评者都必须掌握生物统计概念和方法。当我们深入掌握生物统计的相关知识,就可以在临床试验中与生物统计学家密切合作,并且可以进一步深入探讨临床试验中的生物统计学。

一、临床试验对生物统计的要求

临床试验生物统计的三个基本要求如下:

1. 临床试验统计学专业人员　临床试验统计学专业人员是指经过专门培训并具有相当的临床试验经验、能够与主要研究者充分合作,在临床试验过程中遵循生物统计原则的生物统计专业人员。其工作职责有方案设计,随机化、盲法的实施,统计分析计划书/统计分析报告,参与数据管理,统计分析数据集的确定,试验总结报告。

2. 统计方法　临床试验中应用的统计学方法,要求使用国内公认的统计学方法。

3. 统计软件包　临床试验中应用的统计软件包必须是国内外公认的软件包,建议最好使用SAS统计软件包。

二、随机对照盲法试验原则

在临床试验中,从方案设计、执行到数据分析、结果评价,都可能存在一些因素,致使临床试验中产生一些系统误差,甚至对于药物疗效、安全性评价产生偏差,干扰临床试验得出正确的结论,这种偏差称为偏倚。偏倚可以来自于临床试验的各个阶段、各方面人员:研究者、受试者、申办方、监查员、数据统计、统计分析等。偏倚的存在严重干扰试验的正确评价,因此必须尽量控制偏倚。随机化与盲法相结合,会大大有助于避免在指定治疗时由于可预见性所引起的选择和分配受试者的可能偏差。

1. 随机　为在临床试验中受试者接受某种治疗引入了审慎的机遇成分。它为以后的数据分析提供了一个坚实的统计基础。随机化能保证试验组和对照组的均衡性,是临床试验疗效和安全性评价的统计学基础。随机化包括分组随机(平行设计)和试验顺序随机(交叉设计)。临床试验中的随机化,一般采用分层、区组随机化。分层有利于保持层内的均衡性,特别在多中心临床试验中。与无限制的随机相比,区组随机有两个优点:有助于增加治疗组间的可比性(尤其是受试者特征随时间可能变化时)和保证治疗组有几乎相同的受试者数。但要注意区组长度不宜过长也不宜过短,过长可能会产生不平衡,过短则会使区组末段的分配有可预见性。多中心试验的随机化程序应当以中心为单位。各个中心有各自的随机表,但应该是完整的区组。

2. 盲法 采用盲法技术是为了防止由于对治疗的了解而引起的有意识和无意识的在实施和评价临床试验中的偏差。因此,盲法的基本目的是在发生偏差的机会过去之前防止识别接受的是何种治疗。①单盲试验指受试者或研究人员/工作人员一方不知道所接受治疗。②双盲试验指受试者和参加临床试验或临床评价的研究人员或申办者方工作人员均不知道也不能识别对象接受了何种治疗,在试验实施过程中一直保持盲态。只有在试验结束、完成数据清理、数据已达到可以接受水平并且"锁定"后方可由指定人员揭盲。要达到理想的双盲会遇到一些问题:如完全不同的治疗(手术和药物);两种药物剂型不同,而改变剂型如胶囊可能会引起药动学和/或药效学特征的改变,从而需要确定制剂的生物等效性;两种制剂的给药方案可能不同等。可采用安慰剂尽可能地到达理想的双盲状态。但是,由于明显的治疗效应,某些双盲临床试验仍会遇到问题。研究人员和有关人员加盲可改善盲法,即所谓三盲试验。

3. 对照 是在确定试验药物组的同时,设立对照药物组。一种药物的优劣只有通过对比分析才能判断,只有正确地设立了对照,才能平衡非试验因素对试验结果的影响,从而把试验药物的效应充分显露出来,设立对照时应使对照组与试验组的非试验因素尽量保持一致。新药临床试验中常用的对照方法有安慰剂对照、空白对照、剂量反应对照、阳性药物对照和外部对照。

(1)安慰剂对照:安慰剂对照组采用一种无药理作用的物质,不含试验药物的有效成分,但其外观、大小、颜色、剂型、形状与口味等与试验药物完全一致,不能为受试对象识别,称之为安慰剂。使用安慰剂不仅有助于防止研究者和受试对象由于心理因素产生的偏倚,而且可以消除疾病自然进程的影响,分析试验药物所引起的真正作用,但使用时一定要慎重,安慰剂对照一定要符合医学伦理,以不损害患者健康为前提。

(2)空白对照:临床试验中对照组受试者不接受任何对照药物,成为空白对照组。空白对照适应的情况有:处理手段非常特殊,安慰剂盲法试验无法执行或执行起来极为困难;试验药的不良反应非常特殊,导致研究者处于盲态。

(3)剂量反应对照:剂量反应对照主要用于考察剂量效应关系或剂量不良反应关系。剂量反应对照常被用于Ⅱ期的探索性临床试验。

(4)阳性药物对照:阳性对照是采用现有公认的并且已知有较好疗效的同类药物作对照。阳性药物对照试验可以是平行设计,也可以是交叉设计。

(5)外部对照:外部对照又称为历史对照,是使用研究者本人或他人过去的研究结果与试验药进行比较研究。

三、临床试验类型及样本量确定

1. 设计和比较类型　临床试验分为下列四个设计类型：平行组设计、交叉设计、析因设计和成组序贯设计。临床研究根据比较类型，可以分为：有效性试验、非劣性试验和等效性试验。

2. 试验样本量的确定　临床试验应当有足够功效（把握度）检测不同治疗之间的差异。样本应当足够大才可以对所提出的问题做出可靠的回答。一个临床试验的样本大小是由研究目的、反映研究目的的研究假设和由此导出的统计检验所确定的。样本量通常是根据试验的主要目的计算的。如果样本大小根据其他变量，如安全性变量或次要目的计算，应当在设计书中有清楚说明并给出理由。

（1）影响样本大小的因素：在计算所需样本量之前，下列各项应有明确的定义。主要变量；试验数据的统计检验；零假设和备择假设；Ⅰ类和Ⅱ类错误；计量数据的差值、标准差和参考值；计数数据的率。

（2）样本大小的计算：下面介绍 2 种常用的计算临床试验样本大小的方法。计算所得的是每组所需受试者例数。考虑到试验中受试者因不良事件退出的比例，实际筛选受试者数还需根据估算的比例增加。

1）试验的结果变量为定性的两分（值）变量。

$$n = \frac{P_1(1-P_1) + P_2(1-P_2)}{(P_2-P_1)^2} \times f(\alpha, \beta) \qquad \text{（式1-1）}$$

式中，P_1 为对照标准治疗的成功率；P_2 为试验治疗的成功率；$f(\alpha, \beta)$ 为 α 和 β 的函数；α 为检测治疗差异的 c_2 显著性检验水平，通常取 0.05；$1-\beta$ 为如果差异 P_2-P_1 存在，检测到这种差异的把握度或功效。

α 通常又称Ⅰ类错误，即当实际上两种治疗同样有效时，检测到有显著差异的概率，相当于假阳性率。β 通常又称Ⅱ类错误，即当差异 P_2-P_1 确实存在时没有检测到这种差异的概率，相当于假阴性率。

2）试验的结果变量为定量（连续）变量。

$$n = \frac{2\sigma^2}{(\mu_2-\mu_1)^2} \times f(\alpha, \beta) \qquad \text{（式1-2）}$$

式中，μ_1 为对照标准治疗的均值；μ_2 为另一治疗的期待均值；σ 为标准差；$f(\alpha, \beta)$ 为 α 和 β 的函数。

四、临床数据的统计分析报告

根据 ICH 的要求，一个临床试验方案中应该有专门的统计段落描述数据的主要统计分析方法。随后,统计分析计划可写成一个独立的文件。它是对试验方案中描述的分析原则的更加技术性和详细的说明,包括关于主要变量、次要变量和其他数据的详细的可执行的分析程序。临床试验结果应当依据方案中规定的分析计划进行分析;如果试验方案有所修改,应该在报告中说明。对于盲法试验,在揭盲之后所做的任何变更都要在临床和统计报告中说明变更的理由。统计学分析报告应包括以下内容:

(1)对整个临床试验数据收集和整理过程的描述。

(2)统计学方法的选择。

(3)各组病例入选时基本特征及统计学检验。

(4)疗效评估。

(5)安全性评价。

(6)试验组和对照组可比性比较。

第四节　临床试验设计原则和标准操作规程

一、设计原则

药物临床试验的设计有三大原则:对照原则、随机化原则、重复原则。心血管疾病药物临床试验的设计也应遵循这三项基本原则。

1. 对照原则　对照原则是实验设计的首要原则。有比较才能鉴别,对照是比较的基础。除了受观察处理因素影响外,其他影响效应指标的一切条件在试验组与对照组中应尽量齐同,要有高度的可比性,才能排除混杂因素的影响,对试验观察的项目作出科学结论。无对照、无随机对照或无证据说明进行了随机对照都不能真实地反映所研究药物的疗效。对照的种类有很多,可根据研究目的和内容加以选择。常用的有以下几种:①空白对照,对照组不施加任何处理因素。②安慰剂对照,对照组采用一种无药理作用的安慰剂,药物剂型或处置上不能为受试对象识别。③试验条件对照,对照组不施加处理因素,但施加某种与处理因素相同的试验条件。④标准对照,用现有的标准方法或常规方法做对照。⑤自身对照和交叉的自身对照,此类对照是随机对照的特殊方式。自身前后对照是受试者接受前后两个阶段的治疗,分别应用两种不同的处理措施,并分别对其效果进行观察和对比分析。⑥不同病例前后对照研究,以过去疗法为对照组,以现在的新疗法为试验组。⑦无对照组研究,除治疗措施外,多种因素都将影响临床试验结果。

2. 随机化原则　随机不同于随意和随便,有特定的含义和实施方法。随机是指通过不同的方法(简单、分层、区组随机),使研究对象有均等的机会被分配到试验组或对照组,使除研究因素以外的非研究因素(包括已知和未知的)在两组间分布均衡,保证试验组和对照组的可比性,如果在研究结束时无其他方面的偏倚,则可以把两组间疗效差异归因于治疗方法的不同。

此外,很多统计学处理方法建立在随机原则基础上,随机分组是统计学分析的基础。在试验研究中,不仅要求有对照,还要求各组间除了处理因素外,其他可能产生混杂效应的非处理因素在各组中(对照和试验组)尽可能保持一致,以保持各组的均衡性。贯彻随机化原则是提高组间的均衡性的一个重要手段,也是资料统计分析时,进行统计推断的前提。随机化抽样的目的就是要使总体中每一个研究对象都有同等机会被抽取分配到试验组或对照组。随机抽样又根据医学研究的范围大小、专业类型和研究对象的不同而有所区别。如采用单纯随机、系统、整群与分层抽样。试验研究时,采用完全随机分配或分层随机分配。小动物实验大多数先配对或配伍组,然后"对"内或"伍"内进行随机分配,但大动物多半先分层后在层内随机分配。随机化抽样的基本方法有随机数学表、计算器随机数学法和抽签法等,研究者可视具体情况而定。

3. 重复原则 要使统计量(样本指标)代表参数(总体指标),除用随机抽样方法缩小误差外,重复试验是保证试验结果可靠的另一基本方法,这是试验设计的另一基本原则。试验要求一定重复数(样本例数),其目的是使均数逼真,并稳定标准差,只有这样来自样本的统计量才能代表总体的参数,统计推断才具有可靠的前提。重复例数(样本例数)的决定因素包括处理的效果的明显性、试验误差的大小、生物个体变异的大小、资料性质、确定的第一类误差(α)和第二类误差(β)的大小和试验设计的类型。总之,样本例数太多或太少都不利于揭示事物间的差别。为此,应该在保证试验结果具有一定可靠性的条件下,确定最低的样本例数,以便节约人力和经费。

此外,在进行心血管疾病药物临床试验的设计时还可参照以下规则:①采用盲法收集资料,控制信息偏倚。如果研究对象知道自己的分组情况,研究人员知道研究对象的分组情况,则将产生观察性偏倚。②确定统一的治疗方案、观察指标和方法,使两组得到同样的处理和观察,以取得较为真实的结果。③正确估计样本量,避免抽样误差。

二、标准操作规程

临床试验标准操作规程(standard operation procedure, SOP)是为有效实施和完成临床试验具体操作而制订的标准和详细的书面规程。《药物临床试验质量管理规范》(good clinical practice, GCP)要求药物临床试验研究者要制订一整套临床试验的标准操作规程,来规范临床试验全过程的每一环节、每一步骤和每项操作,以保证临床试验各项行为的规范性、临床试验数据与药物安全和有效性评价结果的质量。在申报药物临床试验机构的资格认定中,SOP 的制订和实施是应准备的重点。制订 SOP 可保证临床试验按照 GCP 规范实施,有助于严格控制在临床试验中存在或出现的各种影响试验结果的因素,尽可能地降低误差或偏差,确保得到真实可靠的研究资料,提高临床试验各项结果的评价质量。按照 SOP 进行标准化操作,既有利于专家判断现行方法是否可靠,也有利于实验室自身查找分析误差的原因,以保证研究过程中数据的准确性。SOP 应具备以下四个特点：

1. 可操作性　SOP是规范工作人员操作行为的文字记述，必须强调其可操作性。其文体应清晰易懂，详细具体，所谓"写所要做的，做所已写的"。应当保证各项SOP的内容，可被经培训过的研究人员能够正确理解并按照其叙述准确操作。

2. 广泛性　SOP的业务面非常广泛，包括从准备实施到总结报告过程的各个环节、各个步骤和各项操作的各个方面。我国药物临床试验机构资格认定标准，列举了临床试验需要制订的部分SOP，但各试验机构的规模、组织管理层次、业务范围、管理方式等方面均存在一定差别，所以各机构还需根据实际情况进一步细化，并补充需要制订SOP的其他业务工作。

3. 强制性　SOP一经生效，就应成为各临床试验机构内部具有法规性质的文件，必须严格执行，强制实施。临床试验工作人员要把SOP真正当成各种业务活动的行为准则，在临床试验中实实在在地贯彻执行。心血管疾病药物临床试验SOP的设计也应遵循以上标准，并结合心血管疾病药物的特性开展SOP的制订。

4. 规范性　SOP的制订程序和方法是一项庞大的工程，为了保证SOP的规范性，在SOP制订时应遵守以下几点：①成立制订SOP的编写小组。在开始SOP文件制订前，成立一个专门的SOP编写小组，负责协调工作。其职责是根据GCP要求，结合各部门已有文件，确立SOP文件总目录、文件编码及格式，确定各部门参与协调的人员，以及负责SOP文件的定期审查。②拟定需制订SOP的目录。编制SOP总目录应根据现行版GCP及认定标准，并与临床试验机构实际情况相结合来进行。现行GCP以及认定标准只是一般准则，只有与心血管疾病药物的具体特性有机结合，才能产生一套切实可行、真正保证心血管疾病药物临床试验质量的SOP总目录。③规范SOP文件的编写格式。SOP文件的编写格式当然可以多种多样，但对于同一机构、同一文件系统而言，应对SOP的形式和结构进行统一，以便于查阅、检索和管理。④指定熟悉业务的人员编写。确定SOP目录、格式后，应把SOP条目分派至各部门，由各部门经GCP学习和培训、懂实际操作或熟悉本专业技术和管理、掌握SOP文件编写基本要求的工作人员进行编写，以确保文件的可操作性和实用性。⑤SOP的审核与批准。SOP文件起草后，编写小组要对样稿进行讨论并广泛征求意见，以进一步完善文件，保证SOP的批准，以及文件生效后具有可操作性。

第五节　有效性评价

有效性评价，包括有效性指标的选择、测量方法、判断标准，以及评价周期和时间。有效性指标选择和测量方法是评价药效的主要依据，应有具体观察和测量方法，并且应该建立相应操作规程。理论上，应该选择心血管事件的发生率、心血管因素致死率等终点指标作为主要疗效指标。然而，在实际研究中，由于药物研究周期、伦理学、部分混杂因素等原因,很少将心血管事件发生率作为主要疗效判断指标,而是采用血流动力学参数、部分生化参数以及心脏、血管形态及功能等指标作为主要疗效指标。另外,由于部分生理和病理指标的改变受治疗周期和事件的影响,有效性评价选择多长时间为试验周期,以及一天内什么时间段评价合适,研究者应该充分根据已有证据和研究指导原则来判断和确定。对部分心血管疾病的药物有效性评价周期和时间选择仍值得探讨(如抗心律失常药物),而对另一部分心血管疾病的药物(如抗高血压、血脂调节药物等),如抗高血压药物效应评价周期通常为药物治疗的第 8~12 周,且为当日上午 8—10 时(药物谷浓度时间)进行评价。

心血管类药物包括以下几大类:抗高血压药物、抗心肌缺血药物、抗心律失常药物、调血脂药物、抗血栓药物、心肌营养代谢药物及心血管植入性医疗器械。本部分将从以上 7 部分简单介绍其有效性评价的原则。

一、抗高血压药物的有效性评价原则

ICH 指导原则和我国指导原则中均提出抗高血压药物有效性评价的基本原则是药物对收缩压和舒张压的作用。但 ICH 提出即使药物的降压效应已经证实,对心血管并发症衡量和死亡率方面的益处仍需要进一步研究。我国则肯定了对靶器官的保护作用,对包括死亡率、心脑血管并发症、终末期肾病等临床终点作用在抗高血压药物有效评价中的意义,但未要求在药物申请注册前进行对靶器官等指标的评价。在抗高血压药物有效性评价中,一般认为,有效病例是指血压达到正常(收缩压 / 舒张压小于 140/90mmHg)或收缩压降低大于 20mmHg 和 / 或舒张压大于 10mmHg 的患者。对于合并糖尿病的患者,有效标准应考虑血压达到收缩压 / 舒张压小于 130/80mmHg。另外,近年来大多研究者都认为 24 小时动态血压检测(ABPM)应该作为有效性指标的一项补充。然而,以上疗效评价指标均为血流动力学指标,不能完全有效评价药物对临床终点事件(包括死亡率、心脑血管并发症、终末期肾病等)的效应,因此如何增加一些能够反映药物对心、脑、肾等靶器官保护作用的有效替代指标,对研究和评价抗高血压药物有着十分重要的意义。

二、抗心肌缺血药物的有效性评价原则

当前用于评价心肌缺血的方法包括临床观察和客观检查。前者主要用于有临床症状者,包括心绞痛史(记录心绞痛的发作状况,包括次数、发作时间、持续时间、程度等参数)以及硝酸甘油应用史。客观检查是判断抗心肌缺血药物的决定性的方法。常用的方法和指标主要有两类,一类以心肌缺血时产生的心电变化作为检测指标;另一类以心肌缺血时的核素分布变化作为衡量指标。其中,以心电变化指标最常用,两类方案均需有统一的标准。检测心电变化常用的方法有:静息心电图、心电图运动检验、动态心电图,

核素心肌显像最常应用的设备是 γ 照相机。近年来,对于慢性稳定型心绞痛的疗效指标有更加明确的判断标准:通常以最大运动耐受时间(total exercise duration,TED)变化为主要疗效指标,以每周心绞痛发作次数、每周硝酸甘油用量、运动耐量试验(exercis tolerance test,ETT)中出现 ST 段下降的时间、心绞痛时间等为次要疗效指标。

三、抗心律失常药物的有效性评价原则

可靠而客观的检查方法能够评价药物对心律失常控制的疗效,目前有以下几种常用的方法:静息心电图、动态心电图、心电生理检查等。其中,24 小时(个别受试者需观察 48 小时)动态心电图能精确计算发生心律失常的性质和程度,是判断药物疗效最重要的方法。观察次数应根据方案确定,一般至少在受试者入选时及治疗结束时各检查 1 次。如果设计在试验期间有剂量调整,则应考虑在每次剂量调整后增加 1 次 24 小时动态心电图检查,检查间隔时间应根据研究药物达到稳态血药浓度时间的长短而定。心律失常的临床疗效标准:显效为心律失常消失或减少 90% 以上,有效为心律失常减少 50% 以上,无效为未达到有效水平。若治疗后心律失常比治疗前增多则属于恶化,或反映药物有致心律失常作用。按此法可以统计达到显效、有效、无效的病例数及其百分比。

四、调血脂药物的有效性评价原则

由于多方面的证据一致地显示了胆固醇和 LDL-C 与临床终点获益之间有良好的相关性,目前对于主要降低胆固醇的新药,单纯以降低 LDL-C 的替代终点作为主要疗效指标,可以获得上市许可,但同时需要强调以下两方面:①已经收集的临床资料,没有显示对于临床终点事件有不利的影响;②在拟上市的说明书中进行如下的描述:"本药物对于临床事件的有益作用尚不清楚,需要进一步的研究。"由于目前的调血脂药物降低胆固醇的幅度已经比较明显,因此对于调血脂新药更倾向于采用远期预后,即对缺血性动脉粥样硬化心血管疾病的风险进行评估。近期疗效的评价,Ⅰ 期临床试验首先要求评价该药在相对较短疗程的近期调血脂疗效。目前国内规定 8~12 周为一疗程。近年的实践证明该疗程合适,一般可对该药物的调血脂疗效作出初步评价。鉴于血脂异常的不同类型,而迄今证明的确有些调血脂药物的作用是以降富含胆固醇的脂蛋白为主(即降总胆固醇即 TC 和低密度脂蛋白 - 胆固醇即 LDL-C 为主),有些则以降富含甘油三酯(TG)的脂蛋白为主(即降 TG 为主)。因此,近期疗效应分别分析该调血脂药物对高胆固醇血症或高甘油三酯血症病例的疗效,以便为今后临床应用提供依据。远期疗效,在药物上市后(如Ⅳ期临床试验)进行。近年已有多种调血脂药物组织了 4~5 年大系列的临床试验,并取得有重大意义的结果。远期疗效,除继续肯定调血脂药物降调血脂疗效(降 TC、LDL-C、TG 和增高高密度脂蛋白 - 胆固醇即 HDL-C)外,还发现调血脂药物治疗后得到了对冠心病

（如再次心肌梗死）发生率和冠心病死亡率、心脏事件，甚至总死亡率的有益影响，因而也确定了这些药物可预防和治疗冠心病及心肌梗死的适应证。

五、抗血栓药物的有效性评价原则

抗血栓药物可以分为以下三类：抗血小板药物、抗凝药物、溶栓药物。这三类药物的有效性评价指标不同，因此分类对抗血栓药物有效性评价作描述。①抗血小板药物的有效性评价：无急性心肌梗死的不稳定型心绞痛患者和施行血管重建手术的患者，可采用死亡和非致命性心肌梗死作为主要终点。另外可将几项事件合并作为复合终点，如在不稳定型心绞痛患者，观察死亡＋非致命性心肌梗死＋需急性血管重建率，或死亡＋非致命性心肌梗死＋难以控制的心绞痛的发生率。复合终点事件中各事件的重要性并不一致，有些事件的判别带有主观成分，如难以控制的心绞痛和需急性血管重建率。②抗凝药物的有效性评价：抗凝药物常用于心房颤动患者及深静脉血栓患者血栓预防。因此，临床上一般使用对临床终点事件的预防来衡量抗凝药物的有效性。主要有效性指标包括：总死亡率、心源性死亡率、脑卒中/全身血栓栓塞事件发生率及急性心肌梗死发生率等。此外，还可使用抗凝药物的相关实验室监测指标来体现其有效性。目前，除常规的凝血四项外，近年研究中常测定凝血酶原片段 1+2、凝血酶-抗凝血酶Ⅲ复合物（凝血酶形成）和纤维蛋白肽 A（凝血酶活性）等血浆标志物，作为抗凝血药的疗效指标。③溶栓药物的有效性评价：溶栓药物的主要疗效指标为血管再通率。临床上，急性心肌梗死患者中评价纤溶药再通率一般以 90 分钟冠脉造影为"金指标"，GUSTO 试验证明 TIMI Ⅲ级的预后明显不同于 TIMI Ⅱ级，现多采用 TIMI Ⅲ级作为纤溶再通的标准。

六、心肌营养代谢药物的有效性评价

心肌营养代谢药物临床试验的主要观察终点是心功能分级，主要以显效、有效、无效三级标准评价用药结束（24 小时内）与基线的心功能改变，并计算其总有效率。显效：心功能改善二级；有效：心功能改善一级；无效：未达到有效标准者；总有效率＝（显效的病例数＋有效的病例数）/总病例数 ×100%。其次要观察终点是观察用药结束后（24 小时内）与基线（用药前）以下指标的改善：① 6 分钟步行距离（6MWT），其操作和评价方法以 6 分钟步行试验指南（ATS，2002）为标准。②随访 1 个月内主要心血管事件发生率症状恶化（NYHA 心功能分级加重）；因心衰加重需增加药物剂量或增加新的治疗；因心衰或其他原因需再次住院；死亡。③超声心动图指标（LVEF）。④ NT-proBNP。⑤血浆左卡尼汀水平（酰基卡尼汀/游离卡尼汀）。

七、心血管植入性医疗器械的有效性评价原则

在进行冠脉支架的临床试验,对其疗效进行评估时亦当结合研究目的尽可能选择客观、量化的评价指标。评价支架系统治疗原发原位冠心病患者的安全性和有效性时,可选择支架植入成功率及失败率作为主要终点,而术后心源性死亡、心肌梗死、支架内再狭窄、支架血栓事件的发生率等均可作为次要终点,手术耗时、总的射线曝光量等亦可作为次要终点。

第六节　安全性评价

在新药的发展历程中,诸如这样的药害事件屡屡发生:20 世纪 30 年代的磺胺酏剂事件、20 世纪 60 年代的沙利度胺事件、20 世纪 60 年代末到 70 年代初,日本发生的 SMON 事件(氯碘喹啉引起亚急性骨髓视神经炎)及 20 世纪 70 年代发现的普拉洛尔导致眼 - 皮肤 - 黏膜综合征等,使人类社会付出了沉痛的代价,给世界的许多国家造成了巨大损失。这一系列的重大药害事件都充分说明了保证药物临床试验安全性的重要性和必要性。药物临床试验中收集安全性数据的重要目的是确保受试者在试验中的安全并研究治疗措施的安全性状况。

一、安全性评价的基本内容

药物临床试验安全性评价的基本内容包括不良事件和治疗前后相关观察指标的变化。方案中应有全面的不良事件的观察指标,常规指标选择包括:生命体征、临床症状体征、实验室指标、肝功能、肾功能、心电图、毒副作用有关的指标,以及药理效应引起的安全性问题的有关指标。许多临床试验经常将实验室指标分为正常、异常无临床意义和异常有临床意义。对于实验室指标发生异常且有临床意义的变化,将其作为不良事件进行处理。事实上,现在经常将实验室指标、物理检查等临床意义的异常变化情形一并纳入不良事件分析。

不同于疗效分析要事先确定临床终点,安全性分析常常不需要事先指定终点。在性质上看,安全性分析倾向于探索性的。安全性数据中的异常值比在疗效数据中的更要引起注意。一些严重的医疗事件可能会导致产品开发的中断。从这一意义上讲,极端值分布与安全性分析有关。同时需要关注试验的安全性是否依赖一些人口学因素,如性别、种族、年龄。此外,当怀疑某药品导致严重不良事件时,需要找出哪些是这些事件的重要危险因素。常考虑的危险因素有人口学因素、基线预后因素(如目标疾病的分期和并发症)、遗传和环境因素以及伴随治疗等。另外,暴露时间也经常是一重要的危险

因素。

而且，临床试验不同阶段的安全性评价的目的和策略可能不尽相同。在早期的Ⅰ/Ⅱ期试验中，收集安全性数据的目的是识别治疗中最常见的副作用，因为该期试验的研究例数有限，只有那些发生率相当高的副作用才可能被观察到。对于一种新的治疗，若在该阶段很快就发现有严重的副作用，将可能导致开发计划的终止。相比而言，Ⅲ期试验提供了最好的上市前的安全性资料。该期试验样本例数较多，有同期对照组，能更准确地反映出一种新疗法安全性的总体状况，也容易对新疗法的受益/风险进行评估。同时，在该期试验中，制药申办者需要根据安全性分析资料决定在包装上注明有关的不良事件以及安全性说明事项。进一步说，就是对这些事件的严重程度、持续时间、发生频率等安全性事项进行量化，向处方医师提供医疗实践中需要的信息。这些策略和思路是不同于Ⅰ/Ⅱ期试验的。至于上市后安全性监测研究，其主要目的是识别罕见的不良事件并可能对受益/风险情况进行修改。罕见的不良事件常常是意想不到的，很难事先预见到它们的存在。上市后监测研究多是非盲和/或无对照试验，数据收集过程往往不像Ⅲ期试验那样严格，而且，因为患者可能同时或继续使用若干治疗，确定观察到的不良事件是哪种治疗引起的有相当难度，因而增加了安全性评价的复杂性。尽管有这些限制，仍建议主动收集重要的临床安全性信息。

新药临床研究期间发生的任何不良医疗事件，不论其严重程度以及是否与研究药物有关，均应记录并报告，并于研究结束后将所有的不良事件信息进行汇总、分类，总结成安全性报告，作为呈交药物注册申请的一部分。

二、心血管疾病药物安全性评价内容

心血管疾病药物临床试验时亦必须进行安全性评价，除以上常规的症状、体征和实验室检查等观察项目外，各类心血管疾病药物尚有其特殊的不良事件项目。如降压药物应特别关注低血压和反弹现象；抗心律失常药物因治疗窗窄，极易致心律失常，一旦确认应立即停药。抗凝、抗血小板聚集类药物增加出血风险也是目前关注的热点。因此本部分按照心血管类药物七大类分别简单介绍其安全性评价的内容。

（一）抗高血压药物的安全性评价内容

抗高血压药物除关注常用的安全性评价指标外，还应特别关注以下几类不良反应：低血压和血压反跳、心律失常、靶器官损伤以及药物对伴随疾病和伴随心血管危险因素的作用。①低血压和血压反跳：直立性低血压是抗高血压药物较为常见的不良反应，应对服药前后血压进行监测观察低血压和血压反跳情况。②心律失常：观察抗高血压药物对正常心率/心律失常的影响，根据药效学特征，在临床试验中应定期监测心率、记录心电图（包括24小时动态心电图），注意观察药物对心肌复极的影响，评价药物是否有延长Q-T间期及致心律失常的作用。③靶器官损伤：须监测参加研究前后与靶器官损伤相关的血液生化分析、尿样分析、其他主要实验室资料以及体格检查，特别重视研究抗高血压药物对老年人肾功能、左心室肥厚和中枢神经系统功能的影响。若怀疑有眼部副作用，则应在整个研究过程中做眼科检查，必要时监测药物对主要器官系统（特别是心、肾、脑局部灌流）的影响。④对伴随疾病的影响：高血压患者的常见伴随疾病包括糖尿病、肾病、缺血性心脏病、心力衰竭、脑血管病及少见的周围动脉闭塞性疾病。临床试验中入选合并上述疾病的高血压患者，有利于观察药物对于并发症的作用，必要时，应该开展并发症患者的专门研究。⑤对伴随危险因素的影响：高血压伴随而来的危险因素往往是同时出现的，应对葡萄糖代谢、脂质代谢、尿酸代谢及水电解质平衡进行特别研究。

（二）抗心肌缺血药物的安全性评价内容

抗心肌缺血药物是以治疗心肌缺血为主要目的的药物，也称为抗心绞痛药物。引起心肌缺血的机制有多种，包括冠状动脉内粥样斑块和血栓形成、冠状动脉痉挛等。但以防止/消退动脉粥样斑块、防止血栓形成或消除血栓的药物不列为抗心肌缺血药物，而分别列入调血脂药物和抗血栓药物等范畴。抗心肌缺血药物主要是扩张冠状动脉、促进冠状动脉侧支循环、改进心肌代谢、减轻心肌负荷的药物。因此，抗心肌缺血药物在扩张血管时也会带来以下继发不良反应：①短时面颊部皮肤发红、搏动性头痛、直立性低血压及晕厥；②眼内血管扩张引起的眼压升高；③血压过度下降、冠状动脉灌注压过低，并反射性兴奋交感神经导致心率增加、心肌收缩增强并加重心绞痛等不良反应。在研究时须通过密切临床观察和客观检查（心电图和核素心肌显像）监测抗心肌缺血药物的安全性。

（三）抗心律失常药物的安全性评价内容

安全性问题是抗心律失常药物临床试验中最重要的问题。药物对心肌细胞的电生理作用既能起治疗作用，也可能造成严重的心律失常，如ⅠA类中的奎尼丁，ⅠC类的普罗帕酮或氟卡胺及Ⅲ类的索他洛尔都可能延长和离散复极时间，导致扭转型室速的发生。严重的心脏病、心功能障碍、电解质和机体内环境失衡和合并用药是诱发心律失常的因素，在严重心律失常（持续性室速/室颤）患者服药后更易发生心律失常的不良反应，在左室射血分数高于35%者更易发生。

在判断药物致心律失常的不良反应前，必须排除为原有心律失常的恶化。若确认为药物所致的心律失常，则应立即停药；若是原有心律失常的恶化，则须加药或改药。目前对药物致心律失常判断通用标准为：①出现治疗前没有的心律失常，包括缓慢心律失常、室上性期前收缩及室上性快速心律失常、室性期前收缩>5次/h、非持续性或持续性室速、扭转型室速、室颤；②室性心律失常增多：室性期前收缩增多、非持续性室速的平均每小时频率比基线时增多10倍；③室速或室颤频发，难以终止；④治疗开始后或剂量增加后发生猝死。

（四）调血脂药物的安全性评价内容

调血脂药物（或称降血脂药物）需重点关注其对肝功能和肌肉的影响，该类药物的主要不良反应有：肌痛和肌病、横纹肌溶解症、肝谷草转氨酶（GOT）及谷丙转氨酶（GPT）增高、胰腺炎、史-约综合征、多形性红斑、大疱性表皮松解症、消化道反应和头痛等。同时，在进行安全性评价时需关注以下药物相互作用：①他汀类和贝丁酸类、烟酸类药联合应用可能增加发生肌病的风险；②辛伐他汀、阿托伐他汀被肝药酶 CYP3A4 代谢，与有 CYP3A4 诱导或一直作用的药物合用时调整剂量；③联合用药时必须监测肝毒性和肌毒性，定期监测肝功能（GOT 及 GPT）、血钙、碱性磷酸酶（AP）、肌磷酸激酶（CK）、肌红蛋白（Mb）水平，对异常指标应跟踪观察。

（五）抗血栓药物的安全性评价内容

抗血栓药物可以分为以下三类：抗血小板药物、抗凝药物、溶栓药物。这三类药物的安全性评价指标不同，因此分类对抗血栓药物安全性评价作描述。①抗血小板药物安全性评价：环氧酶抑制剂（阿司匹林）的安全性评价需重点关注长期用药后的出血倾向、延长出血时间和荨麻疹、哮喘等过敏反应，腺苷二磷酸 P2Y12 受体拮抗剂（氯吡格雷、替格瑞洛等）的安全性评价包括出血症状、白细胞和中性粒细胞计数减少、粒细胞缺乏、血栓性血小板减少性紫癜、再生障碍性贫血等，磷酸二酯酶抑制剂（双嘧达莫等）长期应用易致出血性倾向；②抗凝药物安全性评价：出血、白细胞减少和粒细胞计数增高、大范围皮肤坏疽（罕见）、双侧乳房坏死，男性长期服用华法林发生骨质疏松性骨折的风险增高；③溶栓药物安全性评价：表浅部位出血、溶血性贫血、溶栓后继发性血栓等。在应用抗血栓药物前，应测定患者的血细胞比容、血小板计数、凝血酶时间（TT）、凝血酶原时间（PT）等指标，用药期间密切观察受试者的反应和实验室指标变化。

（六）心肌营养代谢药物的安全性评价内容

心肌营养代谢药物总体不良反应较轻且少见，主要为以下几种：胃部不适、食欲减退、恶心、腹泻、心悸、皮疹。用药时注意监测受试者的临床症状。

（七）心血管植入性医疗器械的安全性评价内容

评价冠脉支架对原发原位冠心病患者的安全性时，术后心源性死亡、心肌梗死、支架内再狭窄、支架血栓事件的发生率等均可作为安全性评价指标，手术耗时、总的射线曝光量等亦可作为次要终点用于评价该支架系统的安全性。

大部分心血管疾病药物临床试验安全性评价的研究周期基本上是参照有效性评价的研究周期确定，这对于安全性评价来说时间明显偏短；同时所选的安全性评价指标主要是实验室常规生化指标，常规的症状又难以客观量化；许多合并用药和病情复杂的患者由于伦理和对照因素限制常被排除在临床试验之外。上述原因致使药物临床试验安全性评价的科学性和准确性受到质疑。因此，对于一种新的心血管疾病药物临床试验的安全性研究，应该特别强调必要的观察时间、多方面的评价指标，以及特殊群体患者的安全性。

第七节　心血管疾病药物临床试验的相关影响因素

心血管疾病药物临床试验过程中相关影响因素较多,如受试者、申办者、监查员和试验机构等各个方面都会影响药物临床试验的质量。

一、药物临床试验常见的影响因素

1. 研究计划　研究计划决定了药物临床试验是否科学、可行,其中核心包括适应证、目标人群等,是影响药物临床试验的重要因素。

适应证:适应证不是药物的主要作用靶点时,药物研究不能成功。如早期将心力衰竭作为西地那非的临床适应证,但在研究中发现对于心衰并没有显著改善,之后发现其最主要的作用是治疗性功能障碍和肺动脉高压。

目标人群:选择用于研究的受试人群应契合试验设计,能很好地完成试验,显示出应有的试验疗效。

研究顺序:在开展Ⅱ、Ⅲ期临床试验时应在前期研究工作基础上,明确合适的药物剂量和给药时间。

研究机构的选择:应选择对本研究感兴趣以及符合试验要求的机构开展临床试验。

2. 研究设计　在研究设计部分,前面已有详细论述。重点需考虑研究假设、设盲、随机、入排标准、药物暴露剂量、终点指标以及统计效能这几点内容。

3. 操作变异和试验误差　临床研究设计得再完美,计划再得当,也会产生一定的变异,对试验结果产生影响。包括如下几方面:

(1)受试者入选率:通常高达 25% 的临床研究的延误是由于受试者的入选问题引起的,研究者可能由于入排标准太过严格、主要研究者承担太多类似项目等引起研究者入选延迟。

(2)病例脱落:一定比例的病例脱落是可以接受的,但过高的脱落比例会直接影响药物临床试验的进程和结果。尤其是由于不良反应引起的脱落,更会对结果产生影响。

(3)试验方案依从性:临床试验人员和受试者如果没有正确理解方案的内容和要求,必将影响试验的依从性。

(4)操作随意性:由于每个研究人员在经验、习惯、技能等方面存在差异,试验结果可能产生一定的变异,如果在可接受的范围之内,不会对研究结果产生影响,如果超过了一定程度,则对研究结果产生影响。

（5）数据的准确性和完整性：数据的准确性对研究结果的重要性毋庸置疑，对试验数据作伪，隐瞒一些不利于注册的信息是各国药政当局不能接受的问题。数据的完整性对于准确判断药物信息至关重要。

（6）数据分析：只有采取正确的统计分析方法，才能对药物的疗效、安全性进行准确判断。

二、心血管疾病药物临床试验相关影响因素

除外上述药物临床试验的相关影响因素，心血管疾病药物临床试验要需要注意以下几点：

1. 受试者特点　受试者是药物临床试验的研究对象，其依从性将直接决定临床试验的质量。让受试者对该试验药物和治疗过程做到完全了解，增加受试者完成试验的信心，是提高受试者依从性的重要措施。心血管疾病受试者通常合并症较多，存在合并用药，需特别注意对于合并用药的设计及判读。老年人较多也是心血管疾病药物临床试验的特点，老年人通常肝肾功能有所下降，在药物临床试验设计时需特别谨慎对于肝肾功能的影响。

2. 基因型／表型的影响　疾病临床表型的多样性与其遗传基因背景的差异是有内在联系的。分析不同基因型在同一类疾病不同亚型临床表现者之间的差异，进而阐明疾病临床表型多样性的本质，现已成为治疗学的一大热点。众多研究表明，药物代谢酶、转运体基因、受体基因的遗传变异可造成心血管类药物血药浓度及药动学上的差异。β 受体有明显的个体差异，如美托洛尔在不同个体的首关效应有很大差别，其中 CPY2D6（异喹胍羟化酶）的遗传多态性可高度影响其活性，CPY2D6 可分为弱代谢型（PM）、中间代谢型（IM）、强代谢型（EM）和超强代谢型（SEM）4 种表型。PM 携带者因代谢活性降低而导致血药浓度增高、半衰期延长和药物作用增强且延长，增加药物不良反应。了解基因型／表型对药物疗效的影响，可以优化药物临床试验设计、过程以及结果判定。现已有应用基因型指导临床用药的成功案例，如基于 VKORCI 和 CYP2C9 基因多态性建立的华法林初始剂量模型、ACE 基因 I/D 多态性用于判断血管紧张素转换酶抑制药（ACEI）类降压药物疗效等。

（袁　洪　孙宁玲）

参 考 文 献

[1] 刘国仗,胡大一,陶萍,等. 心血管药物临床试验评价方法的建议. 中华心血管病杂志,1998,26(1):
　　5-11.

[2] 凌柏, 张婷. 药物临床试验质量影响因素分析及保障措施. 中国药业, 2014, 23(12): 14-16.

[3] 周宏灏, 袁洪. 药物临床试验. 北京: 人民卫生出版社, 2011.

[4] 刘玉秀, 姚晨, 陈峰, 等. 随机对照临床试验的安全性评价. 中华男科学, 2004, 10(1): 74-79.

[5] 中国高血压防治指南修订委员会. 中国高血压防治指南(2018年修订版). 中国心血管杂志, 2019, 24(01): 24-56.

第二章

抗高血压药物临床试验

　　高血压是最常见的心血管疾病。根据国家心血管病中心 2017 年发布的《全国高血压控制状况调查》，我国高血压患病率已高达 23.2%，但其知晓率不及 50%，治疗率为40.7%，控制率仅为 15.3%。高血压可造成心脑血管等靶器官损害，例如脑卒中、心力衰竭、肾功能不全，甚至死亡，给国家和个人带来了巨大的经济负担。药物治疗一直是高血压的主要治疗方式。经过数十年研发，目前已有大量的降压药物问世，但高血压控制水平仍然低下。近年来随着对高血压病因、发病机制、基因组学和蛋白质组学、分子遗传学等基础研究的深入和临床治疗学的飞速发展，一些新的药物靶点如全新的受体及其亚型、激素、递质、酶等相继得以克隆。目前许多国家都在针对这些药物靶点竞相开发全新的抗高血压药物。此外，近年来新型高分子材料的研究和应用使制剂工业迅猛发展，定时、定向、定位、速效、高效、长效的精密化给药途径不断推出，这些按照治疗新理念设计的新剂型也成为申报品种的主要组成。

　　任何一种创新性的化合物或制剂要被医师和患者所接受，都必须通过全面、规范、合理的临床研究，抗高血压药物也不例外。而药物能否被医师及患者认可，很大程度上取决于药物临床试验的结果，可见药物临床试验的重要性。2000 年国际协调会议（ICH）形成了 E12 指导原则，系统介绍了美国、欧洲、日本三方共同对于抗高血压药物临床研究的基本要求和建议。2004 年欧洲药物制品评估局（european agency for the evaluation of medicinal products，EMEA）也颁布了欧盟地区对于抗高血压药物临床研究的技术指导原则。在此背景下，我国药品审评中心在国家科学技术部和原国家食品药品监督管理局的支持下于 2006 及 2007 年发布《抗高血压复方药物临床研究指导原则（第二稿）》及《抗高血压药物临床试验技术指导原则（第二稿）》（简称我国指导原则）。这些指导原则可作为我国抗高血压药物临床试验的依据。2010 年 EMEA 颁布了第 3 版《抗高血压药物临床研究指导原则》，并从 2011 年 2 月正式生效。

　　虽然国内外颁布了一系列法律法规以及指导意见，但目前抗高血压药物临床研究仍存在一些问题：①对于化学药物联合中药的抗高血压临床试验缺乏指导原则。②高血压患者多为老年人、肾功能不全等特殊人群，而早期临床研究通常排除了这部分特殊人群,如何在特殊人群中开展药物临床试验是今后的研究重点。③随着医学技术的迅猛发展,抗高血压药物有效性评价指标逐渐增多,越来越多的人意识到动态血压监测(dynamic blood pressure monitor, ABPM)在临床研究中的重要性,但需完善多少例患者的 ABPM,对其结果如何进行解读仍需进一步探索。④现有的抗高血压药物在不同个体中疗效差异较大,目前认为基因多态性是引起药物疗效差异的重要因素。如何在特定基因型患者中开展临床试验,进一步明确药物的适应人群缺乏指导依据。⑤随着国内药物临床试验水平逐渐提高,承接甚至领导国际多中心临床试验的机会日益增多,但是由于各国法律法规或指导原则存在一定差异,语言沟通也可能存在或多或少的障碍,这都影响对试验方案的理解,如何完善这些缺陷,提高国际多中心临床研究的效能也是值得探讨的问题。

本文结合目前我国药物临床研究的实际情况,重点探讨抗高血压药物临床研究设计、实施、分析和评价。

第一节　高血压病与抗高血压药物选择

一、高血压病

高血压(hypertension)是一种以体循环动脉收缩期和/或舒张期血压持续升高为主要特点的全身性疾病。高血压可分为原发性高血压即高血压病(primary hypertension,或essential hypertension)及继发性高血压(secondary hypertension)即症状性高血压两大类。原发性高血压患者约占高血压患者的 90% 左右。继发性高血压指的是某些确定的疾病和原因引起的血压升高,既往认为继发性高血压比例较低,但随着对高血压的认知不断深入,这一比例不断升高。

根据《中国高血压防治指南(2018 年修订版)》,我国 18 岁以上成年人高血压是指在未使用降压药物的情况下,非同日 3 次测量血压,收缩压(systolic blood pressure, SBP)≥ 140mmHg 和/或舒张压(diastolic blood pressure, DBP)≥ 90mmHg;SBP ≥ 140mmHg 和 DBP < 90mmHg 为单纯收缩期高血压。患者既往有高血压病史,目前正在使用降压药物,血压虽然低于 140/90mmHg,也诊断为高血压。根据血压升高水平,又进一步将高血压分为 1 级、2 级和 3 级(表 2-1)。

表 2-1　血压水平分类和定义[《中国高血压防治指南(2018 年修订版)》]

类别	收缩压 /mmHg		舒张压 /mmHg
正常血压	< 120	和	< 80
正常高值	120~139	和/或	80~90
高血压	≥ 140	和/或	≥ 90

续表

类别	收缩压 /mmHg		舒张压 /mmHg
1 级高血压（轻度）	140~159	和 / 或	90~99
2 级高血压（中度）	160~179	和 / 或	100~109
3 级高血压（重度）	≥ 180	和 / 或	≥ 110
单纯收缩期高血压	≥ 140	和	< 90

注：当收缩压和舒张压分属于不同的级别时，以较高的分级作为标准。

高血压病主要并发症是心、脑、肾的损害。流行病学调查表明，血压水平与心、脑、肾并发症发生率正相关，但并非唯一决定因素。大部分高血压患者还有血压升高以外的心血管危险因素。因此，高血压患者应根据心血管风险进行评估和分层。根据《中国高血压防治指南（2018 年修订版）》，将高血压患者按心血管风险水平分为低危、中危、高危和很高危 4 个层次（表 2-2）。影响高血压患者心血管疾病预后的重要因素见表 2-3。通常抗高血压药物临床试验根据研究目的、周期等因素选择不同血压级别以及心血管风险的患者。

表 2-2　血压升高患者心血管风险水平分层

其他心血管危险因素和疾病史	血压 /mmHg			
	SBP 130~139 和 / 或 DBP85~89	SBP 140~159 和 / 或 DBP 90~99	SBP 160~179 和 / 或 DBP100~109	SBP ≥ 180 和 / 或 DBP ≥ 110
无		低危	中危	高危
1~2 个其他危险因素	低危	中危	中 / 高危	很高危
≥ 3 个其他危险因素，靶器官损害，或 CKD 3 期，无并发症的糖尿病	中 / 高危	高危	高危	很高危
临床并发症，或 CKD ≥ 4 期，有并发症的糖尿病	高 / 很高危	很高危	很高危	很高危

注：CKD 为慢性肾脏病。

表 2-3 影响高血压患者心血管疾病预后的重要因素

心血管危险因素	靶器官损害（TOD）	伴临床疾患
高血压（1~3 级）	左心室肥厚	脑血管病
男性＞ 55 岁；女性＞	心电图：Sokolow-Lyon 电压＞ 38mV	缺血性脑卒中
65 岁	或 Cornell 乘积＞ 244mV·ms	脑出血
吸烟或被动吸烟	超声心动图 LVMI：男 ≥ 115g/m²；女	短暂性脑出血发作
糖耐量受损（2 小时血	≥ 95g/m²	心脏疾病
糖 7.8~11.0mmol/L）和 /	颈动脉超声 IMT ≥ 0.9mm 或动脉粥	心肌梗死史
或空腹血糖异常（6.1~	样斑块	心绞痛
6.9mmol/L）	颈 - 股动脉脉搏波速度 ≥ 12m/s	冠状动脉血运重建
血脂异常	（＊选择使用）	慢性心力衰竭
TC ≥ 6.2mmol/L（240mg/	踝 / 臂血压指数＜ 0.9	心房颤动
dl）或 LDL-C ＞ 4.1mmol/	（＊选择使用）	肾脏疾病
L（160mg/dl）或 HDL-C	估算的肾小球滤过率降低	糖尿病肾病
＜ 1.0mmol/L（40mg/dl）	[eGFR 30~59ml/（min·1.73m²）] 或	肾功能受损
早发心血管疾病家族	血清肌酐轻度升高：	包括
史（一级亲属发病年龄	男性 115~133μmol/L（1.3~1.5mg/dl）,	eGFR ＜ 30ml/（min·1.73m²）
＜ 50 岁）	女性 107~124μmol/L（1.2~1.4mg/dl）	血肌酐升高：
腹型肥胖或肥胖	微量白蛋白尿：	男性 ≥ 133μmol/L（1.5mg/dl）
腹型肥胖	30~300mg/24h 或白蛋白 / 肌酐比	女性 ≥ 124μmol/L（1.4mg/dl）
（腰围：男性 ≥ 90cm	≥ 30mg/g（3.5mg/mmol）	蛋白尿（＞ 300mg/24h）
女性 ≥ 85cm）		外周血管疾病
肥胖（BIM ≥ 28kg/m²）		视网膜病变
高同型半胱氨酸血症		出血或渗出
（≥ 15μmol/L）		视乳头水肿
		糖尿病
		新诊断：
		空腹血糖 ≥ 7.0mmol/L（126mg/dl）
		餐后血糖 ≥ 11.1mmol/L（200mg/dl）
		已治疗但未控制：
		糖化血红蛋白（HbA1c）≥ 6.5%

注：TC 为总胆固醇；LDL-C 为低密度脂蛋白胆固醇；HDL-C 为高密度脂蛋白胆固醇；LVMI 为左心室重量指数；IMT 为颈动脉内膜中层厚度；BMI 为体质指数。

二、抗高血压药物概述

循证医学证实，合理应用抗高血压药物，使血压持续地维持于正常血压状态，可降低脑卒中、心肌梗死、心力衰竭和肾衰竭的发生率及病死率。动脉血压高低取决于心排血量和外周血管阻力。前者受心脏功能、回心血量和血容量的影响,后者主要受小动脉紧张度的影响。交感神经-肾上腺素系统、肾素-血管紧张素系统对上述两种因素具有调节作用。此外,血管缓激肽-激肽-前列腺素系统、血管内皮松弛因子-收缩因子系统等也参与了血压的调节。抗高血压药物是通过作用于这些系统中一个或多个环节而达到降低血压的目的。抗高血压药物根据其作用部位及作用机制,分类如下:

1. 肾素-血管紧张素系统抑制药

(1)血管紧张素转换酶抑制药(ACEI):卡托普利、依那普利、雷米普利、培哚普利、福辛普利、贝那普利等。

(2)血管紧张素Ⅱ受体拮抗剂(ARB):氯沙坦、缬沙坦、伊贝沙坦、坎地沙坦、替米沙坦等。

(3)肾素抑制药物:瑞米吉仑、依那吉仑、阿利吉仑等。

2. 钙通道阻滞药(CCB) 硝苯地平、氨氯地平、尼群地平、非洛地平、拉西地平等。

3. 交感神经阻断药

(1)中枢性抗高血压药:可乐定、α-甲基多巴等。

(2)神经节阻断药:美卡拉明、樟磺咪芬等。

(3)抗去甲肾上腺素能神经末梢药:利血平、胍乙啶等。

(4)肾上腺素受体拮抗剂

1)β受体拮抗剂:普萘洛尔、美托洛尔等。

2)α_1受体拮抗剂:哌唑嗪、特拉唑嗪、多沙唑嗪等。

3)α和β受体拮抗剂:拉贝洛尔、卡维地洛等。

4. 利尿药 氢氯噻嗪、吲达帕胺、呋塞米、螺内酯等。

5. 血管舒张药

(1)直接舒张血管药:肼屈嗪、硝普钠等。

(2)钾通道开放药:二氮嗪、吡那地尔、米诺地尔等。

6. 抗高血压药物复方制剂,如 ARB 或 ACEI 联合 CCB,ARB 或 ACEI 联合利尿剂等。

三、不同抗高血压药物的适应人群

虽然我国高血压防治指南建议 CCB、ACEI、ARB、利尿剂以及 β 受体拮抗剂五类均可以作为初始和维持用药,但指南同时指出应根据患者的危险因素、亚临床靶器官损害以及合并临床疾病情况,合理使用抗高血压药物。这一点与美国 JNC8、欧洲 ESH/ESC 2010 等指南大致相同。表 2-4 列举了我国指南总结的常用抗高血压药物的适应证。在药物临床试验中有效性指标除血压水平以外,还包括靶器官保护作用、心血管事件发生率等。同时安全性指标包括低血压、对糖脂代谢的影响等。阐明药物对上述指标的影响有助于确定抗高血压药物的适应证。

表 2-4　常用抗高血压药物的适应证

适应证	CCB	ACEI	ARB	利尿剂	β 受体拮抗剂
左心室肥厚	+	+	+	±	±
稳定型冠心病	+	+[a.]	+[a.]	−	+
心肌梗死后	−[b.]	+	+	+[c.]	+
心力衰竭	−[e.]	+	+	+	+
心房颤动预防	−	+	+	−	+
脑血管病	+	+	+	+	±
颈动脉内中膜增厚	+	±	±	−	−
蛋白尿 / 微量白蛋白尿	−	+	+	−	−
肾功能不全	±	+	+	+[d.]	−
老年人	+	+	+	+	±
糖尿病	±	+	+	±	−
血脂异常	±	+	+	−	−

注：CCB 为二氢吡啶类钙通道阻滞药；ACEI 为血管紧张素转换酶抑制药；ARB 为血管紧张素 Ⅱ 受体拮抗剂；D 为噻嗪类利尿剂；+ 为适用；− 为证据不足或不适用；± 为可能适用。

[a.] 冠心病二级预防；[b.] 对伴心肌梗死病史者可用长效 CCB 控制高血压；[c.] 螺内酯；[d.] eGFR < 30ml/min 时应选用袢利尿剂；[e.] 氨氯地平和非洛地平可用。

第二节　相关法律及技术规范要点

国际上针对抗高血压药物临床试验制定了一系列指导原则。如 2000 年国际协调会议（ICH）形成的 E12 指导原则、欧洲药物制品评估局颁布的欧盟地区对于抗高血压药物临床研究的技术指导原则、我国药品审评中心发布的《抗高血压复方药物临床研究指导原则（第二稿）》及《抗高血压药物临床试验技术指导原则（第二稿）》（简称我国指导原则）等。这些指导原则均可作为我国抗高血压药物临床试验的依据。2015 年由孙宁玲教授和袁洪教授主持撰写了《口服抗高血压药物临床试验的有效性评价中国专家共识》，为推动抗高血压药物临床试验规范化进行有效性评价作出了技术指导。总之，这些技术指导原则规范和推进了世界范围内特别是我国抗高血压药物临床试验的发展。

抗高血压药物的临床试验除遵循国家关于药物临床试验的一般法律及技术规范外，还需参照关于抗高血压药物的相关技术指导及规范。但需要注意的是，随着循证医学证据的不断涌现以及抗高血压治疗理念的改变，年代相对久远的指导原则可能已不再适用。因此，一般情况下，指导原则是建议性质的，不是新药上市注册的强制要求。

总体来讲，关于抗高血压药物临床试验的要点主要如下：

1. 研究目的　针对抗高血压药物需要完成临床药理学研究、探索性和确证性临床试验两大类研究。前者主要包括耐受性研究、药动学研究、药效学研究。进行药动学研究需注意由于降压药物通常与其他药物合并使用，因此应进行药物相互作用研究。后者主要指药物临床试验的Ⅱ期和Ⅲ期，目的是探索药物的疗效强度和剂量范围等，随后对药物的疗效和不良反应在确证性临床研究中进行确认，并进行获益/风险的评估。研究者需根据实际情况，选择合适的研究类型。

2. 研究设计　明确研究目的后需设计恰当的研究内容。包括选择合适的研究人群、是否需要对照组、是否为交叉试验、是否设盲、是否需要剂量递增、研究周期等。需注意所有的研究设计都需紧紧围绕研究目的。例如，由于一般降压作用在4~8周达到稳定，因此治疗周期至少要持续四周才能进行有效性评价，而在以安全性评价为目的的研究中，应至少给药6个月。

3. 有效性评价　有效性评价是所有药物临床试验的重点。针对抗高血压药物药效学研究应描述抗高血压药物的特点、作用时间、血流动力学参数（如血压、心排血量、体循环血管阻力）、心率和心律（心电图、24小时动态心电图）等。根据药物作用机制，还应对心脏收缩及舒张功能等进行研究。对于探索性及确证性试验，有效性评价的基本内容是评价抗高血压药物对收缩压和舒张压的作用。同时，靶器官的保护作用是抗高血压药物重要的评价内容，而对包括死亡率、心脑血管并发症、终末期肾病等临床终点的研究和评价对于新的抗高血压药物有着十分重要的意义。

4. 安全性评价　由于抗高血压药物需要长期用药，因此对于安全性评价要求较高。通常至少需要500~1 500名受试者的安全性数据。此外，除了常用的安全性评价指标外，还应特别关注血压的过度下降（低血压）、血压反弹现象、对心脏的作用以及对糖脂代谢的影响等。

第三节　临床试验设计

一、临床试验设计概述

临床试验设计对一项研究的重要性不言而喻，而设计首先要明确临床试验的主要类型。目前，进入我国药物临床试验的抗高血压药物主要有化学药品和中药、天然药物两大类。许多已经在国外有一定临床研究基础的抗高血压药物正在以前所未有的速度进入我国，根据国外已进行的这些研究结果开展桥接临床研究，成为我国抗高血压药物临床研究的核心和主体。此外，近年来新型高分子材料的研究和应用使制剂工业迅猛发展，这些按照治疗新理念设计的新剂型也成为申报品种的主要组成。我国独立自主研发的药物,如阿利沙坦酯作为1.1类新药象征着我国创新新药研发建设的水平逐渐升高。目前,已在国内完成临床前、Ⅰ期、Ⅱ期以及Ⅲ期临床试验。不同厂家生产的同一药物由于生物利用度的差异导致药物疗效和安全性存在差别,也要求药物一致性评价的设计和操作必须更加严格和规范。中药及天然药物,包括其复方制剂也是我国抗高血压药物临床试验的重要类型。

此外,抗高血压药物与一般临床试验设计基本相同,需在明确研究类型后考虑如下因素:立题依据、研究目的、研究方案、受试对象的选择、对照组的选择、样本量的确定、有效性及安全性指标、统计分析方法、结果的评价等。

在进行临床研究前,研究者应对所开发抗高血压药物的立题依据进行充分的文献检索和论证。对新剂型的研究须符合临床治疗的基本原则,达到长效、平稳降压,增加谷/峰比和保护靶器官的作用。例如,在已有剂型基础上创新的速释剂型,其立题依据上可能与原来的药物不同,而对于根据新的药物靶点、基因多态性和新的危险因素设计的药物,尤其要对立题依据进行全面细致的考虑。此外,全新的抗高血压药物的临床研究是由一系列规模不一、主要目的不完全相同的试验组成的。因此,研究者应该清晰地明确每一个临床试验最主要的研究目的和拟解决的问题。在耐受性、药动学、探索性治疗试验、验证性临床试验、上市后研究等不同阶段,其研究内容和研究设计会因研究目的的不同存在一定的差异。

如总论所述,化学药物临床试验分为Ⅰ、Ⅱ、Ⅲ、Ⅳ期,并且此前需完成药效学、一般药理学、急性毒性、重复给药毒性等临床前研究。抗高血压药物除遵循这些原则外,还需完善降压、保护靶器官等相关研究。下面将根据不同阶段进行论述。需要指出的是,申请新药注册应进行Ⅰ、Ⅱ、Ⅲ期临床试验,有些情况下可仅进行Ⅱ期和Ⅲ期,或者Ⅲ期临床试验。另外,有时在实践中可能不能严格按照临床研究的分期进行研究。

二、临床前研究

(一)研究目的

临床前研究的目的是对拟研究的抗高血压药物进行动物有效性、毒性和作用机制的研究。抗高血压药物的临床前实验需要完善药学、动物药理学、毒理学等研究。药学研究内容包括新药的结构、物理化学性质、分析鉴别、纯度和稳定性等。毒理学及药动学研究包括一般药理、药效研究、单次给药毒性试验、重复给药毒性试验、过敏性(局部、全身和光敏毒性)、溶血性和局部(血管、皮肤、黏膜、肌肉等)刺激性、与局部及全身给药相关的特殊安全性试验、遗传毒性试验、生殖毒性试验、致癌试验、依赖性试验、动物药动学试验等。中药制剂还包括原药材的来源、加工及炮制等的研究。抗高血压药物的药效学研究是对这类药物的降压作用及其作用机制的研究,主要包括体外药效学试验和体内药效学试验两部分内容。临床前研究结果可提供新药安全性和有效性的初步信息,预测进入人体试验的安全剂量并帮助药政当局和伦理审查委员会对于新药人体临床研究申请做出合理的判断和审批。

（二）研究对象

体外药效学试验可选择大鼠、家兔离体动脉条以评价扩血管药物有无扩血管作用及其强度；作用于肾素 - 血管紧张素系统的药物可选择大鼠离体动脉平滑肌细胞检测肾素 - 血管紧张素系统相关指标的含量；原代血管内皮细胞可用于评价抑制血管内皮细胞分泌内皮素的药物或抗高血压药物的作用机制研究。

体内药效学试验的动物模型较多，目前常用的包括：自发性高血压大鼠，应激性高血压大鼠，肾动脉狭窄性高血压动物，神经源性高血压动物，盐敏感性高血压模型以及门脉高压模型等。成功的高血压动物模型应具备三个条件：造模后数周内血压逐渐上升，收缩压应在 140mmHg 以上，有心室肥大和血管病变。需要注意的是在抗高血压药物药效学试验中，应依据药物的作用机制，选择两种以上不同的动物模型进行实验，并对提示作用机制的指标进行检测，同时观察重要靶器官和组织（如心脏、肾和血管）在给药后的功能或组织形态的变化。在评价新药的过程中应行阳性药物对照，如硝苯地平、普萘洛尔和卡托普利。

抗高血压药物的一般药理研究、毒理学研究的动物选择与其他药物相同，可选择啮齿类动物（小鼠和大鼠）、Beagle 犬，必要时可用豚鼠、家兔、猫等动物。

（三）样本量的确定

临床前研究样本量可根据既往文献数据进行计算，或者按照临床前研究的一般原则，即小动物 10~30 例，中等动物 8~20 例，大动物 6~20 例。需注意有对照组时应每组例数保持一致，以提高统计效率。

三、Ⅰ期临床研究

（一）研究目的

原则上，抗高血压新药（包括创制和首次仿制的药品）及已上市药品改变剂型、改变给药途径、增加新适应证的药品均需进行临床药理学研究。研究目的是检验新药的剂量和安全性，它所要回答的主要问题为：①药物的正确剂量是多少？②药物的不良反应是什么？③药物是如何被代谢的？主要需完成耐受性研究、药动学以及药效学研究。通常为开放式、非对照研究，可为单一或若干研究机构执行。

（二）试验方法

1. 耐受性研究 耐受性试验可以获得药物人体安全性的最基本信息，为后期的临床试验提供相对安全的剂量范围，应包括单剂量和多剂量给药的人体耐受性研究。除最大剂量和最低剂量外，一般还应包括临床拟推荐的最高剂量；降压复方制剂应包括不同药物组方的探索，以及对单药不同剂量的探索。

2. 药动学研究 与其他类别药物一样，目前抗高血压药物的药动学研究仍然采用经典药动学研究方法为主，研究中应该考虑相关影响因素，包括有：

（1）饮食：抗高血压药物通常为口服制剂，进食种类及结构可影响药物的吸收速度和药物代谢酶的合成，从而影响药物代谢。例如，食物可改变培哚普利片的生物利用度和减慢卡维地洛片的吸收，高脂餐或碳水化合物饮食可影响非洛地平缓释片的生物利用度等。

（2）药物相互作用：由于大部分高血压病患者常需多种药物联合应用，从而导致增加发生相互作用的概率，其中又以代谢性相互作用发生率最高（约占 50%）。因为大多数降压药物需经细胞色素（CYP）P-450 酶的代谢，相关的酶系有 CYP1A2、CYP2C9、CYP3A5、CYP2D6 和 CYP3A4。药物可诱导或抑制酶的活性从而影响该酶的代谢，如氨氯地平主要经过 CYP3A4 及 CYP3A5 代谢，同时服用经这一酶系代谢的药物（如他克莫司等）其药动学可发生变化。除代谢酶外，影响药物吸收及血浆蛋白结合率也可影响其药动学。这一点在 EMEA 指南中也作为独立一点进行阐述。此外，复方抗高血压药物应明确各组分间是否存在药动学的相互影响也需要进行相关研究。

（3）特殊人群：抗高血压药物常用于老年人，而老年人通常存在肝肾功能不全且合并症较多，因此高血压患者药动学差异亦大。

（4）其他：种族、年龄、性别、给药时间等因素也可影响药物的代谢。例如黑色人种其血清肾素水平较低，对具有抑制肾素作用的药物（如 ACEI、ARB 和 β 受体拮抗剂）治疗的敏感性差，而对钙通道阻滞剂和利尿剂反应较好。

因此，在强调传统经典的药动学研究的同时，需综合分析以上多个因素对药物代谢的影响，开展群体药动学研究。

3. 药效学研究　抗高血压药物的药效学研究一般应包括下列内容：

（1）血压水平：包括诊室血压、24 小时动态血压等。

（2）心率和心律：心电图、24 小时动态心电图。

（3）神经体液参数：肾素、血管紧张素Ⅱ、交感神经系统等。

（4）血流动力学指数：心排血量、心脏收缩及舒张功能、肺毛细血管嵌顿压、外周血管阻力等。

（5）其他：如涉及相关机制应检测肾功能、冲动形成以及传导、心肌耗氧量、冠状动脉和局部血流量等相关指标。

（三）研究对象

抗高血压药物Ⅰ期临床研究一般选择健康人作为研究对象，但抗高血压药物通常用于老年人，因此必要时可对特殊人群进行研究。在 EMEA 指南中特意指出在老年及肝肾功能不全患者中进行药动学研究。

（四）样本量的确定

根据我国《药品注册管理办法》，属注册分类为 1 和 2 的，病例数应当符合统计学要求和最低病例数要求，Ⅰ期临床研究最低病例数（试验组）为 20~30 例。一般来讲，抗高血压药物Ⅰ期临床研究的受试者数目为 20~80 人。

四、Ⅱ、Ⅲ期临床研究

（一）研究目的

Ⅱ期临床研究是治疗作用初步评价阶段，主要用于初步评价药物对高血压患者的治疗作用和安全性，探索药物的疗效强度和剂量范围等，为包括Ⅲ期临床试验的研究设计和给药剂量方案提供依据。Ⅲ期临床试验为治疗作用的确证阶段。主要用于进一步验证药物对高血压患者的治疗作用和安全性，并进行获益 / 风险的评估，最终为药物注册申请提供依据。Ⅱ、Ⅲ期临床研究多为若干研究机构执行。

（二）试验方法

1. 试验周期

（1）清洗期：在抗高血压药物临床试验治疗方案中，必须包括一定时间的清洗期，以尽量排除先前服用的药物对试验药的影响，使患者的血压恢复到治疗期水平。通常采取单盲的方法，给患者服用安慰剂。清洗期的长短取决于所用药物的半衰期，一般为 2 周，必要时可延长至 4 周。

（2）治疗期：治疗期根据目的不同可选择不同研究方法。通常情况下采取双盲、随机、平行对照的研究方法。由于抗高血压药物上市后可能与其他不同机制药物联用，故而在试验设计上可考虑析因研究，以明确不同剂量的作用，确定推广到市场的最小剂量。对于复方降压药物也推荐析因研究，明确药物之间不同配比的疗效以及安全性信息。除此之外，联合用药的信息还可在长期或短期的临床研究中通过联合用药来获得。

随机化以及盲法的目的是尽量避免系统误差，最大限度地减少偏倚。随机化可以保证试验组与对照组具有相似的人口统计学数据、基线状况、伴随治疗以及研究进程等。盲法可以最大限度地减少因受试者和研究者了解治疗内容，在管理、治疗或对结果进行评价解释时出现的偏倚，因此在试验的各个阶段，研究者均应实施盲法。此外，对某些可能影响降压效果的因素可以进行分层随机以提高试验效能。

对照是临床研究的重要方法。由于血压在不同的环境和状态下存在一定的变异，以基线为对照治疗前后的比较可能会存在一定的偏倚，设立对照组可以科学、定量地判断受试者在疗效与安全性方面的获利有多少是来自试验药物。

试验的时间应该根据各自药物的特点决定，一般降压药物在 4~8 周发挥治疗作用。Ⅱ期临床研究周期一般在 8~12 周以上，以观察到药物对于血压的影响。在剂量递增试验中，对于每一个剂量水平，治疗时间都要足够长，每种剂量至少持续 4 周。以估计出此剂量的效果。在确证性临床研究中，药物治疗至少应持续 2~3 个月，以确认抗高血压的疗效。如果临床试验目的是为比较药物的观察降压效果的维持、停药反应、长期不良反应等则使用对照药进行研究应持续至少 6 个月。

2. 对照组的选择 对照类型主要包括安慰剂、不同剂量和方案的受试药、阳性药等。研究者应根据不同的试验目的选择不同的对照类型，比较治疗前后及不同对照组不同治疗组的血压变化。

安慰剂对照研究的主要目的在于，可以将受试药物给患者带来的结果（症状、体征或其他病状的改变）与其他因素（如疾病的自然进程、观察者或者患者的期望、其他治疗措施造成的结果）区分开来。由于血压读数（ABPM 读数除外）受系统误差影响，血压的自发变化较大，而且，活性药物的作用通常较小（舒张压的改变比安慰剂高 4~5mmHg），因此安慰剂对照研究显得尤为重要。例如在 FEVER 研究中非洛地平组血压从 154.2/91.0mmHg 降至 137.3/82.5mmHg，而安慰剂组血压从 154.4/91.3mmHg 降至 142.5/85.0mmHg，只有 4.2/2.1mmHg 的血压差别。如果没进行安慰剂组比较很容易得出非洛地平降低血压 17.6/8.5mmHg 的结论。而对于远期疗效，即使只有 4.2/2.1mmHg 的血压差别同样证实治疗组和安慰剂组相比较可显著降低心血管事件发病率。具体的安慰剂对照试验是否符合伦理规范，取决于所选受试者血压升高的程度、伴随的疾病和研究周期等因素。在轻度原发性高血压且不伴有终末器官疾病的患者中，进行降压药物的短期安慰剂对照研究，一般可以接受。由于已有大量的临床研究证实降压治疗对于高血压患者益处，安慰剂对照在一段时间内曾引起广泛争议。但目前绝大多数专家认为在轻度高血压患者中短期安慰剂治疗对整个心血管事件几乎不存在影响，且对于一种新药临床研究，安慰剂对照可以提供关于药物有效性的众多关键信息，故而安慰剂对照是抗高血压新药临床试验中必不可少的环节。

（1）剂量反应对照：是指将试验药物设计成几个剂量组以观察药物结果。通常情况下抗高血压药物一般至少采用 3 个剂量分组（安慰剂组除外），以于考察降压药物的有益作用和不利作用的量效关系，进而确定有效和理想剂量。这种对照常被用于Ⅱ期临床研究，应明确无效剂量、产生疗效的最小剂量、量效关系曲线斜坡部分的剂量、最大作用剂量等一些量效关系曲线最关键的部分。由于抗高血压药物通常需要联合用药，或直接制成复方制剂，所以确定产生疗效的最小剂量对于制定药品规格具有较大意义。

（2）阳性药物对照：已知的有效降压药物作为对照称为阳性对照。根据我国《药品注册管理办法》：临床研究阳性对照药品应当是已在国内上市销售的药品。对必须要从国外购买的药品，需经国家药品监督管理局批准，并经口岸药品检验所检验合格方可用于临床试验。目前，国内的许多桥接临床试验均采取阳性药物对照，此种对照研究需特别注意活性药物在试验条件下的有效性和检测灵敏度，这一点在 ICH 和 EMEA 指导原则中均有强调。

（3）多个对照组：在实际临床试验中可同时设立多个对照组。常用的多个对照组试验比如三臂试验：同时使用阳性药物对照组和安慰剂对照组的临床试验称为三臂试验。这种试验的优势在于当试验药物和安慰剂对照无差异时，如果阳性药物与安慰剂无差异则可能为试验设计的检验效能太低，如果阳性药物与安慰剂有差异则可能为试验药物无效。ICH 和 EMEA 指导原则均建议在短期研究中，试验设计采用同时进行安慰剂对照、阳性对照药和试验药研究，它不仅能支持有效性研究还能与标准治疗进行比较。在是否必须要求与现有的阳性药物进行比较上,ICH 没有给出明确的回答,而 EMEA 则要求至少应采用一种标准药物作对照来进行平行试验,证实新药与一个公认的抗高血压标准在疗效 / 安全性上的相似比率。我国指导原则中对试验设计只建议采取随机、双盲、对照的研究,具体采取哪种对照未明确回答。

(三)研究对象

新的抗高血压药物研究的人群范围应当较宽,包括各种情况的高血压患者,如轻中度原发性高血压患者,重度高血压患者,患有相应伴随疾病(如糖尿病和冠心病)和伴有心血管危险因素的患者等。研究者应根据研究阶段、已有的非临床和临床知识选择受试人群。在 Ⅱ、Ⅲ 期临床试验中,可以在相对狭窄的范围内选择受试对象,以更好地控制变异,提高试验成功系数。Ⅱ、Ⅲ 期临床研究中大多数应为轻中度高血压患者,参与研究的患者最好同时患有收缩期高血压和舒张期高血压。患有伴随疾病(糖尿病和冠心病等)的患者如能得到有效控制可参与 Ⅲ 期临床研究,除非他们所服用的药物干扰疗效的评价(如:心衰患者的标准治疗需服用一种或几种能影响血压、产生能与研究药物相似药理效应的药物)。重度高血压患者在有些情况下也可参与研究。

通常,轻度高血压且不伴有靶器官损害的患者可给予短期安慰剂对照临床研究,但如果是长期或为严重高血压以及高血压引起的继发性靶器官损害者原则上应进行阳性对照,不入选以安慰剂为对照的试验。

研究者对每一个临床试验选择的受试对象均需制定详细的入选标准、排除标准和剔除标准,并在试验中严格执行。有些研究需要选择接受其他治疗无效或药物耐受性差的患者作为研究对象,有些研究则需要选择使用此药物最可能见效的患者为研究对象。研究者将这些研究结果推广到一般高血压患者中时需要进行合理的解释。

(四)样本量的确定

足够的样本量可确保对所提出的问题给出可靠的回答,但不必要的大样本则会增加临床试验人力物力。样本含量的确定通常与以下因素有关:试验设计的类型、主要疗效指标、临床上认为有意义的差值、检验统计量、检验假设、Ⅰ类和Ⅱ类错误等。在验证性研究和桥接研究中,样本含量的确定主要依据已有的资料或预试验的结果来估算,样本含量的计算也与拟采用的主要分析集有关。

抗高血压药物临床研究中当检验统计量、检验假设、Ⅰ类和Ⅱ类错误等因素固定时,通常以血压下降值作为主要疗效指标并根据临床上认为有意义血压的差值进行样本量计算。

根据我国《药品注册管理办法》,属注册分类为 1 和 2 的,病例数应当符合统计学要求和最低病例数要求,Ⅱ 期临床研究最低病例数(试验组)为 100 例,Ⅲ 期临床研究为 300 例。

五、Ⅳ期临床研究

（一）研究目的

Ⅳ期临床研究为新药上市后由申请人自主进行的应用研究阶段。旨在考察在广泛使用条件下的抗高血压药物疗效和不良反应。由于抗高血压药物通常用于老年人、肾功能不全、合并靶器官损害特殊人群，故Ⅳ期临床研究通常旨在评价在普通或特殊人群中使用的利益与风险的关系，并可为改进给药剂量等提供信息。

（二）研究对象

临床研究进入Ⅳ期时，受试人群就应尽可能地扩大，以反映上市后治疗的目标人群。可包括不同性别、年龄、人种或种族等，也可选择高龄（＞65岁）、肾功能不全等患者进行研究。因为不同人种的高血压患者对同一药物可能存在不同的反应性和不同的药物代谢特点。为了方便在相同的环境下进行人群亚组的比较，通常在同一试验中应尽可能涵盖全部的亚组人群，而不是仅在亚组中进行研究。但对于严重高血压患者、继发性高血压患者、单纯收缩期高血压患者、妊娠高血压患者和患有高血压的儿童，宜设置不同的亚组进行研究。

（三）样本量的确定

根据我国《药品注册管理办法》，属注册分类为1和2的，病例数应当符合统计学要求和最低病例数要求，Ⅳ期临床研究最低病例数（试验组）为2 000例。

六、数据分析

对于Ⅰ、Ⅱ、Ⅲ、Ⅳ期药物临床试验，研究者应该选择合适的统计模型对数据进行统计学分析。由于处理效果会因次级组或协变量的不同而不同，因此在试验前需要识别可能对主要变量产生重要影响的协变量因素，并且应该考虑如何对其进行分析，以提高估计的准确度。

研究者应该选择合适的用于主要分析的病例集，详细地描述从全分析集中排除的病例，并清楚地陈述排除的理由。当采用不同的分析集进行数据分析得出不同的结论时，需进行特别的讨论和解释。在优效性试验中，全分析集用于主要分析是相对保守和可靠的，但在等效性和非劣效性试验中，一定要关注全分析集分析对把握度的影响。

需要特别强调的是，在非劣效性或等效性研究中，必须保证试验的检测灵敏度。许多因素（如治疗的依从性差、测定方法变异性大，终点评价偏倚等）均能降低试验的检测灵敏度。在抗高血压药物的临床试验中，由于影响血压的因素众多，医师和患者读血压时倾向于比实际血压偏低，因此尤其应该注意试验的检测灵敏度。同时在非劣效性或等效性研究中，应该避免由试验组与对照组没有统计学差异而得出非劣效性或等效性的错误结论。

第四节 有效性评价

一、有效性评价一般原则

1993 年我国卫生行政管理部门的指导原则中关于降压药物的有效性指标中仅提及了血压下降值。但随着近年来大量临床研究结果的不断涌现,高血压防治理念已产生了较大的变化,血压作为心血管疾病的重要危险因素,通过降低血压最终达到降低心血管事件发生率和死亡率已成为降压治疗的主要目标。这种观念的改变直接影响了不同时期指导原则中对于抗高血压药物评价的指标和标准。

ICH 指导原则中提出抗高血压药物有效性评价的基本原则是药物对收缩压和舒张压的作用,但即使药物的降压效应已经证实,对心血管并发症衡量和死亡率方面的益处仍需要进一步研究。通常在抗高血压药物的注册临床试验中,可以不要求以死亡率和心血管事件发生率为终点进行观察,但上市后的临床试验必须阐明药物对心血管事件发生率和死亡率的影响。需要注意的是,若药物有可能对死亡率和 / 或心血管并发症的发生率有不利影响,则需在上市前完成这种研究。而 EMEA 的指导原则则指出抗高血压药物不仅应以降压为效应指标,还应同时观察药物对心、脑、肾、血管等靶器官的损害是否具有保护作用,而且对于心血管并发症发病率和死亡率要进行大规模的、持续服药至少一年的临床研究,只有当抗高血压药物对以上终点没有负面影响时,才能允许注册。否则,就要进行附加研究,以证明对这些终点的确切影响。

我国指导原则中指出通常将降压作用作为抗高血压药物有效性的主要疗效指标,有效性评价的基本内容是药物对收缩压和舒张压的作用。同时肯定了对靶器官的保护作用,对包括死亡率、心脑血管并发症、终末期肾病等临床终点作用在抗高血压药物有效评价中的意义,但未要求在药物申请注册前进行对靶器官等指标的评价。

二、循证医学为降压药物有效性评价提供依据

降压药物有效性指标的选择是基于循证医学结论上的。大量的循证医学证据证实血压作为心血管疾病的重要危险因素,通过降低血压可改善心血管疾病远期预后。MRC-MH 是国际上较早并且有一定影响力的研究,它采用随机、单盲、安慰剂对照、平行组的方法证实轻度高血压患者降压治疗可减少脑卒中、冠心病以及死亡的发生率。中国人进行的 FEVER 研究同样证实治疗组和安慰剂组相比较可显著降低心血管事件发病率。除与安慰剂相比,近年来阳性药物之间"头对头"的研究也日益增多,如 ALLHAT 研究比较了 ACEI、CCB、α 受体拮抗剂与利尿剂相比对终点事件的影响。LIIFE 研究比较合并左室肥厚的高血压患者应用氯沙坦或阿替洛尔为主的联合治疗方案对脑卒中、心肌梗死和心

脑血管病死亡的影响。VALUE 研究对比缬沙坦和氨氯地平在血压控制相同情况下,缬沙坦是否更好的降低心源性死亡及心血管事件发病率。ASCOT 研究比较氨氯地平必要时联合培哚普利与阿替洛尔必要时联合氢氯噻嗪对心脏保护作用,预防冠心病事件等终点事件的差异。

这些循证医学的结果对高血压的防治理念产生了深远的影响,同时也对降压药物有效性评价产生了一定的影响。首先根据包括 MRC 等 20 项临床研究的荟萃分析指出 β 受体拮抗剂发生脑卒中的相对危险性较其他降压药物高 16%,心肌梗死和全因死亡的发生率没有显著性差异。基于此项荟萃分析的结果英国成人高血压指南建议不再将 β 受体拮抗剂作为治疗新诊断高血压的首选药物。虽然此后围绕 β 受体拮抗剂是否有效进行了大量的争论,不同指南也提出了不同的建议,但将降压药物对靶器官保护以及心血管终点事件的影响作为有效性评价指标已成为共识。JNC8 指南中纳入的临床证据中对于有效性指标特意强调应包括心脑肾事件和死亡。目前评价降压药物的有效性主要根据降压水平(血压下降绝对值、血压下降相对率以及 ABPM 相关指标)、靶器官保护以及心血管终点事件的评估三方面。

三、降压评价的指标和标准

(一)降压作用的评价

1. 血压下降绝对值　　目前已有大量的循证医学证据表明随着血压升高,心、脑、肾、血管等靶器官受损害的风险会持续增高,降压治疗可减少心血管事件的发生率及死亡率。因此,血压的下降值可作为评价高血压药物的替代终点。过去大多数药物研究的主要终点是舒张压,但近年的研究认为单一的收缩压增高或以收缩压增高为主的高血压也是重要的危险因素,因此需要在评价舒张压的同时,明确评价药物对收缩压的作用。

我国指导原则、ICH、EMEA 指南均将降压幅度作为主要评价指标。血压的降低幅度指的是与基础血压相比,给药间隔末(谷值时)血压的降低幅度,血压的降低幅度与对照组进行比较,必须具有统计学意义和临床意义。通常,研究结束时血压的降低幅度是最主要的终点指标,但研究过程中降压作用的时程变化也很有意义,这可以通过检查每周或每两周的血压变化来获知。

2. 血压下降相对率　　评价降压作用的次要指标通常由显效率、有效率、达标率等相对指标组成。1993 年我国卫生行政管理部门指导原则将显效定义为舒张压下降≥10mmHg 并降至正常或下降 20mmHg 以上;有效定义为舒张压下降虽未达到 10mmHg,但降至正常或下降 10~19mmHg;无效为未达到上述水平者。由于新版指导原则强调了降低收缩压的意义,有效定义为血压达到正常(收缩压 / 舒张压 < 140/90mmHg)或收缩压降低大于 20mmHg 和 / 或舒张压降低大于 10mmHg。上述标准在我国抗高血压临床研究中一直广泛应用,通常作为次要疗效指标以评价药物疗效,并根据统计学和临床意义讨论得出结论。EMEA 也采用了依据疗效判定标准来评价降压有效率,评价标准与我国指导原

则基本相同。

3. 动态血压监测　三部指导原则均强调了动态血压监测（ambulatory blood pressure monitoring, ABPM）在抗高血压药物临床试验的意义，并指出抗高血压新药的临床试验中必须在一定病例数的患者中开展 ABPM 的研究。ABPM 对于日常活动中血压的变化提供更全面的结果，重点关注在较长的给药间隔内，给药间隔末期是否对血压仍有足够的控制，而在峰值时没有对血压产生过度的降低，同时可以对谷/峰比值进行评价。谷值血压是作为药物终末期剩余作用的终点血压，峰值血压是指在稳定状态下服用一剂药物期间反复测量血压所得到的最大血压下降值。谷/峰比值应在 50% 以上，以体现药物具有良好的平稳降压的能力。此外，ABPM 还可提供治疗前后平均收缩压、平均舒张压、日间与夜间平均收缩压、平均舒张压、血压负荷值、血压曲线、清晨血压变化、血压变异型、平滑指数等。ICH 虽然建议采用严格的标准（如减去安慰剂的谷/峰比值 ≥ 50%），但对这些比值的解释和计算方法在三部指导原则中均未给予详细的说明，如何解释 ABPM 的结果，可能需要进一步的探索。

（二）系统误差的控制

三部指导原则均指出，因为血压的读数存在系统误差（偏倚），血压的自发性变化可能很大，所以研究应尽可能采用盲法和随机、对照的方法，以减少偏倚的产生。此外，EMEA 和我国指导原则均特别强调了血压测量方法学的标准化和测量仪器的准确性，同时一般推荐使用经过校准的汞柱血压计测量血压，可以采取仰卧和/或坐位，体位变换而引起的血压变化可以通过比较站位和仰卧和/或坐位的血压变化来评估。自测血压是血压测量的辅助手段，但所应用的设备必须是校准过的。诊室血压、自测血压以及动态血压监测均应遵循《中国高血压防治指南（2018 年修订版）》的要求。

四、靶器官保护作用

三部指导原则均不同程度地指出了观察降压药物对心、脑、肾、血管等靶器官保护作用的重要性。我国的指导原则指出监测主要脏器和组织损伤的进展和恢复程度，可提供该药物疗效的更多信息，提倡在抗高血压药物的长期临床研究中应该进行靶器官保护的考察。随着临床检验、影像、分子生物学的迅猛发展，靶器官评价手段日益更新。目前可用于评价降压药物靶器官损害的方法包括：

1. 心脏损害　心电图、心脏超声、胸部放射性检查、心脏磁共振成像（MRI）、核磁共振血管造影（MRA）、心肌核素显像（ECT）、计算机断层扫描血管造影（CTA）、运动试验等。

2. 肾损害　肌酐清除率和尿蛋白（微量白蛋白）排泄。

3. 眼底损害　眼底检查了解高血压对视网膜动脉、视盘的影响。高分辨率眼底成像系统有望成为检查眼底小血管病变的工具。

4. 大血管损害　血管多普勒超声法评估颈动脉内膜中层厚度（IMT）和粥样斑块、脉搏波传导速度（PWV）、踝臂血压指数（ABI）等。

5. 脑　头颅MRI、MRI或CTA、经颅多普勒超声。

五、心血管并发症的发病率与死亡率

循证医学证实，尽管血压下降程度相同，但抗高血压药物对心血管发病与死亡影响未必是一样的。因此应对长期应用抗高血压药物对心血管事件的影响进行全面分析。ICH将抗高血压药物对心血管事件的影响作为抗高血压药物上市后的补充内容，而EMEA则要求在药物注册前完成对于心血管并发症发病率和死亡率至少一年的临床研究。我国目前指导原则指出即使试验药物的降血压效应已经证实，对心血管并发症发病率和死亡率方面的益处仍然需要进一步研究。目前以心血管并发症的发病率和死亡率为临床终点的临床研究对抗高血压药物在上市前不是常规要求，但随着循证医学的发展，这种技术要求可能会随之调整。需要注意的是，若药物有可能对死亡率和/或心血管并发症的发病率有不利影响，则需在上市前完成这种研究。

六、目前存在的争议和问题

虽然国内外颁布了一系列法律法规以及指导意见，但目前抗高血压药物临床研究中有效性指标的选择仍存在一些争议和问题：

1. 对于有效性评价对照组的争议　早期的临床试验评价均与安慰剂进行比较，而近年来由于降压治疗明显获益已得到广泛认可，有些学者认为再采用安慰剂对照显然对患者不利、有悖伦理。但是对于新药而言，安慰剂对照可以将试验药物给患者带来的结果（症状、体征或其他病状的改变）与其他因素（如疾病的自然进程、观察者或者患者的期望、其他治疗措施造成的结果）区分开来。只有将药物与安慰剂相比较才能得出真实的反映有效性的数据。例如在FEVER研究中非洛地平组相比安慰剂组只有4.2/2.1mmHg的血压差别。如果没进行安慰剂组比较很容易得出非洛地平降低血压的结论。而对于远期疗效，即使只有4.2/2.1mmHg的血压差别同样证实治疗组和安慰剂组相比较可显著降低心血管事件发病率。因此安慰剂对照研究对于降压药物的有效性评价是必不可少的，而具体的安慰剂对照试验是否符合伦理规范，取决于所选受试者血压升高的程度、伴随的疾病和研究周期等因素。在轻度原发性高血压且不伴有终末器官疾病的患者中，进行降压药物的短期安慰剂对照研究，一般可以接受。

2. 多剂量组增加剂量时有效性判断标准　对于多剂量的临床研究，增加剂量通常以疗效为主要评判指标，而应以舒张压或收缩压还是两者结合的指标判断是否加量有待进一步明确。由于目前评价降压药物的主要疗效指标通常为舒张压，如果患者在随访时舒张压达标而收缩压仍较高，是否应予以增加剂量，而增加剂量后对于最终有效性的判断是否存在影响都需要进一步明确。

3. 细化 ABPM 实施方案及结果评价　随着医学技术的迅猛发展，抗高血压药物有效性评价指标逐渐增多，越来越多的人意识到 ABPM 在临床研究中的重要性，但需完善多少例患者的 ABPM，对其结果如何进行解读仍需进一步探索。

4. 新型降压药物的有效性评价　肾素、Ang Ⅱ疫苗是针对 RAS 系统进行抗免疫治疗。罗他夫辛是针对携带特定基因序列的患者进行治疗的高血压药物，它可对遗传序列突变引起的靶目标蛋白结构或功能异常进行治疗达到降压的目的。目前这些新型降压药物有效性评价方法与传统降压药物相同，是否增加对于免疫水平或靶目标水平调节的评价有待深入探讨。

5. 选择早期指标作为有效性评价指标　目前评价靶器官损害的指标大部分为非早期指标。例如，由于肾具有极强的储备能力，以肌酐、尿素氮或肾小球滤过率等指标反映肾功能可能遗漏药物对肾的损害 / 保护作用。目前根据文献报道 KIM-1、NGAL、Clusterin、Cysc、β_2-MG、α_1-MG、UALB、Renal papillary antigen-1、Trefoil factor 3 等指标可能作为早期肾功能损害的指标，但仍待进一步临床研究证实。

第五节　安全性评价

一、安全性评价一般原则

在抗高血压药物临床试验过程中，对所有的事件或不良反应、失访和在治疗过程中的死亡患者都应加以验证和分析，并仔细探求不良事件与药物之间的关系。长期对照研究对于评价试验药物可能的不良作用或反应是必要的，对于危险性高的患者组，如老年患者、肾功能不全、心力衰竭和冠心病患者，应特别关注安全性的问题。

如果以药物不良反应发生率为（1~2）/500 为例，则需要观察至少 2 000 例患者。鉴于血压的改变对于人体各系统和器官的影响是全面广泛的，有些在短期内可以发现，有些则会随着事件的延长强度和频率而增加，因此在评估药物的安全性时，需要更大和时间范围更广泛的安全性数据库。在对于安全性数据库的数量要求上，ICH 及我国指导原则建议至少需要 500~1 500 名受试者（其中应该包括 300~600 名患者 6 个月，100 名患者 1 年）的安全性数据，同时也指出该数据量仍可能偏小。EMEA 没有明确对数量进行规定，但必须包含持续服药至少 1 年的临床试验，以评价对于心血管并发症发病率和死亡率的影响。

二、安全性评价的指标和标准

除了常用的安全性评价指标外，抗高血压药物还应特别关注以下安全性指标：

1. 低血压（尤其是直立性低血压）以及血压反跳现象　直立性低血压是由于体位

的改变,如从平卧位突然转为直立,或长时间站立发生的脑供血不足引起的低血压。通常认为,站立后收缩压较平卧位时下降 20mmHg 或舒张压下降 10mmHg,即为直立性低血压。反跳现象是指长时间使用药物治疗疾病,突然停药后,原来症状复发并加剧的现象。

2. 影响心率(律)的作用 观察药物对于正常心率/心律和心律失常的影响。根据药效学特征,在研究中应定期监测心率、记录心电图(包括 24 小时动态心电图),注意观察药物对心肌复极的影响,评价药物是否有延长 Q-T 间期及致心律失常作用。

3. 对靶器官损伤的作用 须提供参加研究前后与靶器官损伤有关的血液生化分析、尿样分析和其他主要实验室检验的资料。特别要重视研究肾功能,左心室肥厚和对中枢神经系统功能的影响,尤其是老年人。若怀疑有眼部副作用,则应在整个研究过程中做眼科检查。必要时需要研究药物对主要器官系统,特别是心、肾、脑的局部灌流的影响。

4. 对伴随疾病的作用 常见的伴随疾病包括糖尿病、肾病、缺血性心脏病、心力衰竭、脑血管病及少见的周围动脉闭塞性疾病。临床试验中入选合并上述伴随疾病的高血压患者,有利于观察药物对于并发症的作用,必要时,应该开展合并症患者的专门研究。

5. 对伴随危险因素的作用 由于伴随而来的危险因素往往是同时出现的,应对葡萄糖代谢、脂质代谢、尿酸代谢及水电解质平衡进行特别研究。

6. 对生活质量的影响 生活质量是主观感受,通常利用量表来评价。比如世界卫生组织生存质量量表 WHOQOL。

7. 对可能合并使用的其他药物之间的相互作用 高血压患者通常合并症较多,合并用药种类多,应对可能存在合并用药的药物之间相互作用进行评价。

8. 对心血管发病与死亡的长期影响。

9. 其他 如近年来高血压药物对新发房颤以及男性性功能的影响也受到越来越多的关注。

第六节 抗高血压复方药物临床研究

研究显示,近 85% 的高血压患者需要同时使用 2 种或 2 种以上的药物联合治疗,以达到降压的目的。固定复方制剂较自由联合能够简化治疗方案,减少不良反应,并使患者的依从性得到明显改善,因而新型抗高血压复方药物的前景日益受到重视。抗高血压复方药物是由不同作用机制的药物根据一定配比制成,它的优点是提高疗效、降低不良反应以及提高依从性。缺点是药物相互作用复杂,不能随时调整单药剂量。

一、抗高血压复方药物临床研究一般原则

ICH 指导原则主要介绍了复方研究的两种研究类型,分别为析因研究和单药治疗效果不满意患者的研究,而 EMEA 和我国指导原则主要强调了用于初始治疗(一线治疗)和单药治疗效果不满意患者治疗(二线治疗)的复方,应该采用不同的研究方法,并明确提出对于不同类型的复方,应该采用不同的研究设计,以达到相应的研究目的。

对于适用人群为"单药治疗不能满意控制的高血压患者或单药治疗出现了不良反应而复方可以降低该种不良反应的高血压患者"的常规治疗剂量复方,临床研究中至少必须包括一个在单药不能满意控制血压或者出现不良反应的患者中进行复方治疗的核心临床试验。

对于适用人群为"起始治疗的高血压患者"的亚临床治疗剂量组成的复方,临床研究中必须证明复方的血压降低程度优于安慰剂且非劣效于每一单药成分的最低治疗剂量,而且与单药最小治疗剂量相比,复方应该显示具有更好的安全性和反应控制率的趋势。

抗高血压复方药物的临床试验设计存在一定特殊性。固定剂量的抗高血压复方药物除一般原则外还需经过系统、严格的研究以确定复方中各成分的最佳比例、给药方案、适用人群等。固定剂量的复方药物往往来源于临床上的联合用药。临床联合用药的数据对于支持复方的立题、复方内单药之间的比例和剂量、复方药物降压的有效性、短期和长期给药的安全性等有十分重要的支持作用。

组成抗高血压的复方药物上市前必须符合的条件:

1. 组成复方的各单药,作用机制应该具有互补性,以提高疗效和/或减少不良反应。

2. 各单药均应该有充分的临床试验证实其有效性和安全性。

3. 在单药联合用药的临床试验中,确定单药联合用药的合适剂量和比例,固定复方需与其保持一致。

4. 单药联合用药的有效性、安全性和临床适用性需要严格的临床试验进行确证。

5. 阐明复方与单药联合用药之间的生物等效性。

针对不同上市基础抗高血压复方药物,临床研究具有不同内容。目前我国的抗高血压复方制剂主要包括:国内已上市复方制剂的仿制药、国外已上市而国内未上市的复方制剂以及国内外均未上市的复方制剂(限定为已上市的抗高血压化学药品组成的复方)。

二、国内外均未上市的抗高血压复方药品的临床研究要求

国内外均未上市的创新性抗高血压复方药品,由于复方的最佳配比、有效性和安全性、用法用量可能缺乏系统、详细的临床研究基础,需要进行的临床研究工作则相对较多。

（一）组成固定剂量复方的总体考虑

总体来讲，与各自的单药比较，复方通常应该显示出更好的疗效和／或安全性。在组成固定剂量的复方时，应有如下考虑：

1. 立题新颖性以及合理性　创新抗高血压复方制剂的立题往往来源于临床上的联合用药。与组成复方的各单药相比，复方制剂应该显示出更好的疗效和／或安全性。因此理论上，组成复方的各单药的作用机制应该具有互补性，以增加疗效和／或降低不良反应。虽然我国传统医学早有"联合用药"的概念，也于1964年成功开发复方降压制剂，但是近年来我国批准的30余种复方制剂中60%以上组方来自国外。这提示应加强我国创新性复方的设计和研发。

2. 研究目的　对于抗高血压复方制剂，在证实各组分单药临床研究有效性及安全性的基础上需明确：单药之间是否存在药动学相互影响；制剂工艺上是否可行；复方中各成分的最佳比例和剂量；探索给药方案；确定适用人群；明确其短期和长期的安全性、有效性；明确复方的特点等。目前复方制剂的临床研究有时会以各单药联合用药的方式开始进行，在进行了详细、严格的联合用药临床试验后，确定了联合用药中各药物的比例和剂量，直至确证了对目标人群的安全有效性，再通过制剂工艺的手段，形成固定剂量的复方制剂。此时，可以通过复方与单药联合用药的生物等效性试验，来证明复方制剂与单药联合用药具有相互可替换性，从而桥接到固定剂量的复方中。

（二）对抗高血压复方药物临床研究的考虑

1. 临床药理学研究　要通过文献资料和／或试验资料证明单药之间吸收、分布、代谢、排泄等方面是否存在相互影响和相互影响的程度。对于单药之间代谢途径存在竞争、对药物代谢酶诱导或抑制、高蛋白结合率、吸收存在相互影响的药物，尤其应该注意药动学上的相互作用带来的可能影响。必要时，还需进行复方药物的耐受性研究。

2. 剂量探索研究　复方药物应该进行剂量探索研究，以确定组成各成分的最适比例和剂量。一般应按照析因分析设计方案进行临床研究，以便同时比较不同剂量单药、不同比例组成的复方和各自单药、安慰剂的疗效和安全性。剂量探索研究内容既包括单药间不同比例配比的探索，同时也包括单药不同剂量的探索。应根据析因研究结果，选择合理配比制成复方。需要注意的是在选择剂量时，必要时应考虑低于单药有效剂量的剂量组进入析因试验。此外，应该尽可能设置安慰剂对照，严格按照随机、双盲的原则实施以减少各种偏倚。对于按照析因分析设计的临床试验结果应该进行细致的分析，量效关系应该具有统计学和临床意义，通过试验，选择出一种或多种最适的配伍比例和剂量。

通过剂量探索研究获取的联合用药的配伍比例和剂量将成为后续进一步的、确证性临床研究的基础，也可以为有效性提供一定的依据。

3. 确证性临床研究　通过确证性临床研究，确定该复方制剂的目标人群、给药方案、短期和长期应用的安全性和有效性。

确证性临床试验的设计,应根据剂量摸索研究的结果,明确该复方是用于高血压一线治疗(高血压治疗的初始治疗)还是二线治疗(单药治疗效果不满意或出现不良反应)。不同的目的需设计相应的临床试验。拟申报适应证应与确证性临床研究的结果相对应。

临床试验中主要指标(主要变量)的确定依试验目的而定,一般有效性的评价主要采用降压幅度、血压达标率等指标,以安全性为主要研究目的的复方应该把安全性观察指标作为主要变量进行考察。

(1)由治疗剂量单药组成的复方:通常,固定剂量的复方可作为各单药联合用药的替代品。在临床试验中,固定剂量的复方一般不用于高血压的初始治疗。此种复方的适应证项下描述为"用于治疗高血压,这种固定复方不适用于高血压的初始治疗",其中包含的适应人群应为"单药治疗不能满意控制的高血压患者或单药治疗出现了不良反应而复方可以降低该种不良反应的高血压患者"。

此种抗高血压复方可以采取以下的临床研究方法,在其中至少必须包括一个在单药不能满意控制血压或者出现不良反应的患者中进行复方治疗的关键临床试验(加入试验)。

1)加入试验(add-on therapy):加入试验的受试人群必须与适应证相对应。在第一个药物治疗效果不满意时加入第二个药物继续进行治疗,根据剂量探索试验中获得的配伍比例和剂量,观察对于每一单药治疗剂量下不能满意控制血压的患者,联合用药是否可以进一步地降低血压或减少不良反应,进一步的降压幅度必须达到统计学和临床意义,而且临床试验也应该显示复方在疗效增加的情况下,不带来新的安全性担忧。

在单药治疗效果不满意的患者中,针对平均坐位或卧位舒张压和收缩压的下降幅度,如果复方显示的疗效较单方具有进一步的提高,且具有统计学意义和临床意义,则基本可以支持复方的疗效,但最好能同时提供复方可以在单方治疗不满意的患者中进一步提高血压控制的达标率,并具有统计学意义。

在加入第二个药物前,必须给予第一个药物足够的治疗时间,以保证继续延长单药的治疗时间,并不能进一步降低血压。

2)复方和各单药的平行组比较试验:该试验的目的是比较复方是否显示出比各自单药在同一治疗剂量水平具有更好的疗效,这种疗效的差别必须具有统计学意义,而且,在此基础上,复方与单药比较应该没有额外的安全性问题。

在某些情况下,如果有效性相当,复方应当显示比单方具有更好的安全性,且必须具有统计学和临床意义。在此情况下,研究的主要目的是安全性,在说明书中应该进行清楚的说明。

(2)由低于最低治疗剂量单药组成的复方:开发由低于各自单药已批准的最低治疗剂量组成的复方,其目的在于降低剂量依赖性的不良反应,此种复方可以在小于各自单药最低有效剂量下联合发挥降压效果,而减少不良反应的发生,因此该类复方可以考虑作为高血压患者的起始治疗。一般应进行如下工作:

1）必须有关键的临床试验证明复方与安慰剂比较能够使高血压患者血压下降，两者比较具有统计学意义和临床意义（如平均坐位舒张压下降大于 2mmHg），而且复方对高血压的治疗控制率应当优于安慰剂，两者比较需具有统计学意义和临床意义。

2）证明复方与每一单药成分（与在复方中的剂量相同）单独给予时比较，在降低血压上两者至少具有统计学意义的差别。

3）通过与单药最低治疗剂量比较，证明此复方的疗效优于、等于或至少不劣于单药的最低治疗剂量，同时可减少剂量依赖性不良反应。

必须有试验说明，复方的血压降低程度应当与每一单药成分的最低治疗剂量相当，或者至少不低于单药的最小剂量的治疗效果（如复方的平均坐位舒张压的降低幅度比单药小，则其差值应小于 2mmHg）。而且与单药最小治疗剂量相比，复方应该显示具有更好的安全性和反应控制率的趋势。相应的在本试验中增加安慰剂组对于结论的解释将很有帮助。

（三）生物等效性试验

在进行了详细、严格的联合用药临床试验后，固定剂量的复方制剂可以通过复方与单药联合用药的生物等效性试验，提示复方与联合用药具有相互可替换性。通过生物等效性试验，联合用药的临床试验结果可以过渡到固定剂量的复方中。

（四）长期给药的临床研究

抗高血压复方制剂在上市前应当进行长期给药的临床研究，以观察长期给药的安全性和疗效维持的持久性。一般来说，高血压长期给药的临床研究采用阳性对照药。

按照惯例，对于需要长时间使用的药物，应该有一定的病例数进行至少一年以上的临床试验，以观察长期用药的安全性和疗效。

对于高血压药物，提倡在上市后对于心血管事件、肾功能衰竭、死亡率等终点事件影响进行观察。

三、国内已上市抗高血压复方药品的临床研究要求

这类药品，实为已有国家标准的复方药，组方的药物种类和剂量应该与已上市药品完全保持一致，从药学方面，对制剂质量控制应该与已经上市的产品基本相同，在此基础上，按照相关的要求，应进行人体生物等效性实验。进行生物等效性研究的目的是采用体内试验的方法，来评价药物制剂的一致性。因此，在生物等效性试验中，需要对每一活性成分的吸收情况进行逐一检测和评价，以确定是否具有生物等效性。复方中，可能有些成分的剂量较低，常规的生物样品检测方法的灵敏度往往很难达到测定要求，此时，需要摸索更加灵敏的方法进行检测，必要时在受试者可耐受的范围内，可增加服药剂量。

四、国外已上市国内尚未上市抗高血压复方药品的临床研究

对于此类复方,要充分考虑和调研产品在国外上市时和上市后所开展的临床研究,在此基础上,设计国内注册的临床试验方案和试验内容。一般而言,由于在国外的临床研究中已经对组方药品种类和配伍剂量进行了探索性研究,国内注册所要求的临床研究多为验证性的,所验证的内容要参考国外上市说明书的适应证和用法用量,临床研究的内容和要求随着与所验证的适应证的不同而有所不同。

对于适应证为高血压初始治疗的复方制剂,可以直接入选轻中度高血压患者。对照药的选择也依据试验目的不同而有所不同,可以选择安慰剂对照、复方中主要组分的实含剂量(该剂量小于单药治疗时的最低有效剂量)、复方中主要组分单用时的常规治疗剂量、复方中主要组分的高治疗剂量或其他类别的抗高血压药物作为对照。主要观察指标也依据复方药物组方目的不同而有所不同,如:通常可以选择有效性指标作为主要指标,而在以降低不良反应为组方目的的临床研究中,则可以选择安全性指标作为主要观察指标。病例数的确定则应该根据统计学的要求和已经获得的相关基础数据进行估算。如果复方制剂的适应证为用于单药治疗效果不满意患者的二线治疗,则其临床研究的受试者应该通过单方治疗的筛选,选择单药治疗效果不满意的患者进入临床研究。对照药可以选择单方筛选的原剂量或高剂量。在单方原剂量的对照试验中,应该采用优效性设计,试验结果应能够显示复方的治疗效果优于单方。而在以单方高剂量为对照的试验中,试验应采用优效性或非劣效设计,试验结果应显示复方的疗效优于或不劣于单方。由于血压的测量受多种因素的影响,因此试验中需要严格执行随机、双盲的基本原则,强调平行组间比较,仅有历史比较(治疗前后比较)的数据往往不能充分说明药品的疗效。

第七节　特殊人群中进行的研究

特殊人群是指老年人、肝肾功能减退者、妊娠期及哺乳期妇女、新生儿及儿童等处于特殊病理或生理状态下的人群。药物在特殊人群体内过程,即药物的吸收、分布、代谢和排泄过程有可能发生变化,特殊人群对药物疗效及毒副作用反应差异较大,药物不良反应发生率高,因此不同于一般人群。在抗高血压新药开发研究中,通常对于一般患者人群进行研究,而把相对复杂的特殊人群排除。如何开展针对特殊人群的临床研究,保证特殊人群抗高血压用药疗效及安全是新药研究的一大重点及难点。

一、特殊人群用药问题

（一）特殊人群比例高

高血压患者中特殊人群患病率高，比例大。据2017年《中国卫生统计年鉴》数据显示：老年人高血压患病率高达58.5%；儿童高血压患病率逐年增加，2004年增至15%左右。2005年的一项调查结果显示，我国高血压人群慢性肾损害发生率为20.87%。上海城市社区18岁以上居民高血压患病率为39%，慢性肾功能损害发生率为11.6%，其中人数最多的慢性肾功能损害3期合并高血压的比例高达66.4%。

（二）服药剂量大，未按照指南或说明书给药

老年人、肝肾功能受损等特殊人群通常由于病理生理状态复杂、疾病难以控制，治疗目标较普通人群高等原因服用较大剂量药物治疗。如慢性肾功能不全合并高血压患者CCB的使用剂量通常是药品说明书的上限，有时甚至超说明书使用以达到降压目的。但即使在这样大剂量药物治疗下，疾病控制率反而较普通人群低。如NHANES研究结果显示高血压合并慢性肾功能不全患者治疗率几乎是单纯高血压患者的两倍，但血压未达标率为68.8%，高出单纯高血压人群的33%。我国调查结果类似，肾实质性高血压的知晓率为76.4%，其中78.2%的患者接受了各类降压药物治疗，但仅有11.8%得到了有效的血压控制。一方面由于已上市药品的注册用法可能未包括目前最佳的治疗方案，导致超说明书用药不可避免，但更重要的原因是特殊人群用药复杂，为达到治疗目的超剂量给药问题时常发生。

（三）合并用药不合理

由于特殊人群常有较多合并症或并发症，合并用药不可避免，但不合理合并用药时有发生。如我国一项对老年人门诊心血管处方的调查研究显示，超过30%的老年心血管病患者同时口服5种或以上药物，约15%的处方有潜在的不合理合并用药。常见的不合理合并用药包括：碳酸氢钠联合氢氯噻嗪可能引起低氯性碱中毒；缬沙坦联合氯化钾可能引起血钾升高；缬沙坦联合螺内酯可能引起血钾升高；缬沙坦联合双氯芬酸钠可能影响缬沙坦疗效；美托洛尔联合西咪替丁可能出现窦性心动过缓、低血压等症状。不合理的合并用药不仅不能起到应有的治疗效果，反而可能出现不良反应。

二、特殊人群药动学研究

由于特殊人群不同的病理生理状态，需对特殊人群的给药方案（给药剂量范围）开展临床研究，以保证药物上市后对特殊人群的有效性及安全性。通常需要完善特殊人群药动学研究以确定在一般人群中已建立的给药方案是否需进行调整，如需调整，如何进行调整以达到研究目的。肝、肾功能减退者的PK研究多在Ⅱ期或Ⅲ期临床试验结束前完成，在新药上市的产品说明书上注明此两类人群是否需调整给药方案或如何调整。只有

经过药动学研究确定了特殊人群的给药方案后,方可在以后开展的Ⅱ期或Ⅲ期临床试验中纳入该类特殊人群的受试者。

在我国2006年出版的《化学药物临床药代动力学研究技术指导原则》中详细阐述了关于特殊人群(肾功能减退、肝功能减退、老年人、儿童)的药动学研究方法及指导原则,这些均适用于抗高血压药物的特殊人群药动学研究。

三、临床研究存在的问题

如上所述,在特殊人群中的药物临床试验均是以研究药物在各特殊人群中的PK过程及特征为主要内容,依此确立药物的调整治疗方案。继而在Ⅱ期或Ⅲ期临床试验阶段,涵盖了特殊人群患者的参与,进一步在临床试验中确立调整的给药方案。但如何在特殊人群中顺利开展Ⅱ、Ⅲ、Ⅳ期临床试验仍缺乏共识或指导原则。

1. 研究对象的选择　在验证性研究阶段,研究对象应包括各种情况的高血压患者,如轻中度原发性高血压患者、重度高血压患者、特殊人群高血压患者等。但特殊人群中也存在入选标准的问题,如对于肾功能不全存在不同CKD级别的分期;老年患者也通常分为老年(>65岁),老老年(>80岁)。从理论上讲,由于不同亚组人群病理生理状态等存在不同,针对老年人的研究并不一定适用于老老年;对于CKD1~2期患者的研究结论不一定适用于CKD4~5期患者,尤其是正在进行透析治疗的患者。在临床研究中针对特殊人群的研究需要纳入多少样本量以及不同分期需达到多少比例仍值得进一步商榷。

2. 合理控制合并用药　特殊人群合并用药复杂,可能存在复杂的药物相互作用,其中以代谢性相互作用发生率最高。因为大多数降压药物需经细胞色素(CYP)P-450酶的代谢,相关的酶系有CYP1A2、CYP2C9、CYP3A5、CYP2D6和CYP3A4。其他药物可诱导或抑制酶的活性从而影响该酶的代谢,如氨氯地平主要经过CYP3A4及CYP3A5代谢,同时服用经这一酶系代谢的药物(如他克莫司等)其药动学可发生变化。除代谢酶外,影响药物吸收及血浆蛋白结合率也可影响其药动学最终影响药物疗效。如果在药物临床研究中严格限制合并用药会导致纳入人群不具有代表性。相反,如果对合并用药不加任何限制,则可能导致统计学分析中混杂因素过多,无法控制或不能得出正确的结论。

3. 评价肾功能不全的指标　肾功能不全是高血压患者的常见并发症,而评价肾功能不全的指标一直沿用肌酐、尿素氮或根据年龄、肌酐等数值估算的肾小球滤过率等。然而,肾具有强大的储备能力,如何早期识别肾功能不全、建立肾功能不全特殊人群用药标准是亟待解决的问题。

第八节 临床研究实例介绍

本节结合上述理论知识,进行抗高血压药物临床研究实例介绍。结合案例进一步了解抗高血压药物的临床试验设计。

一、化学药物Ⅰ期临床研究

(一)单次给药耐受性研究

1. 研究目的 在健康中国志愿者中,评估单次口服 20mg、50mg、90mg、150mg、240mg、400mg 阿利沙坦酯(ALS-3)片剂的安全性和耐受性。

2. 临床试验设计类型及方案 采取单中心、随机、双盲、安慰剂对照设计。分 6 个依次递增的阿利沙坦酯片剂量组:20mg、50mg、90mg、150mg、240mg、400mg。从最低剂量组开始,对各剂量组依次进行研究,每两组间至少间隔 7 天。从 20mg 组起始,完成低剂量组评估后继续下一剂量组,直至完成 400mg 剂量组研究。

3. 研究对象 健康中国受试者。

4. 入选标准 ①健康男性、女性受试者(任一种性别所占比例不小于 1/3);②年龄:19~45(含 19、45)岁;③男性体重 ≥ 50kg,女性体重 ≥ 45kg,且体重指数在 18~25kg/m^2 之间;④体格检查和实验室检测均正常,并签署知情同意书。

5. 排除标准 ①既往史或目前在临床上有明显的心脏、呼吸、内分泌、代谢、肾、肝、胃肠道、皮肤学、感染、血液学、神经病学或精神病学疾病/异常;②对药物过敏史或已知对 ARB 类药物有过敏者;③女性尿妊娠试验阳性者;④ HBsAg、HBeAg、丙型肝炎病毒(HCV)或 HIV 呈阳性的受试者;⑤在之前 1 个月内有需要处方药治疗的临床明显疾病/感染;⑥在开始服用受试药物前的一周内服用了任何药物,包括非处方化药和中药;⑦饮酒史(每周饮用 14 个单位的酒精:1 单位 = 啤酒 360ml、45ml 酒精量为 40% 的烈酒或 150ml 葡萄酒);⑧药物滥用病史;吸烟者或戒烟小于 1 个月;⑨在研究开始前 1 个月内曾经参加过临床研究;⑩在进入研究前 1 个月内、在研究过程中或在研究结束后 1 个月内捐献全血大于 400ml;⑪ 筛选时酒精呼吸试验检测结果 > 0.000;⑫ 研究人员认为受试者未必能完成本研究或未必能遵守本研究的要求(由于管理方面的原因或其他原因)。

6. 样本量 20mg 组入选 4 名受试者服药,阿利沙坦酯组和安慰剂组各 2 人,其余每一剂量组各随机分配 8 名受试者,其中 6 人服用阿利沙坦酯片剂,另有 2 人服用相应的安慰剂。

7. 评估指标 本研究评估安全性指标,包括不良事件、异常的实验室检查值、体格检查、生命体征(血压和心率)和心电图。

（二）单次给药药动学研究

1. 阿利沙坦酯片单剂药动学试验

（1）研究目的：确定健康中国男性志愿者空腹时服用 60mg、120mg、240mg 阿利沙坦酯片剂后的药动学情况。

（2）临床试验设计类型及方案：研究分 3 个阶段按交叉、随机、开放和拉丁方设计。健康志愿者随机分为 6 组，按不同的顺序依次单剂口服阿利沙坦酯片 60mg、120mg、240mg。

（3）研究对象：健康中国男性受试者。

（4）样本量：12 例。

（5）入选标准：①健康男性受试者。②年龄：19~45（含 19、45）岁。③体重 ≥ 50kg，且体重指数在 18~25kg/m^2 之间。④受试者的生命体征（卧位休息 3 分钟后），需在以下范围内：体温 35~37℃，收缩压 90~140mmHg，舒张压 50~90mmHg，心率 60~100bmp（50~60bmp 之间由临床医生根据临床症状及心电图判断是否有临床意义，并且决定是否入组）。需再次检查立位血压和心率。经 3 分钟站立后收缩压降幅不超过 20mmHg，舒张压降幅不超过 10mmHg，并且没有直立性低血压的临床表现。⑤受试者有能力理解和签署知情同意书，必须在进行任何筛选评估前，获得受试者的知情同意。

（6）排除标准：①既往史或目前在临床上有明显的心脏、呼吸、内分泌、新陈代谢、肾、肝、胃肠道、皮肤学、感染、血液学、神经病学或精神病学疾病/异常；②对本药物过敏或已知对 ARB 类药物有过敏者；③ HBsAg，HBeAg，丙型肝炎病毒（HCV）或 HIV 呈阳性的受试者；④在之前 1 个月内有需要处方药治疗的临床明显疾病/感染；⑤在开始服用受试药物前的一周内服用了任何药物，包括非处方化药和中药；⑥饮酒史（每周饮用 14 个单位的酒精：1 单位 = 啤酒 360ml、酒精量为 40% 的烈酒 45ml 或葡萄酒 150ml）；⑦药物滥用病史；⑧吸烟者或戒烟时间少于 1 个月；⑨在研究开始前 1 个月内曾经参加过临床研究；⑩在进入研究前 1 个月内、在研究过程中或在研究结束后 1 个月内捐献全血大于 400ml；⑪ 筛选时，酒精呼吸试验检测结果 > 0.000；⑫ 研究人员认为受试者未必能完成本研究或未必能遵守本研究的要求（由于管理方面的原因或其他原因）。

（7）评估指标

1）药动学指标：分别采集血样和尿样分析阿利沙坦酯代谢产物 Exp-3174 的血浆和尿液浓度。计算所有受试者在服用阿利沙坦酯 60mg、120mg 和 240mg 后的药动学参数从零到最后可测定浓度的时点的血药浓度 - 时间曲线下面积（AUC_{last}）、从零到无穷大时点的血药浓度 - 时间曲线下面积（$AUC_{0-\infty}$）、达峰浓度（C_{max}）、达峰时间（T_{max}）、表观末端消除半衰期（$t_{1/2}$）、表观机体总清除率（Cl/F）、表观分布容积（V_z/F）、末端消除率（K_e）、尿中累积原型药物排泄量（A_e）、原型药物在尿中的排泄分数（$f_e\%$）、药物肾消除率（Cl_r）。评价单次口服 60mg、120mg 和 240mg ALS-3 片剂后药动学参数与剂量之间的关系。

2）安全性指标：通过进行体格检查、生命体征检查、12 导联心电图检查、实验室安全性检查（血液学／血生化／尿分析），并监测临床和实验室不良事件，评估阿利沙坦酯的安全性和耐受性。

2. 阿利沙坦酯与氯沙坦钾比较试验

（1）研究目的：为确定健康中国男性志愿者服用阿利沙坦酯片剂 120mg 与氯沙坦钾片剂 100mg 后的药动学情况。

（2）临床试验设计类型及方案：采用随机、开放、单剂量、两周期交叉试验设计，健康志愿者随机分两组，单剂交叉口服 100mg 氯沙坦钾或 120mg 阿利沙坦酯片。

（3）研究对象：健康中国男性受试者。

（4）样本量：12 例。

（5）入排标准：同阿利沙坦酯片单剂药动学试验。

（6）评估指标

1）药动学指标：分别采集血样和尿样分析阿利沙坦酯及其代谢产物 Exp-3174 和氯沙坦的血浆和尿液浓度。计算所有受试者在服用阿利沙坦酯 120mg 和氯沙坦钾 100mg 后的药动学参数 $AUC_{0\sim t}$、$AUC_{0\sim\infty}$、C_{max}、T_{max}、$t_{1/2}$、Cl/F、V_z/F、K_e、A_e、$f_e\%$、Cl_r。

2）安全性指标：通过进行体格检查、生命体征检查、12 导联心电图检查、实验室安全性检查（血液学／血生化／尿分析），并监测临床和实验室不良事件，评估阿利沙坦酯的安全性和耐受性。

（三）食物影响试验

1. 研究目的　评价同阿利沙坦酯片进餐状态下与空腹状态比较生物等效性。

2. 临床试验设计类型及方案　采用随机、开放的研究设计。在空腹和标准餐后状态下给予受试者 120mg 阿利沙坦酯片剂。

3. 研究对象　健康男性受试者。

4. 样本量　12 例。

5. 入排标准　同阿利沙坦酯片单剂药动学试验。

6. 评估指标　检测同阿利沙坦酯片代谢产物 EXP-3174 的血药浓度。在整个研究期间对不良事件进行评估。

（四）多次给药耐受性和药动学研究

1. 研究目的　评估在健康的中国志愿者中连续 7 天每日 1 次口服 240mg 阿利沙坦酯片剂的安全性和耐受性。估算稳态下 240mg 阿利沙坦酯片剂的药动学情况。

2. 临床试验设计类型及方案　随机、双盲、安慰剂对照的设计。随机入选受试者每日 1 次给予 240mg 阿利沙坦酯片或安慰剂（随机指定 10 人口服阿利沙坦酯片，另外 2 人口服安慰剂），连续 7 天。

3. 研究对象　健康受试者。

4. 样本量　12 例（任一种性别所占比例不小于 1/3）。

5. 入排标准　同阿利沙坦酯片单剂药动学试验。

6. 评估指标

（1）药动学指标：分别采集血样分析阿利沙坦酯代谢产物 Exp-3174 的血浆浓度。计算所有受试者连续 7 天服用阿利沙坦酯 240mg 后的药动学参数 C_{max}、T_{max}、C_{min}、K_e、$t_{1/2}$、AUC_{ss}、$AUC_{0-\infty}$、C_{av}、Cl_{ss}/F、V_{ss}/F、PTF、R_a。

（2）安全性指标：通过进行体格检查、生命体征检查、12 导联心电图检查、实验室安全性检查（血液学/血生化/尿分析），并监测临床和实验室不良事件，评估阿利沙坦酯的安全性和耐受性。

（五）生物等效性研究

1. 研究目的　研究健康男性志愿者单次口服阿利沙坦酯 $3 \times 80mg$ 与 $1 \times 240mg$ 的相对生物利用度，评价不同规格的两制剂间的生物等效性。

2. 临床试验设计类型及方案　本研究为随机、开放、双交叉、单次口服给药的单中心试验，两个周期研究之间清洗期为 7 天。受试者随机分为 2 组，交叉给予 80mg 阿利沙坦酯 3 片或 240mg 阿利沙坦酯片剂 1 片。

3. 研究对象　健康男性志愿者。

4. 样本量　24 例。

5. 入选标准　①健康男性。②年龄：19~40（含 19、40）周岁，同批年龄相差不超过 10 岁。③体重：所有受试者的体重需大于 50kg，体重指数（BMI）在 19~24kg/m² 之间 [BMI= 体重（kg）/ 身高²（m）]，包括边界值，同组受试者体重相差不宜悬殊。④受试者的生命体征（坐位休息 3 分钟后），需在以下范围内：体温 35~37℃，收缩压 < 90mmHg 或 > 140mmHg，舒张压 < 50mmHg 或 > 90mmHg；心率 < 50bpm 或 > 100bpm。需再次检查立位血压和心率。经 3 分钟站立后收缩压降幅不超过 20mmHg，舒张压降幅不超过 10mmHg，并且没有直立性低血压的临床表现。⑤受试者有能力理解和自愿签署知情同意书，必须在进行任何筛选评估前，获得受试者的知情同意。⑥受试者能够与研究者作良好的沟通并能够依照研究规定完成研究。

6. 排除标准　①既往史或目前在临床上有明显的心血管、呼吸、内分泌、代谢、皮肤学、感染、血液学、免疫学、神经病学或精神病学疾病/异常者；②试验前 4 周内患过具有临床意义的疾病或接受过外科手术者；③曾经患过胃肠道及肝、肾疾病者，现感觉消化道不适者；④已知或怀疑对研究药物的活性或非活性成分过敏者；⑤试验前 1 周内实验室检查（血常规、尿常规、血液生化检查等）发现有临床诊断意义异常者；⑥乙型肝炎表面抗原（HBsAg）、丙型肝炎（HCV）、HIV 检测阳性者；⑦试验前一年内及试验期间有酒精及药物滥用史者；⑧试验前 6 个月内或试验期间经常饮酒者，即每周饮酒超过 14 单位酒精（1 单位 =360ml 啤酒、45ml 酒精量为 40% 的烈酒或 150ml 葡萄酒）；⑨试验前 3 个月及试验期间服用软毒品（如：大麻）或试验前一年及试验期间服用硬毒品（如：可卡因、苯环己哌啶等）者；⑩试验前 30 天或试验期间使用过任何抑制或诱导肝脏对药物代谢的药物（如：诱导剂——巴比妥类、卡马西平、苯妥英钠、糖皮质激素、奥美拉唑；抑制剂——SSRI 类抗抑郁药、西咪替丁、地尔硫䓬、大环内酯类、硝基咪唑类、镇静催眠药、维拉帕米、氟喹诺酮类、抗组胺类）者；⑪ 在试验前 14 天内服用过任何药物者，包括非处方化药和中药；⑫ 在试验前 3 个月内参加了任何药物临床试验者；⑬ 试验前 3 个月献血或作为受试者被采样者；⑭ 患有凝血功能障碍或血栓栓塞性疾病者；⑮ 试验前 3 个月内每日吸烟量多于 1 支，或试验期间使用过任何烟草类产品者；⑯ 任何食物过敏或对饮食有特殊要求，不能遵守统一饮食者；⑰ 有严重的偏头痛或头痛病史者；⑱ 每天饮用过量茶、咖啡和 / 或含咖啡因的饮料（8 杯以上）者；⑲ 研究人员认为受试者未必能完成本研究或未必能遵守本研究的要求（由于管理方面的原因或其他原因）。

7. 评估指标　采用 LC-MS-MS 法测定给药后不同时间阿利沙坦酯片口服后活性代谢产物 EXP-3174 的血药浓度。对所有接受了受试药物的受试者都要进行安全性分析。

二、化学药物 II 期临床研究

（一）研究目的

比较阿利沙坦酯与安慰剂治疗中低危原发性高血压患者 8 周后坐位舒张压相对基线的变化值，以确定阿利沙坦酯片 240mg 的绝对降压疗效。

（二）研究设计类型

随机、双盲、安慰剂对照、多中心临床试验。采用非劣效检验进行统计分析。

2 周清洗期（服用安慰剂）之后，符合入选标准、不符合排除标准的 260 例受试者1：1 随机分配至下列两组中的某一组：

（1）试验组 A：试验药，每日 1 次，早餐前半小时空腹口服。

（2）安慰剂组 B：对照药，每日 1 次，早餐前半小时空腹口服。

治疗 8 周后所有的受试者均结束双盲随机研究，在自愿的基础上参加为期 56 周的安全性观察期研究，在此期间，受试者服用试验药，每日 1 次。

（三）研究对象

原发性轻、中度高血压患者。

（四）预计样本量

本研究为优效性研究，对主要疗效指标采用优效性检验。设：双侧 $\alpha=0.05$，$\beta=0.20$，标准差 $SD=7.8mmHg$，检出两组降压效应的差值 $D=3mmHg$，两组病例分配比例为 1：1，估计最小样本量为 108 对，考虑到脱落等因素，本研究计划入组 260 例，试验组与对照组各 130 例。

（五）入选标准

1. 年龄为 18~70（含 18、70）周岁，性别不限。

2. $18.5kg/m^2 \leq BMI \leq 28kg/m^2$（BMI= 体重 / 身高 ^{2}）。

3. 根据《中国高血压防治指南（2005 年修订版）》的诊断标准，诊断为中低危原发性高血压的患者。

4. 2 周安慰剂清洗期之后平均坐位血压（坐位静息 5 分钟后每隔 2 分钟测量三

次收缩压 / 舒张压,取平均值)为 140mmHg ≤ SBP < 180mmHg 和 90mmHg ≤ DBP < 110mmHg。

5. 签署书面知情同意书。

(六)排除标准

1. 已知或怀疑为继发性高血压者。

2. 连续三次测得的坐位收缩压相差大于 20mmHg、舒张压相差大于 10mmHg 者。

3. 病态窦房结综合征、Ⅱ ~ Ⅲ度房室传导阻滞、房扑、房颤及其他恶性或潜在的恶性心律失常者。

4. 心电图提示左心室肥厚大动脉瘤或夹层动脉瘤、行经皮冠状动脉腔内成形术或心脏外科手术者。

5. 既往有不稳定型心绞痛、急性心肌梗死、心力衰竭、脑血管意外等病史者。

6. 哮喘或中、重度慢性阻塞性肺部疾病者。

7. 糖尿病患者。

8. 已知的肾动脉狭窄或外周血管疾病者。

9. 肾功能不全(Cr >正常参考值上限)者。

10. 肝功能不全(GOT、GPT 或 TBIL > 2 倍正常参考值上限)者。

11. 电解质紊乱(有临床意义的血钾、钠异常)者。

12. 血容量偏低者。

13. 妊娠、哺乳期妇女。

14. 已知药物或酒精依赖者。

15. 试验期间需服用除研究药物以外的影响血压的药物者。

16. 需要两种或两种以上降压药物治疗才能有效控制的高血压患者。

17. 已知或怀疑对研究药物的活性或非活性成分过敏者。

18. 试验前 3 个月内参加过其他药物临床试验者。

19. 据研究者判断,怀疑为白大衣高血压患者。

20. 研究者判断为不适合参加临床试验的患者。

(七)疗效指标

1. 主要疗效指标　比较试验药与安慰剂治疗中低危原发性高血压患者 8 周后坐位舒张压相对基线的变化值,以确定试验药绝对降压疗效。

2. 次要疗效指标　比较试验药与安慰剂治疗中低危原发性高血压患者:

(1)4 周后坐位舒张压相对基线的变化值。

(2)4、8 周后坐位收缩压相对基线的变化值。

(3)4、8 周后的降压有效率 [指坐位 SBP/DBP < 140/85mmHg,或 SBP 下降 20mmHg 和 / 或 DBP 下降 10mmHg]。

(4)4、8 周后降压有效的受试者的坐位收缩压和舒张压相对基线的变化值。

（八）安全性指标

不良事件,包括用药后临床症状的异常表现以及体格检查、实验室检查、心电图等具有临床意义的改变。

三、化学药物Ⅲ期临床研究

（一）研究目的

观察伊拉地平治疗原发性轻、中度高血压患者的有效性、安全性。

（二）研究设计类型

随机、双盲双模拟、多中心、阳性药平行对照的临床研究。采用非劣效检验进行统计分析。

经14天安慰剂清洗导入期后,坐位血压符合:140mmHg ≤收缩压(SBP)＜180mmHg和/或95mmHg ≤舒张压(DBP)＜110mmHg的患者进入研究药物治疗期。

试验组给予试验药物起始剂量2.5mg,每日2次,每日晨7:00至8:00和晚19:00至20:00之间口服,为期28天。如果第28天时血压控制不达标[SBP ≥ 140mmHg和/或DBP ≥ 90mmHg],剂量调整为5mg,每日2次,为期28天。如果治疗第28天血压控制达标(SBP＜140mmHg和DBP＜90mmHg)则服用原剂量至研究结束(56天)。

对照组给予阳性对照药起始剂量2.5mg,每日2次,每日晨7:00至8:00和晚19:00至20:00之间口服,为期28天。如果第28天时血压控制不达标[SBP ≥ 140mmHg和/或DBP ≥ 90mmHg],剂量调整为5mg,每日2次,为期28天。如果治疗第28天时血压控制达标(SBP＜140mmHg和DBP＜90mmHg)则服用原剂量至研究结束(56天)。

（三）研究对象

原发性轻、中度高血压患者。

（四）预计样本量

根据本次临床试验中所选对照药及用药方法,确定本次临床试验对主要疗效指标坐位舒张压较基线值的差值的比较类型为非劣效性检验(目的是说明试验药效果在临床上非劣于阳性对照药)。为评价试验药疗效是否非劣于对照药,根据统计学要求,取单侧$\alpha=0.025$,$1-\beta$(power)$=0.80$,根据临床试验文献,合并的标准差为9mmHg,两组总体均数相等($\Delta=0$),非劣效界值设为3mmHg,试验:对照比例为1:1,经PASS软件估计得到,两组样本量各143例,考虑20%的脱落率,则本试验共需要350例,每组175例。根据统计学估计的样本量并结合国家法规要求,确定本次试验样本量为350例,试验、对照各175例。

另在中心1进行18对病例(试验组及对照组各18例),在中心2进行17对病例(试验组及对照组各17例)的治疗前后24小时动态血压监测(此35对包含在175对总病例中)。

（五）入选标准

1. 自愿参加并签署知情同意书。

2. 年龄 18~75 岁。

3. 原发性轻、中度高血压患者,静息坐位血压标准:140mmHg ≤ 收缩压(SBP) < 180mmHg 和 / 或 95mmHg ≤ 舒张压(DBP) < 110mmHg。

4. 体重指数(BMI)标准 19 ≤ BMI ≤ 28。

5. 动态血压观察病例 治疗前一天 ABPM 平均舒张压 ≥ 80mmHg。

（六）排除标准

1. 高血压合并下列心血管疾病的患者。

2. 6 个月内有心肌梗死或者明确的心绞痛病史,曾接受冠脉旁路搭桥术或经皮冠脉腔内成形术(PTCA)者。

3. 心力衰竭病史(NYHA Ⅲ级及以上)者。

4. 严重器质性心脏病者。

5. 大动脉瘤或主动脉夹层者。

6. 有临床意义的心律失常 Ⅱ度及以上房室传导阻滞、病态窦房结综合征、室性心动过速、房颤或者房扑者。

7. 有脑血管意外病史者。

8. 已知或怀疑继发性高血压或急进性高血压患者。

9. 肝肾功能异常患者(转氨酶大于正常值上限的 2 倍,或血肌酐大于正常上限 1.5 倍)。

10. 血钾 > 5.5mmol/L 或 < 3.5mmol/L 者。

11. 5 年内有恶性肿瘤病史患者。

12. 未控制的糖尿病患者(空腹血糖 > 11.1mmol/L)。

13. 未经控制的甲状腺疾病患者。

14. 自身免疫性疾病患者。

15. 有对二氢吡啶类药物过敏史和特异性反应史的患者。

16. 不能耐受停降压药 2 周的患者。

17. 过去一年内有药物滥用史的患者。

18. 严重消化系统疾病和胃肠手术后有可能影响药物吸收的患者。

19. 使用本试验规定的禁用药的患者。

20. 精神性疾病、无自制力、不能确切表达意愿的患者。

21. 从事驾船及高空作业等具有危险性操作的患者。

22. 妊娠、哺乳期的患者,或没有采取避孕措施的育龄期妇女。

23. 3 个月内参加过其他药物临床试验的患者。

上述以外,研究者判断不适合参加临床试验的患者。

（七）疗效指标

1. 主要疗效指标 治疗 56 天时的诊室坐位舒张压较基线值的差值。

2. 次要疗效指标

（1）治疗 56 天时的诊室坐位收缩压较基线值的差值。

（2）治疗 56 天时有效率及降压达标率评定。

（3）治疗 14、28 天时的诊室坐位舒张压和收缩压较基线值的差值。

（4）治疗 14、28 天时的有效率及降压达标率评定。

（5）治疗药物剂量调整患者比例。

（6）24 小时动态血压监测数据分析：降压谷 / 峰比；治疗 56 天时的 24 小时平均舒张压和收缩压较基线值的差值；治疗 56 天时的日间、夜间平均舒张压和收缩压较基线值的差值。

（八）安全性指标

包括不良事件、生命体征、体格检查、实验室检查以及静息状态下 12 导联心电图（ECGs）检查。

四、化学药物Ⅳ期临床研究

（一）研究目的

在 80mg 缬沙坦单独给药无法满意控制血压的患者中比较 30mg 硝苯地平和 80mg 缬沙坦联合用药与缬沙坦加量至 160mg 单独给药的疗效。

（二）研究设计类型

本研究是一项多中心、预期的、随机、开放、平行设计和两组对比试验。

研究包括筛选期，之后是随机分组进入硝苯地平 30mg 与缬沙坦 80mg 的联合治疗组或单用 160mg 缬沙坦治疗组，进行为期 12 周的治疗。将按照以下方案给药：

（1）A 组：硝苯地平 30mg/缬沙坦 80mg 联合给药，每日 1 次。

（2）B 组：缬沙坦 160mg，每日 1 次。

（三）研究对象

原发性高血压患者。

（四）预计样本量

为检测联合治疗组（硝苯地平 30mg+ 缬沙坦 80mg）与单一治疗组（缬沙坦 160mg）之间舒张压与基线差异的（3±8）mmHg（平均值 ± 标准差）均值差异，且满足单侧 2.5% Ⅰ类错误、90% 可信度和 1∶1 随机化，研究中要求每个治疗组有 151 名受试者或总 302 名受试者。考虑到 15% 的无效性，356 名受试者应随机分为两个治疗组。假设收缩压与基线平均差异为（6±12）mmHg（平均值 ± 标准差），每组 151 例将获得 99% 的可信度。因为研究关注点在于两个主要疗效终点，总研究可信度可能会低于预期的 90%，但收缩压和舒张压之间有效样本大小预计将合理不同，因此所选择的样本大小被认为足够。每个研究中心将招募 10（最少）至 32（最多）名受试者。

（五）入选标准

1. 年龄在 18~75 岁之间的男性或女性。

2. 签署了知情同意书。

3. 目前以低剂量缬沙坦（80mg）单药治疗至少 4 周，无法控制的原发性高血压。既往曾经接受单药治疗，如利尿剂、ACEI 或 β 受体拮抗剂，近期更换为单独使用低剂量缬沙坦（80mg）治疗至少 4 周，但是仍无法控制血压的患者。

4. 诊室血压（坐位）＞ 140mmHg（在血压测定之前静坐 5 分钟以上，不抽烟和 / 或喝咖啡或茶 30 分钟以上）。

5. 体重指数＜ 33kg/m² 者。

（六）排除标准

1. 妊娠或哺乳期女性。（注：育龄期妇女在进入研究之前都将进行尿妊娠试验；育龄期妇女在研究期间应采取避孕措施）

2. 先前入选此研究者。

3. 在过去 12 周期间参加了任何试验药的临床研究者。

4. 已知对一种试验药 / 同类药物类或其中一种成分不耐受者。

5. 研究者认为患者不适合参加临床研究。

6. 严重的高血压 [DBP（舒张压）≥ 110mmHg 和 / 或 SBP（收缩压）≥ 180mmHg] 者。

7. 目前正在接受的降压治疗不是缬沙坦 80mg 者。

8. 同时接受细胞色素 P-450 3A4 抑制剂或诱导剂治疗者。

9. 同时接受保钾利尿剂治疗者。

10. 存在继发性高血压证据，例如：主动脉狭窄、醛固酮增多症、肾动脉狭窄或嗜铬细胞瘤者。

11. 心源性休克者。

12. 在前 6 个月期间出现心肌梗死或不稳定型心绞痛者。

13. 严重的心脏瓣膜疾病者。

14. 过去或目前有严重心律失常或传导障碍：①在休息状态下检查发现心动过缓 [心率（HR）＜ 50 次 /min]；②在休息状态下检查发现心动过速（HR ＞ 100 次 /min）；③频繁发作的复合型室性心律失常；④房颤；⑤室内传导障碍，Wolf Parkinson White 综合征；⑥窦性、Ⅱ度或Ⅲ度房室传导阻滞；⑦根据心率校正的基线 Q-T 间期（Q-Tc）＞ 450 毫秒。

15. 在过去 12 个月期间发生脑缺血性事件 [脑卒中, 短暂性脑缺血发作（TIA）] 者。

16. 在过去 12 个月期间有脑出血或蛛网膜下腔出血（SAH）病史者。

17. 患 1 或 2 型糖尿病者。

18. 蛋白尿者。

19. 未纠正的低血钾或高血钾者。

20. 低钠和 / 或低血容量者。

21. 胃肠道疾病造成潜在吸收不良者。

22. 严重胃肠道狭窄：KOCK 小囊的患者（直肠结肠切除后作回肠造口）。

23. 胆汁淤积或胆道梗阻者。

24. 肝脏疾病或 GOT/GPT 水平超过正常值上限（ULN）3 倍者。

25. 肾功能衰竭，肌酐水平 > 176.8μmol/L 者。

26. 任何已知的恶性肿瘤患者。

27. 既往或目前有老年痴呆症或精神病者。

28. 有不遵医嘱、酗酒或药物滥用史者。

（七）疗效指标

1. 主要疗效变量　为治疗第 12 周时，通过诊室血压监测获得的平均收缩压和舒张压与基线值的对比情况。

2. 次要疗效变量

（1）在治疗第 8 和第 12 周的缓解率（诊室收缩压下降 ≥ 10mmHg 且诊室舒张压下降 ≥ 5mmHg）。

（2）在治疗第 8 和第 12 周的控制率（诊室血压 ≤ 140/90mmHg）。

（3）在治疗第 12 周脉压的改变（收缩压与舒张压的差异）。

3. 其他疗效变量　微量白蛋白尿患者的尿微量白蛋白排泄率（UAE）（治疗第 12 周与基线相比的任何降低）。（注：UAE 定义为白蛋白与肌酐的比值。根据 ESH-ESC 2007 指南，微量白蛋白尿的标准是男性 ≥ 22mg/g，女性 ≥ 31mg/g）

（八）安全性指标

所有患者的安全性变量将包括不良反应事件、生命体征和每个研究中心进行的实验室血液常规检测：

（1）血液学（血细胞比容、血红蛋白、红细胞、白细胞、中性粒细胞、淋巴细胞、单核细胞、嗜酸性粒细胞、嗜碱性粒细胞和血小板）。

（2）血生化［钠、钾、氯、碳酸氢盐、尿酸、总蛋白、白蛋白、钙、尿素氮（BUN）、肌酐、谷草转氨酶（GOT）、谷丙转氨酶（GPT）、乳酸脱氢酶（LDH）、γ 谷氨酰转移酶（GGT）、碱性磷酸酶、肌酐激酶、总胆红素、直接胆红素、总胆固醇、低密度脂蛋白胆固醇、高密度脂蛋白胆固醇、甘油三酯、空腹血糖］。

（3）尿液分析（pH、血、尿比重、葡萄糖、蛋白质、细胞 / 沉积物）。

（袁　洪　李　莹）

参 考 文 献

[1] JAMES P A, OPARIL S, CARTER B L, et al. 2014 evidence-based guideline for the management of high blood pressure in adults：report from the panel members appointed to the Eighth Joint National Committee （JNC 8）. JAMA, 2014, 311（5）：507-520.

[2] 中国高血压防治指南修订委员会. 中国高血压防治指南（2018 年修订版）. 中国心血管杂志, 2019, 24（01）: 24-56.

[3] 郑筱萸. 中药新药临床研究指导原则. 北京: 中国医药科技出版社, 2002.

[4] 刘国仗, 吴宁, 胡大一, 等. 心血管药物临床试验评价方法的建议. 中华心血管病杂志, 1998, 26（1）: 5-11.

[5] 孙宁玲. 高血压治疗学. 北京: 人民卫生出版社, 2009.

[6] 康彩练, 马坤. 不同版本抗高血压药物注册临床研究指导原则的评析. 继续医学教育, 2006, 20（34）: 37-38.

[7] 康彩练, 高晨燕. 复方抗高血压药物注册临床研究应注意的问题. 中国临床药理学与治疗学. 2006, 11: 952-954.

第三章

抗心肌缺血药物临床试验

第一节 冠心病概述

冠状动脉粥样硬化性心脏病(coronary atherosclerotic heart disease)是指冠状动脉粥样硬化使血管腔狭窄或阻塞,和/或因冠状动脉功能性改变(痉挛)导致心肌缺血或坏死而引起的心脏病,统称冠状动脉性心脏病(coronary heart disease),简称冠心病,亦称缺血性心脏病(ischemic heart disease)。冠状动脉粥样硬化性心脏病是动脉粥样硬化导致器官病变的最常见类型,也是严重危害人类健康的常见病。

近年来,为了提高诊疗效果和降低死亡率,根据心肌缺血的发生机制、发展速度和预后的不同,临床上将冠心病的临床类型分为慢性心肌缺血综合征和急性冠脉综合征两大类。

1. 慢性心肌缺血综合征 包括稳定型心绞痛、无症状性心肌缺血(silent myocardial ischemia)和缺血性心肌病(ischemic cardiomyopathy)。其中最具代表性的是稳定型心绞痛(stable angina pectoris)。

2. 急性冠脉综合征(acute coronary syndrome,ACS) 广义的 ACS 包括不稳定型心绞痛(unstable angina,UA)、急性心肌梗死和冠心病猝死。由于冠心病猝死的诊断常为推测性或事后诊断,故临床上所称 ACS 主要指不稳定型心绞痛和急性心肌梗死。根据发病时 ECG 的 ST 段是否抬高,ACS 可分为 ST 段抬高心肌梗死(ST-segment elevation myocardial infarction,STEMI)和非 ST 段抬高型 ACS,后者包括不稳定型心绞痛和非 ST 段抬高心肌梗死(non-ST-segment elevation myocardial infarction,NSTEMI)。

一、慢性心肌缺血综合征

1. 稳定型心绞痛 在冠状动脉存在严重狭窄的基础上,由于心肌耗氧量的增加引起心肌缺血,患者心绞痛发作的程度、频度、性质及诱发因素在数月内无显著变化。临床及临床试验中通常采用加拿大心血管学会(CCS)分级对稳定型心绞痛进行分级。

CCS 分级依据诱发心绞痛的体力活动量分为 4 级。Ⅰ级：一般体力活动不引起心绞痛，例如行走和上楼，但紧张、快速或持续用力可引起心绞痛的发作。Ⅱ级：日常体力活动稍受限制，快步行走或上楼、登高、饭后行走或上楼、寒冷或风中行走、情绪激动可发作心绞痛或仅在睡醒后数小时内发作。在正常情况下以一般速度平地步行 200m 以上或登一层以上的楼梯受限。Ⅲ级：日常体力活动明显受限，在正常情况下以一般速度平地步行 100~200m 或登一层楼梯时可发作心绞痛。Ⅳ级：轻微活动或休息时即可以出现心绞痛症状。

2. 无症状性心肌缺血　又称隐匿性冠心病，无临床心绞痛症状，但有心肌缺血证据，可在静息或负荷状态出现心肌缺血的心电图改变。

3. 缺血性心肌病　冠状动脉病变引起心肌缺血导致心肌细胞缺氧、坏死、心肌纤维化、心肌瘢痕形成，从而发生心律失常和心功能异常。

二、急性冠脉综合征

1. 非 ST 段抬高型 ACS（UA/NSTEMI）　UA 包括除稳定型心绞痛以外的初发型、恶化型劳力性心绞痛和自发性心绞痛。若伴有心肌标志物明显升高、ECG 动态演变，即为 NSTEMI。

美国心脏病学会／美国心脏病协会（ACC/AHA）对非 ST 段抬高型 ACS 进行了危险性分层，评判标准见表 3-1。

表 3-1　非 ST 段抬高型 ACS 危险性分层

危险性分层	评判标准
高危	1. 病史：缺血症状在 48 小时内加重
	2. 疼痛特点：长时间（＞20 分钟）的静息性疼痛
	3. 临床表现：年龄大于 75 岁、肺水肿、新发／恶化的啰音或新发／恶化的二尖瓣反流杂音或 S3 高度怀疑与缺血有关、心动过缓／过速、低血压
	4. 心电图：持续的室性心动过速、新发／疑似新发的束支传导阻滞、静息性心绞痛伴有 ST 段变化＞0.05mV
	5. 心肌标志物 cTnI、cTnT 或 CK-MB 升高（如 cTnI 或 cTnT＞0.1ng/ml）
中危	无高危特征，但必须具备以下特征之一
	1. 病史：既往心肌梗死、既往阿司匹林使用史、外周或脑血管疾病史或 CABG 史
	2. 疼痛特点：长时间静息性心绞痛（＞20 分钟）但目前已经缓解且有患 CAD 的中或高度可能，通过休息或舌下含服硝酸甘油静息性心绞痛（＜20 分钟）能够缓解，虽无长时间（＜20 分钟）的静息痛，但有中／高度冠状动脉疾病的可能，心绞痛于夜间发作，近 2 周出现新发作或恶化的 CCS Ⅲ／Ⅳ级心绞痛
	3. 临床表现：年龄大于 70 岁

危险性分层	评判标准
	4. 心电图：多组导联（前壁、侧壁、下壁）T 波改变、病理性 Q 波或静息状态 ST 段压低小于 0.1mV
	5. 心肌标志物：cTnI、cTnT 或 CK-MB 轻度升高（如 cTnI 或 cTnT 在 0.01~0.1ng/ml 之间）
低危	无高危或中危风险表现，但可能具备以下任意一种特征
	1. 心绞痛频繁发作且严重，或疼痛持续时间较前延长，近 2 周至 2 个月内新发生的心绞痛，心绞痛可被较低阈值诱发发作
	2. 心电图：正常或无变化
	3. 心肌损伤标记物正常

2. ST 段抬高心肌梗死（ST-segment elevation myocardial infarction，STEMI） 心电图表现为 ST 段持续性抬高、心肌损伤标记物增高。

根据有无心衰表现及其相应的血流动力学改变严重程度，根据 Killip 分级将急性心肌梗死分为 4 级：

Ⅰ级：无明显心力衰竭，无肺部啰音和第三心音。

Ⅱ级：轻、中度心力衰竭，肺部有啰音（小于 1/2 肺野）、第三心音和胸片上肺淤血的表现。

Ⅲ级：重度心力衰竭，肺部啰音的范围大于 1/2 肺野（肺水肿）。

Ⅳ级：心源性休克。

第二节 相关法律及技术规范要点

我国于 2011 年颁布了《中药、天然药物治疗冠心病心绞痛临床研究技术指导原则》，用于指导中药、天然药物治疗冠心病心绞痛临床研究的试验设计。其中提到，研究者应根据法规与技术要求，结合中药、天然药物的组方特点、临床前研究结果，确定临床试验目的。根据试验目的，依据临床研究一般原则，结合试验药物及冠心病心绞痛的适应证特点，确定药物的安全性、有效性观察重点，进行临床试验设计。

同时，欧洲于 1997 年发布了抗心肌缺血药物临床研究相关指导原则。《欧洲治疗心绞痛药品临床试验指导原则》中主要讨论了劳力性心绞痛和自发性心绞痛（静息心绞痛）用药的药物临床试验，其中劳力性心绞痛用药的临床研究被分为短期研究（如持续数周）、中期研究（如持续 6 个月）和长期研究（持续至少 1 年）；自发性心绞痛（静息心绞痛）被分为非常短期研究（几天）、中期研究（几周到几个月）和长期研究（至少 1 年）。

第三节 抗心肌缺血药物及指南推荐

抗心肌缺血药物是指能够减轻心绞痛症状、改善心肌缺血程度的药物,通过降低心肌耗氧量(减慢心率、降低血压或抑制心肌收缩)和/或扩张冠状动脉发挥治疗作用。包括:β受体拮抗剂、硝酸酯类药物、钙通道阻滞剂、其他药物(包括钾通道开放剂、窦房结抑制剂和促进代谢的药物等)。

一、β受体拮抗剂

通过减慢心率和房室传导、降低血压、减弱心肌收缩力、降低室壁张力减少心肌耗氧量、减少运动时心率×血压(HR×BP)两者乘积、增加舒张期灌注时间,从而使心绞痛发作次数减少、硝酸甘油用量减少、活动耐力增加。对运动诱发的心绞痛、改善运动耐量、减少有症状和无症状的心肌缺血发作均有明显疗效。大量证据表明β受体拮抗剂减少心肌梗死患者的死亡率和再发的心肌梗死,预防高血压患者的卒中和心衰。此外,可减少心律失常的发生。在一定范围内,β受体拮抗剂的疗效呈剂量依赖性,对每一患者的剂量必须个体化,宜从小剂量开始,逐渐增量至靶剂量,使心率保持在55~60次/min,重症心绞痛有时需将心率控制在50次/min左右才能缓解症状。老年人用药剂量较中年人小,心脏明显扩大、心功能差者对药物耐受性差。有心肌梗死病史的慢性心绞痛患者如无禁忌证均应长期服用β受体拮抗剂预防心肌梗死、改善预后。对没有心肌梗死的慢性稳定型心绞痛或心肌缺血的高血压患者,β受体拮抗剂应作为首选用药。禁忌证包括:严重的心动过缓、高度房室传导阻滞、病态窦房结综合征、严重不稳定的心衰、哮喘。

(1)美托洛尔(metoprolol,倍他乐克):为心脏选择性的脂溶性β₁受体拮抗剂,对劳力性心绞痛的疗效明确,为临床常用治疗劳力性心绞痛的药物。半衰期3~7小时,肝内代谢、肾脏排泄,约5%以原型经肾脏排泄。常用剂量50~200mg/d,分2次服用。美托洛尔缓释片,半衰期可达20小时,每日1次服用,50~200mg/d。

(2)比索洛尔(bisoprolol):为高度β₁选择性、长效作用的β受体拮抗剂,半衰期7~15小时,口服吸收好,生物利用度达80%,50%由肝脏排泄,其他以原型经肾脏排泄。剂量:2.5~20mg/d,一般患者5mg/d,每日1次口服。

(3)卡维地洛(carvedilol):具有β及α受体拮抗作用,脂溶性,肝内代谢,半衰期6~10小时,剂量范围3.125~50mg/d,每日2次。

(4)阿替洛尔(atenolol,氨酰心安):为心脏选择性的水溶性β₁受体拮抗剂。半衰期6~9小时,主要从肾脏排泄,个体剂量差别较小。可用于治疗劳力性心绞痛,疗效肯定。常用剂量25~100mg/d,日服1次或2次。

(5)普萘洛尔(propranolol,心得安):为最早应用于临床的脂溶性β受体拮抗剂,常用剂量 40~240mg/d,分 3~4 次服用。因其对 β 受体选择性差,禁用于支气管哮喘、慢性阻塞性肺疾病、外周血管病及周围动脉闭塞性疾病患者。糖尿病患者慎用。目前已很少使用。

β 受体拮抗剂常和二硝酸异山梨醇酯等硝酸酯类药物联合应用,既可增强疗效又可减轻各自的不良反应。不宜用于支气管哮喘、病态窦房结综合征、房室传导阻滞、低血压和急性心衰患者。

二、硝酸酯类药物

硝酸酯类药物通过扩张静脉、减少回心血量而降低心脏的前负荷,大剂量时通过扩张动脉降低周围血管阻力而降低后负荷。直接扩张冠状动脉、增加侧支循环而增加心肌灌注,可有效地减轻或缓解心绞痛症状,改善生活质量,但缺乏长期服用降低死亡率、改善预后的循证医学证据。

舌下含服硝酸甘油起效迅速(30 秒至 5 分钟),常在心绞痛发作时用。一般可含服 0.5~1.0mg。严重发作有时需含服 1.5mg 以上。硝酸甘油也可预防性应用,在引起心绞痛而不能避免的活动前如骑车、上楼、排便等,可事先含服硝酸甘油,预防心绞痛发作。

二硝酸异山梨醇酯(isosorbide dinitrate,消心痛)舌下含服 1~3 分钟起效,口服 15~20 分钟起效,1 小时达高峰,作用时间可达 4~6 小时,较硝酸甘油长,对重度发作患者可每 4~6 小时服用 1 次,每次 10~40mg,剂量应个体化。对一般患者,为避免硝酸酯耐药性,可白天应用,晚上不用或发作频繁的时间段使用。

单硝酸异山梨醇酯(isosorbide mononitrate)无首关效应,生物利用度高,作用时间长达 8 小时,可减少服药次数。40~120mg/d,8~12 小时 1 次。控释剂型如依姆多、长效异乐定作用可维持 12 小时以上并较少发生耐药,可每日 1 次口服。

硝酸甘油膜贴在皮肤上,每剂含硝酸甘油 5~10mg,通过其释放膜缓慢释放硝酸甘油,经皮肤吸收,无肝脏首关效应,作用可持续 24 小时。近年因硝酸甘油耐药率高已较少使用。

长时间大剂量使用硝酸酯类药物易导致耐药,不同硝酸酯类有交叉耐药现象,应尽量使用小剂量、间断使用或夜间停止用药,以避免耐药性发生。

三、钙通道阻滞剂

钙通道阻滞剂通过抑制钙离子进入心肌及平滑肌细胞抑制钙依赖性电机械耦联过程,对心脏有直接负性肌力作用,并可松弛血管平滑肌,通过抑制心肌收缩、扩张冠状动脉及外周动脉缓解冠脉痉挛、降低动脉压、减轻心脏负荷,使心肌耗氧量降低、氧供增加。可使患者心绞痛发作次数减少、运动耐力增加、硝酸酯类用量减少。钙通道阻滞剂分为二氢吡啶类,如硝苯地平、氨氯地平、非洛地平;非二氢吡啶类,如地尔硫䓬、维拉帕米。

（1）地尔硫䓬（diltiazem）：扩血管作用比硝苯地平弱，心脏抑制作用比维拉帕米弱，可有效扩张冠脉及外周动脉，改善侧支循环，具有轻度负性肌力、负性频率作用，可有效降低心肌耗氧量，控制劳力及自发心绞痛。剂量范围：90~360mg/d，每日 3~4 次。缓释制剂可每日 1 次。

（2）维拉帕米（异搏定，verapamil）：可扩张全身及冠状动脉，具有负性肌力、负性频率、负性传导作用，降低心肌耗氧量的同时可能诱发心力衰竭。禁用于房室传导阻滞、病态窦房结综合征、心衰患者。剂量范围：40~80mg/d，3~4 次 /d。缓释制剂可每日 1~2 次。

（3）硝苯地平（心痛定，nifedipine）：临床病例对照研究显示短效硝苯地平治疗高血压及冠心病患者增加死亡率。硝苯地平具有强大的扩张周围血管作用，可反射性引起交感神经兴奋，使心率加快，心肌耗氧增加，应避免用于治疗劳力性心绞痛。

近年的几个大规模临床试验证明长效二氢吡啶类钙通道阻滞剂如氨氯地平、非洛地平、硝苯地平控释片降低高血压患者的死亡率及心脏事件，并可使冠心病患者心绞痛症状减少、冠脉造影及搭桥病例减少。氨氯地平（amlodipine），半衰期长达 30~50 小时，无短效硝苯地平的不良作用，宜用于治疗合并高血压的劳力性心绞痛。对于变异型心绞痛、合并哮喘、慢性阻塞性肺疾病（COPD）、外周血管疾病的患者钙通道阻滞剂有其独特优势。氨氯地平、非洛地平、缓释硝苯地平可用于房室传导阻滞、病态窦房结综合征患者。

四、其他药物

1. 尼可地尔　为钾通道开放剂，通过冠状动脉平滑肌的鸟苷酸环化酶活化，使导致环鸟苷酸的产生量增加，从而扩张冠状动脉，增加冠脉血流，抑制冠状动脉痉挛，还与硝酸酯类制剂具有相似药理特性。

2. 伊伐布雷定　为窦房结 I_f 电流选择特异性抑制剂，延长动作电位的时间间隔，降低窦房结的自律性，降低静息心率和运动心率，从而改善心肌缺血。

3. 改善心肌代谢的药物

（1）雷诺嗪：为部分脂肪酸氧化酶抑制剂，将利用脂肪酸代谢产能变为利用葡萄糖代谢产能，减少心脏需氧量，从而降低心肌缺血的发作。

（2）曲美他嗪：为 3-KAT 抑制剂，抑制游离脂肪酸氧化，加强心肌葡萄糖代谢，保护心肌细胞免受缺血损伤，从而缓解心绞痛。

五、抗心肌缺血药物推荐

（一）稳定型缺血性心脏病

1.《2018 年中国稳定性冠心病诊断与治疗指南》缓解症状及改善缺血的药物建议

（1）β 受体拮抗剂：只要无禁忌证，β 受体拮抗剂作为稳定性冠心病患者的初始治疗药物。倾向于选择性 β_1 受体拮抗剂，如琥珀酸美托洛尔、比索洛尔。应用 β 受体拮抗剂治疗期间心率宜控制在 55~60 次 /min。

（2）硝酸酯类：舌下含服或喷雾用硝酸甘油仅作为心绞痛急性发作时缓解症状用药，也可在运动前数分钟预防使用。长效硝酸酯类适用于慢性长期治疗。每天用药时应注意给予足够的无药间期（8~10 小时），以减少耐药性的发生。

（3）钙通道阻滞剂：二氢吡啶类对血管的选择性更佳。非二氢吡啶类可降低心率。当心力衰竭患者伴有严重的心绞痛，其他药物不能控制而需应用钙通道阻滞剂时，可选择安全性较好的氨氯地平或非洛地平。若 β 受体拮抗剂禁忌或不能耐受时，可选氨氯地平、硝苯地平或非洛地平，必要时可选用地尔硫䓬，或选择长效硝酸酯类药物。若 β 受体拮抗剂达到最大耐受剂量效果仍不理想时，可选用钙通道阻滞剂与长效硝酸酯类药物联合使用。

2.《2012 年 ACCF/AHA/ACP/AATS/PCNA/SCAI/STS 稳定型缺血性心脏病诊断和治疗指南》和《2014 年 ACC/AHA/AATS/PCNA/SCAI/STS 稳定型缺血性心脏病诊断和治疗指南更新》抗心肌缺血治疗建议

Ⅰ类推荐：β 受体拮抗剂作为缓解症状的初始治疗药物（证据水平 B）；当 β 受体拮抗剂禁忌或不能耐受时，可使用钙通道阻滞剂或长效硝酸酯类作为缓解症状的药物（证据水平 B）；当 β 受体拮抗剂作为初始治疗药物缓解症状不满意时，联合使用钙通道阻滞剂或长效硝酸酯类（证据水平 B）；舌下硝酸甘油或硝酸甘油喷雾剂推荐用于心绞痛的迅速缓解（证据水平 B）。

Ⅱa 类推荐：长效非二氢吡啶类钙通道阻滞剂（维拉帕米或地尔硫䓬）可替代 β 受体拮抗剂作为缓解症状的初始治疗药物（证据水平 B）；当 β 受体拮抗剂不能耐受、效果不满意或禁忌时，雷诺嗪可替代 β 受体拮抗剂作为缓解症状的药物（证据水平 B）；当 β 受体拮抗剂作为初始治疗药物缓解症状不满意时，可联合使用雷诺嗪（证据水平 A）。

3.《2013 年 ESC 稳定型冠心病治疗指南》缓解心绞痛或心肌缺血建议

Ⅰ类推荐：短效硝酸酯类推荐（证据水平 B）；β 受体拮抗剂和 / 或钙通道阻滞剂作为控制心率和症状的首选方案（证据水平 A）；根据合并疾病或耐受性选择首选方案或次选方案（证据水平 C）。

Ⅱa 类推荐：次选方案推荐长效硝酸酯类、伊伐布雷定、尼可地尔或雷诺嗪，根据心率、血压和耐受性选择（证据水平 B）；大面积心肌缺血（＞ 10%）的无症状患者考虑应用 β 受体拮抗剂（证据水平 C）；血管痉挛性心绞痛患者，考虑应用钙通道阻滞剂和硝酸酯类，避免应用 β 受体拮抗剂（证据水平 B）。

（二）非 ST 段抬高型急性冠脉综合征（不稳定型心绞痛和非 ST 段抬高心肌梗死）（non-ST-segment elevation acute coronary syndrome，NSTE-ACS）

1.《2016 年中国非 ST 段抬高型急性冠脉综合征诊断和治疗指南》抗缺血药物治疗建议

（1）硝酸酯类：推荐舌下或静脉使用硝酸酯类药物缓解心绞痛。静脉应用比舌下含服更有助于改善胸痛症状和心电图 ST-T 变化。在密切监测血压的同时，采用滴定法逐渐增加硝酸酯类的剂量直至症状缓解。症状控制后，没有必要继续使用硝酸酯类药物。

（2）β受体拮抗剂：存在持续缺血症状的 NSTE-ACS 患者，如无禁忌证，推荐早期使用（24 小时内），并继续长期使用，使静息目标心率 55~60 次 /min，除非患者心功能 Killip 分级Ⅲ级或以上。

（3）钙通道阻滞剂：持续或反复缺血发作并存在 β 受体拮抗剂禁忌的 NSTE-ACS 患者，非二氢吡啶类应作为初始治疗。在应用 β 受体拮抗剂和硝酸酯类药物后仍存在心绞痛症状，可加用长效二氢吡啶类。可疑或证实血管痉挛性心绞痛患者，可考虑使用钙通道阻滞剂和硝酸酯类药物。在无 β 受体拮抗剂治疗时，短效硝苯地平不能用于 NSTE-ACS 患者。

2.《2014 年 ACC/AHA 非 ST 段抬高型急性冠脉综合征诊治指南》抗缺血药物治疗建议

（1）硝酸酯类药物：若为持续缺血性疼痛，每间隔 5 分钟给予舌下含服硝酸甘油达 3 剂后，评估是否需要静脉给予硝酸甘油（Ⅰ，C）；出现持续缺血、心力衰竭或高血压，行静脉滴注硝酸甘油（Ⅰ，B）；若近期服用过磷酸二酯酶抑制剂，禁止使用硝酸酯类药物（Ⅲ，B）。

（2）β受体拮抗剂：在无心力衰竭征象、低心排血量状态、心源性休克风险或其他禁忌证的情况下，争取在 24 小时内早期口服 β 受体拮抗剂（Ⅰ，A）；NSTE-ACS 合并稳定性心力衰竭和收缩功能降低，推荐持续使用 β 受体拮抗剂琥珀酸美托洛尔、卡维地洛、比索洛尔（Ⅰ，C）；对初始有禁忌证的患者重新评估，确定后续是否有使用意义（Ⅰ，C）；对于左室功能正常的非 ST 段抬高型急性冠脉综合征患者，可以考虑持续用药（Ⅱa，C）；当出现休克的高危因素时，使用静脉给药有风险（Ⅲ，C）。

（3）钙通道阻滞剂：若 NSTE-ACS 持续或反复缺血发作，存在 β 受体拮抗剂禁忌，给予非二氢砒啶类钙通道阻滞剂治疗，禁忌证为左室功能不全、心源性休克风险增加、PR 间期＞0.24 秒或者Ⅱ度 /Ⅲ度房室传导阻滞（无起搏器）（Ⅰ，B）；在无相关禁忌证情况下，使用 β 受体拮抗剂和硝酸酯类药物后复发缺血症状，给予口服非二氢砒啶类治疗（Ⅰ，C）；若出现缺血症状，但服用 β 受体拮抗剂无效、有禁忌证或引起严重的副作用，则给予钙通道阻滞剂治疗（Ⅰ，C）；对于冠状动脉痉挛的患者，推荐使用长效钙通道阻滞剂和硝酸酯类药物（Ⅰ，C）；在无 β 受体拮抗剂的情况下，禁止使用缓 /控释剂型硝苯地平（Ⅲ，B）。

3.《2015 年 ESC 非 ST 段抬高型急性冠脉综合征诊治指南》抗缺血药物治疗建议

（1）如果患者持续表现缺血症状且无 β 受体拮抗剂的禁忌证，建议早期开始 β 受体拮抗剂治疗（Ⅰ，B）。

（2）除非患者的心功能进展为 Killip 分级Ⅲ级或以上，建议持续使用 β 受体拮抗剂（Ⅰ，B）。

（3）对于反复发作心绞痛的患者，建议舌下含服或者静脉给药，以快速缓解症状；对于反复发作的心绞痛、难控性高血压或者有心衰体征的患者，建议静脉给药（Ⅰ，C）。

（4）对于疑似或确诊冠脉痉挛性心绞痛的患者，建议选用钙通道阻滞剂和硝酸酯类药物，避免使用 β 受体拮抗剂（Ⅱa，B）。

（三）急性 ST 段抬高心肌梗死（ST-segment elevation myocardial infarction，STEMI）

1.《2015 年中国急性 ST 段抬高心肌梗死诊断和治疗指南》抗缺血药物治疗建议

（1）β 受体拮抗剂：有利于缩小心肌梗死面积，减少复发性心肌缺血、再梗死、心室颤动及其他恶性心律失常，对降低急性期病死率有肯定的疗效。无禁忌证的 STEMI 患者应在发病后 24 小时内常规口服 β 受体拮抗剂（Ⅰ，B）。建议口服美托洛尔，从低剂量开始，逐渐加量。若患者耐受良好，2~3 天后换用相应剂量的长效控释制剂。

以下情况时需暂缓或减量使用 β 受体拮抗剂：①心力衰竭或低心排血量。②心源性休克高危患者（年龄＞ 70 岁、收缩压＜ 120mmHg、窦性心率＞ 110 次 /min）。③其他相对禁忌证：PR 间期＞ 0.24 秒、Ⅱ度或Ⅲ度房室传导阻滞、活动性哮喘或反应性气道疾病。发病早期有 β 受体拮抗剂使用禁忌证的 ST 段抬高心肌梗死患者，应在 24 小时后重新评价并尽早使用（Ⅰ，C）；STEMI 合并持续性房颤、心房扑动并出现心绞痛，但血流动力学稳定时，可使用 β 受体拮抗剂（Ⅰ，C）；STEMI 合并顽固性多形性室性心动过速，同时伴交感兴奋表现者可选择静脉 β 受体拮抗剂治疗（Ⅰ，B）。

（2）硝酸酯类：静脉滴注硝酸酯类药物用于缓解缺血性胸痛、控制高血压或减轻肺水肿（Ⅰ，B）。如患者收缩压＜ 90mmHg 或较基础血压降低＞ 30%、严重心动过缓（＜ 50 次 /min）或心动过速（＞ 100 次 /min）、拟诊右心室梗死的 STEMI 患者不应使用硝酸酯类药物（Ⅲ，C）。静脉滴注硝酸甘油应从低剂量（5~10μg/min）开始，酌情逐渐增加剂量（每 5~10 分钟增加 5~10μg），直至症状控制、收缩压降低 10mmHg（血压正常者）或 30mmHg（高血压患者）的有效治疗剂量。在静脉滴注硝酸甘油过程中应密切监测血压（尤其大剂量应用时），如出现心率明显加快或收缩压≤ 90mmHg，应降低剂量或暂停使用。静脉滴注二硝基异山梨酯的剂量范围为 2~7mg/h，初始剂量为 30μg/min，如滴注 30 分钟以上无不良反应则可逐渐加量。静脉用药后可过渡到口服药物维持。

使用硝酸酯类药物时可能出现头痛、反射性心动过速和低血压等不良反应。如硝酸酯类药物造成血压下降而限制 β 受体拮抗剂的应用时，则不应使用硝酸酯类药物。此外，硝酸酯类药物会引起青光眼患者眼压升高；24 小时内曾应用磷酸二酯酶抑制剂（治疗勃起功能障碍）的患者易发生低血压，应避免使用。

（3）钙通道阻滞剂：不推荐 STEMI 患者使用短效二氢吡啶类钙通道阻滞剂；对无左心室收缩功能不全或房室传导阻滞（AVB）的患者，为缓解心肌缺血、控制房颤或心房扑动的快速心室率，如果 β 受体拮抗剂无效或禁忌使用（如支气管哮喘），则可应用非二氢吡啶类钙通道阻滞剂（Ⅱa，C）。STEMI 后合并难以控制的心绞痛时，在使用 β 受体拮抗剂的基础上可应用地尔硫草（Ⅱa，C）。STEMI 合并难以控制的高血压患者，可在血管紧张素转换酶抑制药或血管紧张素受体拮抗剂和 β 受体拮抗剂的基础上应用长效二氢吡啶类钙通道阻滞剂（Ⅱb，C）。

2.《2013 年 ACCF/AHA ST 段抬高心肌梗死治疗指南》抗缺血药物治疗建议

（1）β 受体拮抗剂：Ⅰ类推荐为 STEMI 患者应在 24 小时内口服 β 受体拮抗剂，除非存在心力衰竭表现、低心排血量表现、心源性休克危险或其他应用 β 受体拮抗剂的禁忌证

（PR 间期＞ 0.24 秒、Ⅱ度或Ⅲ度传导阻滞、活动性哮喘、反应性气道疾病）（B）；住院期间和出院后应长期应用β受体拮抗剂（B）；初始有禁忌证者出院前再评估是否适用（C）。

Ⅱa 类推荐为缺血持续存在者静脉应用（B）。

（2）硝酸酯类：尽管硝酸酯类能够缓解心肌缺血的症状和体征，但并不减轻由冠状动脉阻塞引起的心肌损伤，除非血管痉挛为主的情况。STEMI 合并高血压或心力衰竭时，可静脉应用硝酸甘油。对于低血压、严重心动过缓或心动过速、右室梗死、24~48 小时内应用磷酸二酯酶抑制剂的患者，不应给予硝酸酯类。

3.《2017 年 ESC 急性 ST 段抬高心肌梗死治疗指南》建议

（1）β受体拮抗剂：血流动力学稳定、行直接 PCI 的 STEMI 患者，尽快使用β受体拮抗剂，静脉用药后改为口服。住院期间和出院后应长期应用β受体拮抗剂。

（2）硝酸酯类：STEMI 患者不需要常规使用硝酸酯类药物。无低血压、右室梗死、48 小时内应用磷酸二酯酶抑制剂的患者，STEMI 合并高血压或心力衰竭时，急性期可静脉应用硝酸酯类药物。急性期后，硝酸酯类药物可用于控制残留的心绞痛症状。

（3）钙通道阻滞剂：STEMI 患者不需要常规使用钙通道阻滞剂。如存在β受体拮抗剂禁忌证，无心力衰竭或左室射血分数下降的患者可应用钙通道阻滞剂。

第四节　抗心肌缺血临床试验设计

临床试验是循证医学的主要来源。科学设计、随机对照、质量良好的大样本临床试验可提供令人信服的研究结果。临床试验设计至关重要，按规定的入选标准和排除标准选择合适的研究对象，将研究对象按随机化分为治疗组或对照组，两组接受不同的治疗药物或措施，在其他条件一致的情况下，同步进行试验治疗效果的观察，用客观一致的疗效评定标准，对试验结果进行科学的评估，比较治疗组和对照间疗效的差异。抗心肌缺血临床试验的设计通常包括四方面内容。

一、病例选择

进行病例选择时应首先设定入选标准、排除标准和 / 或退出标准。入选标准应根据试验目的及试验药物的特征而定。排除标准包括有可能影响试验结果或判断的各种因素，也包括一些不安全或伦理的因素；但也不宜过多，以使研究更具有代表性。各种入选及排除标准应具体、客观、可靠，能够简便实施。还应规定入选病例在何种情况下退出试验，何种情况下中止试验用药而不停止观察等。

（一）入选标准

入选标准均会设定年龄范围，通常要求至少年龄≥ 18 岁。要求签署知情同意书。

不同的抗心肌缺血临床试验的入选标准往往不同。即使同为急性冠脉综合征的试验,试验要求也可能不同。例如,要求入选前的多长时间以内有典型的缺血性胸痛(24 小时、48 小时或者 72 小时)、胸痛的次数(至少 1 次还是至少 2 次)、胸痛的性质是自发性胸痛还是任何性质的缺血性胸痛、持续的时间(是否要求大于 5 分钟)。对心肌缺血观察指标的要求在不同的试验中也不尽相同;例如,有的试验要求必须有心肌缺血的客观证据,有的则不要求,有的要求心电图的 ST 段压低 > 0.05mV,有的要求 > 0.1mV。

1. 稳定型心绞痛　稳定型心绞痛患者比较适于进行抗心肌缺血的新药研究。通常要求有明确冠心病或心肌缺血证据,例如有阳性冠状动脉造影、运动核素显像阳性、心肌梗死史、冠脉搭桥或冠脉介入术后、心电图上特征性改变如运动试验阳性等。无症状性心肌缺血患者亦可入选。

CAPE-I 研究在心肌缺血方面的入选要求是:

(1)心绞痛每周至少发作 3 次,症状至少在 1 个月内无变化。

(2)需有下列之一项:①冠状动脉造影显示 1 支或多支冠状动脉有大于或等于 70% 的狭窄;②有明确心肌梗死史;③有 CABG 或 PTCA 史;④ 1 年内运动试验阳性。TIBBS 研究中要求劳力性稳定型心绞痛,运动试验阳性,48 小时动态心电图至少有 2 次短暂缺血发作。

2. 不稳定型心绞痛　因不稳定型心绞痛包括多种类型,在观察抗心肌缺血药物对不稳定型心绞痛的治疗效果时,入选标准应明确定义不稳定型心绞痛的范围和程度,如初发劳力性心绞痛、恶化性劳力性心绞痛或变异型心绞痛,心绞痛发作频率如 48 小时以内有 2 次以上的心绞痛发作,心绞痛严重程度如 Braunwald 分级为ⅢA、ⅢB;入选患者通常要求又有心肌缺血的客观证据如胸痛伴心电图 ST 段抬高或压低 > 0.1mV 或倒置 T 波假性正常化,或既往急性心肌梗死、行 PTCA 或冠状动脉搭桥手术,或既往冠状动脉造影明确了冠心病的诊断。

3. 急性心肌梗死　在将急性心肌梗死分为非 ST 段抬高型和 ST 段抬高型之前,对急性心肌梗死患者的临床试验中包括 ST 段抬高或压低的胸痛患者。如在 GISSI-3 试验中,入选标准要求胸痛患者、症状发作 24 小时、ST 段抬高或压低 ≥ 1mm 大于 1 个肢体导联或 ≥ 2mm 大于 1 个胸前导联。

4. 非 ST 段抬高型急性冠脉综合征　由于非 ST 段抬高型急性冠脉综合征包括不稳定型心绞痛和非 ST 段抬高心肌梗死,入选标准上往往设定较为具体。如 MERLIN-TIMI 36 研究在心肌缺血方面的入选标准是:

(1)静息时胸部不适或心绞痛等同症状,持续时间 ≥ 10 分钟,有心肌缺血证据。

(2)入选 48 小时内静息时心肌缺血症状 ≥ 5 分钟(包括阵发性)。

(3)至少有以下一个指标提示中至高危:①心肌肌钙蛋白升高(超过心肌梗死的上限)或 CK-MB 升高(超过正常上限);② ST 段压低(水平或下斜)≥ 0.1mV;③糖尿病(需要胰岛素或口服药物治疗);④ UA/NSTEMI 的 TIMI 风险评分 ≥ 326。

5. 急性 ST 段抬高心肌梗死　入选标准必须要求 ST 段抬高,即 2 个以上肢体导联、连续 2 个或 2 个以上胸导联 ST 段抬高大于 0.1mV,可能还包括持续胸痛(大于 30 分钟,舌下含服硝酸甘油不缓解）及发病到入选的具体时间如 12 小时以内。

（二）排除标准

多数情况下，抗心肌缺血临床试验排除的患者包括以下几种情况：

1. 不能参加临床试验的特殊情况或严重疾病，如育龄妇女、怀孕或哺乳妇女；活动性肝病或需要透析的肾衰竭；重度贫血；因晚期肿瘤而生存期短（的患者）等。

2. 存在药物禁忌证，如对于 β 受体拮抗剂的试验，应排除明显的心动过缓（＜ 50 次 /min）、Ⅱ 度到 Ⅲ 度房室传导阻滞、心力衰竭、支气管哮喘或严重阻塞性肺病。

对于 ACEI 类药物，应排除低血压（如坐位收缩压＜ 110mmHg）、血肌酐＞ 265μmol/L、血钾＞ 5.5mmol/L 等。对于钙通道阻滞剂，通常排除左心功能不全患者。

3. 存在冠状动脉疾病以外的病变引起的胸痛如主动脉夹层、肺栓塞等。

4. 由试验目的或研究对象确定部分排除标准，如若以冠心病稳定型心绞痛作为研究对象，应排除静息时有心绞痛发生或试验前数月（如 3 个月）内有过心肌梗死患者。急性冠脉综合征的研究中，需将 ST 段抬高的患者排除。

5. 对于需要心电图作为疗效观察指标的，需要排除心脏起搏器植入术后患者以及其他影响 ST-T 改变的情况如左室肥厚、左束支传导阻滞、洋地黄药物影响、电解质紊乱等。

（三）退出标准

临床试验较少对退出标准进行详细描述，根据伦理的要求，告知患者可随时甚至不需要理由即可退出临床试验。严重药物不良反应往往是患者退出试验的主要原因。此外，抗心肌缺血临床试验需要根据冠心病的病情，制定严格的试验中止标准和紧急处理措施，以保证受试者安全。如在缓解急性心绞痛发作的药物研究中，应密切观察患者服药后的反应，如不能及时缓解，应考虑是否为药物的疗效不佳，或者为心肌梗死前期症状，必要时退出试验，并进行相应的紧急处理。

二、分组

循证医学的精髓部分是随机采样和分组，是保证试验结果客观和准确的基本措施。要求设对照组，对照组是已知肯定有效（阳性对照药）或无效（安慰剂）的药物或疗法，前者可与已知有效药比较效应的程度，后者可避免假阴性及假阳性结果，但安慰剂组必须以对患者不造成损害为前提。组间平行对照较易做到，应用较多。交叉对照及配对对照较难做到，但可比性更强，结果也更可靠。一般不宜仅作自身前后对照。入选病例应在试验条件稳定后，采用随机法分配，决定进入何组。尽量采用双盲法。

三、试验终点

试验终点是判断药物疗效和安全性最重要的观察指标，也是一项研究主要欲达到的目标或回答的问题。因抗缺血药物无论机制或作用环节如何，最终的目的是降低病死率、提高远期生存率、减少心血管事件和改善生活质量。因此，在抗缺血药物临床试验中，死亡率或心血管性死亡率通常为试验主要终点之一。

（一）主要终点和次要终点

1. 主要终点　在抗心肌缺血药物临床试验中，往往采用心血管性死亡、非致死性心肌梗死等与死亡及严重心血管事件相关的指标作为主要终点。

部分试验会根据试验目的在此基础上增加一些终点指标，被称为复合终点。如意大利链激酶治疗急性心肌梗死研究的预防试验 3（gruppo italiano per lo studio della sopravvivenzanell' infarto miocardico-3，GISSI-3）的主要终点是急性心肌梗死后生存率和左室功能。比索洛尔心肌缺血总负荷研究（total ischemic burden bisoprolol study，TIBBS），终点是心源性死亡、非心源性死亡、非致死性心肌梗死、不稳定型心绞痛再入院、需行冠脉血运重建。雷诺嗪用于减少非 ST 段抬高急性冠脉综合征心肌缺血的代谢作用（metabolic efficiency with ranolazine for less ischemia in non-ST-elevation acute coronary syndromes，MERLIN-TIMI 36）研究是心血管性死亡、心肌梗死或再发心肌缺血。

2. 次要终点　次要终点可随观察或研究目的不同而有所变化，有些带有很大的主观性，如心绞痛发作情况。有的与主要终点的时间范围不同，例如，将治疗 30 日内死亡或者心肌梗死作为主要终点，将治疗 1 周内同样的指标作为次要终点。也可以是一些替代终点，如冠状动脉造影血管病变的变化、动态心电图监测的心肌缺血，有时与主要终点事件不一致，应引起注意。

在欧洲总缺血负荷试验（total ischemic burden european，TIBET）研究中，次要终点为运动试验时至发生心绞痛或明显心肌缺血（ST 段压低 1.0mm）所需时间、运动试验持续时间、动态心电图监测以 ST 段压低 1mm 定义的心肌缺血发作次数和时间。TIBET 研究的结果显示，通过运动试验或动态心电图的心肌缺血情况与主要终点——心源性死亡和心肌梗死等预后指标并不一致。

此外，终点事件按其重要性和客观性可分为硬终点和软终点，如死亡和心肌梗死是硬终点，而难以控制的心绞痛和紧急血运重建等则为软终点。

（二）试验终点观察指标

终点事件需要准确定义，如紧急血运重建为药物治疗不能满意控制心肌缺血发作，需紧急行经皮腔内冠状动脉成形术或冠状动脉旁路移植术。再梗死定义为再发缺血性胸痛＞ 30 分钟，舌下含服硝酸甘油不缓解，CK-MB 大于或等于正常上限的 3 倍，心电图有动态演变。

抗心肌缺血药物临床试验的终点可能包括心绞痛发作情况、动态心电图监测的心肌缺血负荷等定量指标评价药效，以下介绍试验中常用的指标。

1. 临床指标

（1）心绞痛：记录心绞痛的发作情况，包括次数、诱因、发作部位、持续时间、程度等参数。但由于心绞痛是一种感觉，带有一定的主观性，对这种感觉的敏感程度个体差异较大，可比性较差。药物评价宜将各种参数量化，而心绞痛的程度则很难精确地进行量化。心绞痛常表现为胸闷,而胸闷的特异性又较差,因此,对患者进行抗心肌缺血药症状评价时虽常采用此指标,但不作为决定性的方法。

(2)硝酸甘油应用:试验过程中常记录硝酸甘油的应用情况,包括应用次数、时间、用量。该方法的参数可以量化,便于比较。但因患者对心绞痛、胸闷症状的判断存在主观性,导致硝酸甘油的使用存在主观性,从而影响评价的可靠性。故该方法在评价抗心肌缺血药时虽常用,也不作为决定性的方法。

(3)生活质量评价:生活质量是一个全面反映药物作用的综合指标,通常包括心绞痛情况、硝酸甘油应用情况和其他反映疾病感受的指标。

西雅图心绞痛调查量表(Seattle angina questionnaire,SAQ)是目前常用的评价心绞痛对功能状态及生活质量影响的自测量表,其内容主要包括躯体活动受限程度、心绞痛稳定程度、心绞痛发作频率、治疗满意程度和疾病主观感受等5方面,能从一定程度上反映受试者生活质量状况(表3-2)。

表3-2 西雅图心绞痛调查量表

(1)过去4周内,由于胸痛、胸部紧榨感和心绞痛所导致下列各项受限程度:

	重度受限	中度受限	轻度受限	稍受限	不受限	因其他原因受限
自行穿衣	①	②	③	④	⑤	⑥
室内散步	①	②	③	④	⑤	⑥
淋浴	①	②	③	④	⑤	⑥
爬坡或楼梯(三层,不停)	①	②	③	④	⑤	⑥
户外活动或提杂物	①	②	③	④	⑤	⑥
轻快步行一段路(1 000m)	①	②	③	④	⑤	⑥
慢跑(1 000m)	①	②	③	④	⑤	⑥
提起或移动重物	①	②	③	④	⑤	⑥
剧烈运动(如游泳或打网球)	①	②	③	④	⑤	⑥

(2)与4周前比较,做最大强度的活动时,胸痛、胸部紧榨感和心绞痛的发作情况:①明显增加;②轻微增加;③相同;④轻微减少;⑤明显减少。

(3)过去4周内,胸痛、胸部紧榨感和心绞痛的平均发作次数:①≥4次/d;②1~3次/d;③≥3次/周;④1~2次/周;⑤<1次/周;⑥无发作。

(4)过去4周内,因胸痛、胸部紧榨感和心绞痛服用硝基药物(如硝酸甘油)平均次数:①≥4次/d;②1~3次/d;③≥3次/周;④1~2次/周;⑤<1次/周;⑥没使用。

(5)因胸痛、胸部紧榨感和心绞痛遵守医嘱服药带来的烦恼:①严重;②中度;③轻微;④极少;⑤无;⑥医生未给药。

(6)对治疗胸痛、胸部紧榨感和心绞痛的各种措施的满意程度:①不满意;②大部分不满意;③部分满意；④大部分满意；⑤高度满意。

（7）对医生就胸痛、胸部紧榨感和心绞痛的解释满意程度：①不满意；②大部分不满意；③部分满意；④大部分满意；⑤高度满意。

（8）总的来说，对目前胸痛、胸部紧榨感和心绞痛的治疗满意程度：①不满意；②大部分不满意；③部分满意；④大部分满意；⑤高度满意。

（9）过去 4 周内，因胸痛、胸部紧榨感和心绞痛影响生活乐趣的程度：①严重；②中度；③轻微；④极少；⑤无影响。

（10）在您的未来生活中如果还有胸痛、胸部紧榨感和心绞痛，您会感觉怎样：①不满意；②大部分不满意；③部分满意；④大部分满意；⑤高度满意。

（11）对心脏病发作和突然死亡的担心程度：①一直担心；②经常担心；③有时担心；④很少担心；⑤绝不担心。

2. 辅助检查　辅助检查有助于客观判断抗心肌缺血药物对心肌缺血改善的程度。

（1）静息心电图：适用于有缺血性 ST 段降低和 / 或 T 波倒置的患者。治疗后 ST 段回升、T 波倒置变浅或 T 波由平坦转为直立，可能提示治疗有效。在试验过程中出现 ST-T 缺血性改变加重，可能提示再发心肌缺血。

（2）心电图运动试验

1）运动试验阳性的标准为：①运动中出现典型的心绞痛；②运动中心电图出现 ST 段下斜型或水平型下移 ≥ 0.1mV，持续时间 ≥ 2 分钟；③如运动前心电图已有 ST 段下移，则运动后 ST 段在原水平上再下移 ≥ 0.1mV；④运动中或运动后在 R 波占优势的导联上 ST 段缺血性弓背向上型上移 ≥ 0.1mV。

2）运动试验中观察指标：运动前静息时及运动高峰时的心率、血压、心率与收缩压双乘积；运动达到的最大无症状时间；运动期内最大 ST 段降低幅度（静息时如无 ST 段变化，取 ST 段呈水平或下斜型降低的幅度；如静息时已有 ST 段变化，则为两者的差）及其时间；运动到 ST 段降低 0.1mV 的时间；运动达到最大运动量的 MET 数，即运动的耐量；运动中的心律变化。

上述指标均有临床研究作为评价心肌缺血程度的指标，其中以运动试验时至发生心绞痛或明显心肌缺血（ST 段压低 1.0mm）所需时间、运动试验持续时间应用较多。

（3）动态心电图：动态心电图监测由计算机分析以 ST 段压低情况，如 ST 段压低 1mm 定义的心肌缺血发作次数和时间，欧洲昼夜抗心肌缺血方案之一（circadian anti-ischemia program in europe-I, CAPE-I）研究中观察动态心电图的：①总 ST 段压低发作次数；②总 ST 段压低持续时间；③ST 段积分；④每次发作时 ST 段压低的最大幅度。

3. 核素心肌显像　心肌摄取核素示踪剂的量与局部心肌血流灌注成正比，观察心肌显像中放射性浓集稀疏的程度被用于衡量心脏各部位的血流灌注。常采用静息与运动核素心肌显像，运动试验同样采用活动平板或踏车，运动的方案与心电图运动试验相似。核素心肌显像可以检出不同部位的心肌灌注状况，但其判断未能完全量化，可出现观察者间的变异。

4. 超声心动图 心肌缺血时可出现节段性室壁运动障碍、左室顺应性降低及左室舒张末压升高。负荷超声心动图可检出可逆的室壁运动异常。

5. 心脏核磁共振 对人体辐射小,作为无创检查探测心肌缺血、观察室壁运动都有其特殊意义,目前经注射显影剂后观察心肌灌注影像以及冠脉血管成像技术均取得重大进展。

四、安全性评价

安全性评价首先包括一般状况、生命体征(体温、呼吸、心率、血压),血、尿、粪常规,肝、肾功能和心电图等安全性指标。此外,每个试验药物均应根据药物特点、可能的不良反应、研究对象特点等选择具有针对性的安全性评价指标。如前期研究提示药物对某个脏器有损害,则应注意设计针对该脏器的安全性指标,必要时增加检查项目,如 B 超等。因雷诺嗪可能影响 Q-T 间期,MERLIN-TIMI 36 研究设计时除了心电图测量 Q-T 间期外,还要通过 Holter 监测心律失常的发生情况。

抗心肌缺血药物临床试验的研究对象均为冠心病,对于需要行运动试验的患者,由于运动负荷试验也具有一定风险性,必须认真评价运动负荷试验的适应证,特别要注意平板运动试验的禁忌证,在试验中密切观察,加强对受试者的保护。

第五节 临床研究实例介绍

由于近年来临床试验设计质量的提高以及冠心病分型的变化,现摘取部分抗心肌缺血临床试验的设计进行介绍。

一、雷诺嗪用于减轻非 ST 段抬高型急性冠脉综合征心肌缺血的代谢作用(metabolic efficiency with ranolazine for less ischemia in non-ST-elevation acute coronary syndromes,MERLIN-TIMI 36)

(一)研究目的

为一项随机、双盲、平行组、安慰剂对照临床试验,旨在评价接受标准治疗的非 ST 段抬高型急性冠脉综合征患者长期使用雷诺嗪的安全性与有效性。

(二)入选标准

1. 年龄≥18 岁。

2. 因 NSTE-ACS 住院,NSTE-ACS 为静息时胸部不适或心绞痛等同症状,持续时间≥10 分钟,有心肌缺血证据。

3. 入选 48 小时内静息时心肌缺血症状≥5 分钟(包括阵发性)者。

4. 至少有以下一个指标提示中至高危：①心肌肌钙蛋白升高（超过心肌梗死的上限）或 CK-MB 升高（超过正常上限）；② ST 段压低（水平或下斜）≥ 0.1mV；③糖尿病（需要胰岛素或口服药物治疗）；④ UA/NSTEMI 的 TIMI 风险评分 ≥ 326。

5. 自愿参加并签署知情同意书。

（三）排除标准

1. 在 ≥ 2 个相邻导联持续（> 20 分钟）急性 ST 段抬高 ≥ 0.1mV 者。

2. 在随机化之前已进行了罪犯病变的成功血运重建治疗者。

3. 需要气管插管的急性肺水肿、持续收缩压 < 90mmHg 或心源性休克者。

4. 左束支传导阻滞、起搏器术后或有严重复极异常的心室肥厚，会干扰动态心电图的解读。

5. 怀孕或哺乳期女性，或没有使用节育方式的可能生育女性。

6. 随机化时已应用细胞色素 P-450 同工酶 3A4 强抑制剂者。

7. 研究期间可能需要应用可能干扰治疗反应或安全性评价的药物，如延长 Q-T 间期的药物或任何洋地黄制剂（如地高辛）者。

8. 明确肝疾病者。

9. 需要透析的终末期肾病者。

10. 30 天内参加研究药物或设备的另一项试验或既往参加过 MERLIN 研究者。

11. 不能遵从试验方案和随访者。

12. 合并严重疾病使患者预期生存期 < 12 个月者。

13. 为达到本研究目的，可能增加患者的风险。

（四）用药及分组

预计入选患者 6 500 例。入选患者被随机分配到雷诺嗪组或匹配的安慰剂组，起始用法为 200mg 静脉注射 1 小时，之后 80mg/h 静脉输注（严重肾功能不全患者为 40mg/h）12~96 小时，此后改为口服雷诺嗪中效缓释剂（1 000mg，每日 2 次）或安慰剂。入选后行 Holter 监测 7 天，在第 14 天、第 4 个月时随访，观察心血管性死亡、心肌梗死或再发缺血以及运动情况、新发或恶化心力衰竭、生活质量、心肌缺血面积、临床上显著的心律失常等。

（五）试验终点

主要终点为心血管性死亡、心肌梗死或再发缺血的发生率。

次要终点为：①主要心血管事件（心血管性死亡、心肌梗死或再发严重缺血）的发生率；②治疗失败率（心血管性死亡、心肌梗死、再发缺血、Holter 监测显示心肌缺血、因新发或恶化心力衰竭而住院或运动试验阳性）；③ 30 天内心血管性死亡、心肌梗死、再发严重缺血或 Holter 监测显示心肌缺血的发生率；④ 4 个月时通过西雅图心绞痛调查表的心绞痛频率和活动受限情况评估生活质量；⑤ 8 个月时运动试验的运动时间；⑥入选后和 72 小时的 Holter 监测显示的心肌缺血持续时间。

再发心肌缺血包括以下几点之一：

1. 再发心肌缺血的心电图改变　再发静息时持续时间 ≥ 10 分钟的缺血性不适或

等同症状,伴新出现的 ST 或 T 波改变(ST 段抬高 ≥ 0.1mV 、ST 段水平 / 下斜型压低 ≥ 0.05mV 或 T 波倒置 ≥ 0.2mV)。

2. 再发心肌缺血导致住院　再发静息时持续时间 ≥ 10 分钟的缺血性不适或等同症状、反复发作静息时 ≥ 5 分钟或缺血性不适加重而导致再次住院并最终诊断为心肌缺血。

3. 再发心肌缺血需要血运重建。

4. 在第 14 天随访时因恶化性心绞痛 / 缺血而需要额外的治疗　心绞痛 CCS 评分更高、需要新的抗心绞痛药物或需要增加剂量。

再发严重缺血是指伴有心电图改变、导致住院或需要血运重建的再发心肌缺血。

(六)安全性指标

1. 全因死亡。

2. 全因死亡或任何因心血管疾病住院的复合发生率。

3. 心律失常症状的频率。

4. Holter 监测到的临床上显著心律失常的频率。

5. 研究药物相关的严重不良事件和临床上显著的实验室指标异常。

二、尼可地尔在心绞痛治疗中的作用(impact of nicorandil in angina, IONA)

(一)研究目的

一项随机、双盲、安慰剂对照研究,旨在评估在稳定型心绞痛患者中,尼可地尔是否降低心血管事件发生率。

(二)入选标准

1. 患者自愿参加并签署知情同意书。

2. 入选年龄男性 ≥ 45 岁,女性 ≥ 55 岁。

3. 劳力性稳定型心绞痛患者。

4. 需要一个或多个抗心绞痛药物(长效硝酸酯类、β 受体拮抗剂或钙通道阻滞剂)的常规治疗;并满足以下中的至少一项:①既往心肌梗死史;②既往冠状动脉搭桥手术史;③过去两年内冠状动脉造影证实的冠心病或运动试验阳性(ST 段压低 ≥ 0.1mV)。如为第③条需要同时满足以下中的至少一项:①心电图显示左心室肥大;②有左心功能不全的证据(射血分数 < 45% 或舒张末期内径 > 5.5cm);③糖尿病(1 型或 2 型);④高血压(治疗中,和 / 或收缩压 > 160mmHg 或舒张压 > 95mmHg);⑤其他血管性疾病(如卒中、需要住院的短暂性脑缺血发作或外周动脉疾病)。

(三)排除标准

1. 未控制的心力衰竭或心律失常者。

2. 不稳定型心绞痛者。

3. 过去 3 个月内冠状动脉搭桥术或心肌梗死者。

4. 过去 6 个月内经皮腔内冠状动脉成形术（PTCA）者。

5. 未控制的高血压（收缩压＞180mmHg 或舒张压＞110mmHg）者。

6. 存在可能降低预期寿命或明显影响心血管情况的其他疾病者。

7. 正应用尼可地尔治疗者。

8. 正应用磺脲类降糖药者。

9. 怀孕或哺乳期者。

10. 法律无行为能力或行为能力受限者。

11. 过去 30 天内参加其他临床研究者。

12. 有研究药物的禁忌证者。

13. 药物或酒精滥用。

（四）用药及分组

入选患者在签署知情同意书后，被随机分配到尼可地尔（10mg，2 次 /d）或匹配的安慰剂组。2 周后，可耐受初次治疗的患者剂量增加至 20mg，2 次 /d 或安慰剂剂量增加；8 周时随访，确保患者耐受性和依从性，如需要可减少剂量；此后将以每 16 周随访的时间间隔进行 1~3 年的随访。随访期间观察终点事件、药物依从性、严重不良反应、心绞痛分级等。

（五）试验终点

主要终点为冠心病死亡、非致死性心肌梗死、因胸痛再次住院的联合发生率。

次要终点为：①冠心病死亡率；②非致死性心肌梗死的发生率；③全因死亡率；④所有心血管事件发生率（心血管性死亡、非致死性心肌梗死、非致死性卒中、需要住院的短暂性脑缺血发作、因胸痛再次住院）；⑤心血管性住院率；⑥脑血管事件发生率（致死性和非致死性卒中或需要住院的短暂性脑缺血发作）；⑦心绞痛加重（CCSF 分级）或因胸痛再次住院。

（六）安全性指标

严重不良事件是指：①任何致命的、危及生命、需要或延长住院的、导致行为能力丧失或残疾的事件；②先天性异常或先天缺陷；③癌症；④药物过量或滥用；⑤重要的医疗事件。

三、欧洲培哚普利降低稳定型冠心病心脏事件研究（european trial on reduction of cardiac events with perindopril in stable coronary artery disease，EUROPA）

（一）研究目的

一项随机、双盲、安慰剂对照、多中心研究，旨在评估在稳定型冠心病和没有明显心力衰竭的人群中，ACEI 类药物培哚普利是否能降低心血管事件的危险性。

（二）入选标准

1. 年龄 ≥ 18 岁；无心力衰竭临床证据而有冠心病证据的男性和女性患者。

2. 冠心病证据包括既往有心肌梗死(入选前＞3个月)、冠脉介入术后或冠脉搭桥术后(入选前＞6个月)或冠状动脉造影显示1支或多支冠状动脉狭窄至少70%。男性患者如果有胸痛史,同时心电图、超声心动图或核素心肌负荷试验阳性者也可入选。

(三)排除标准

1. 心力衰竭者。

2. 拟行冠脉介入术者。

3. 低血压(坐位收缩压＜110mmHg)者。

4. 未控制的高血压(坐位收缩压＞180mmHg,舒张压＞100mmHg,或两者均超过上述值)者。

5. 1个月内使用过ACEI或ARB类药物者。

6. 肾功能不全(血肌酐＞150μmol/L)者。

7. 血清钾＞5.5mmol/L者。

(四)用药及分组

预试验为期4周,期间所有患者均服用培哚普利2~8mg/d,之后被随机分配至培哚普利组(培哚普利8mg/d)和与之相匹配的安慰剂组。

(五)试验终点

主要终点为心血管死亡、非致死性心肌梗死和成功复苏的心搏骤停的联合发生率。

次级终点:总病死率、非致死性心肌梗死、因不稳定型心绞痛而住院和成功复苏的心搏骤停的联合发生率。心血管性死亡和非致死性心肌梗死的联合发生率。以及次级终点中各个组成成分、血管成形术(冠脉搭桥术或冠脉介入术)、脑卒中及因心力衰竭而住院的发生率。

(六)安全性指标

试验期间观察培哚普利不良反应(咳嗽、低血压、肾功能衰竭等)或者药物不耐受的情况。

(冯雪茹　刘梅林)

参 考 文 献

[1] 中华医学会心血管病学分会介入心脏病学组,中华医学会心血管病学分会动脉粥样硬化与冠心病学组,中国医师协会心血管内科医师分会血栓防治专业委员会,等. 稳定性冠心病诊断与治疗指南. 中华心血管病杂志, 2018, 46(9): 680-694.

[2] FIHN S D, GARDIN J M, ABRAMS J, et al. 2012 ACCF/AHA/ACP/AATS/PCNA/SCAI/STS Guideline for the diagnosis and management of patients with stable ischemic heart disease: a report of the American College of Cardiology Foundation/American Heart Association Task Force on Practice Guidelines, and the American College of Physicians, American Association for Thoracic Surgery, Preventive Cardiovascular Nurses Association, Society for Cardiovascular Angiography and Interventions, and Society of Thoracic

Surgeons. J Am Coll Cardiol, 2012, 60(24): e44-e164.

[3] Fihn S D, Blankenship J C, Alexander K P, et al. 2014 ACC/AHA/AATS/PCNA/SCAI/STS focused update of the guideline for the diagnosis and management of patients with stable ischemic heart disease: a report of the American College of Cardiology/American Heart Association Task Force on Practice Guidelines, and the American Association for Thoracic Surgery, Preventive Cardiovascular Nurses Association, Society for Cardiovascular Angiography and Interventions, and Society of Thoracic Surgeons. J Am Coll Cardiol, 2014, 64(18): 1929-1949.

[4] 中华医学会心血管病学分会, 中华心血管病杂志编辑委员会. 非 ST 段抬高型急性冠脉综合征诊断和治疗指南. 中华心血管病杂志, 2017, 45(5): 359-376.

[5] ANDERSON J L, ADAMS C D, ANTMAN E M, , et al. 2012 ACCF/AHA focused update incorporated into the ACCF/AHA 2007 guidelines for the management of patients with unstable angina/non-ST-elevation myocardial infarction: a report of the American College of Cardiology Foundation/American Heart Association Task Force on Practice Guidelines. J Am Coll Cardiol, 2013, 61(23): e179-e347.

[6] AMSTERDAM E A, WENGER N K, BRINDIS R G, et al. 2014 AHA/ACC Guideline for the Management of Patients with Non-ST-Elevation Acute Coronary Syndromes: a report of the American College of Cardiology/American Heart Association Task Force on Practice Guidelines. J Am Coll Cardiol, 2014, 64(24): e139-e228.

[7] ROFFI M, PATRONO C, COLLET J P, et al. 2015 ESC Guidelines for the management of acute coronary syndromes in patients presenting without persistent ST-segment elevation: Task Force for the Management of Acute Coronary Syndromes in Patients Presenting without Persistent ST-Segment Elevation of the European Society of Cardiology(ESC). Eur Heart J, 2016, 37(3): 267-315.

[8] American College of Emergency Physicians, Society for Cardiovascular Angiography and Interventions, O'GARA PT, et al. 2013 ACCF/AHA guideline for the management of ST-elevation myocardial infarction: a report of the American College of Cardiology Foundation/American Heart Association Task Force on Practice Guidelines. J Am Coll Cardiol, 2013, 61(4): e78-e140.

[9] 中华医学会心血管病学分会, 中华心血管病杂志编辑委员会. 急性 ST 段抬高型心肌梗死诊断和治疗指南. 中华心血管病杂志, 2015, 43(5): 380-393.

[10] IBANEZ B, JAMES S, AGEWALL S, et al. 2017 ESC Guidelines for the management of acute myocardial infarction in patients presenting with ST-segment elevation: The Task Force for the management of acute myocardial infarction in patients presenting with ST-segment elevation of the European Society of Cardiology (ESC). Eur Heart J, 2018, 39(2): 119-177.

[11] 国家食品药品监督管理总局药品审评中心. 中药、天然药物治疗冠心病心绞痛临床研究技术指导原则 [EB/OL]. [2011-12-17]. http://www. cde. org. cn/zdyz. do? method=largePage&id=120.

[12] European Medicines Agency. Committee for Medicinal Products For Human Use. Guideline On The Clinical Investigation of Anti-Anginal Medicinal Products in Stable Angina Pectoris [EB/OL]. [2006-06-01]. https://www. ema. europa. eu/documents/scientific-guideline/guideline-clinical-investigation-anti-

anginal-medicinal-products-stable-angina-pectoris_en. pdf.

[13] DEANFIELD J E, DETRY J M, LICHTLEN P R, et al. Amlodipine reduces transient myocardial ischemia in patients with coronary artery disease: double-blind Circadian Anti-Ischemia Program in Europe(CAPE Trial). J Am Coll Cardiol, 1994, 24(6): 1460-1467.

[14] VON ARNIM T. Medical treatment to reduce total ischemic burden: total ischemic burden bisoprolol study (TIBBS), a multicenter trial comparing bisoprolol and nifedipine. J Am Coll Cardiol, 1995, 25: 231-238.

[15] GISSI-3: effects of lisinopril and transdermal glyceryl trinitrate singly and together on 6-week mortality and ventricular function after acute myocardial infarction. Gruppo Italiano per lo Studio della Sopravvivenza nell' infarto Miocardico. Lancet, 1994, 343: 1115-1122.

[16] CHEN Z M, PAN H C, CHEN Y P, et al. Early intravenous then oral metoprolol in 45 852 patients with acute myocardial infarction: randomized placebo-controlled trial. Lancet, 2005, 366: 1622-1632.

[17] MORROW D A, SCIRICA B M, KARWATOWSKA-PROKOPCZUK E, et al. Evaluation of a novel anti-ischemic agent in acute coronary syndromes: design and rationale for the Metabolic Efficiency with Ranolazine for Less Ischemia in Non-ST-elevation acute coronary syndromes(MERLIN)-TIMI 36 trial. Am Heart J, 2006, 151: 1186-1189.

[18] MORROW D A, SCIRICA B M, KARWATOWSKA-PROKOPCZUK E, et al. Effects of ranolazine on recurrent cardiovascular events in patients with non-ST-elevation acute coronary syndromes: the MERLIN-TIMI 36 randomized trial. JAMA, 2007, 297: 1775-1783.

[19] IONA Study Group. Effect of nicorandil on coronary events in patients with stable angina: the Impact Of Nicorandil in Angina(IONA)randomized trial. Lancet, 2002, 359: 1269-1275.

[20] FOX K M. Efficacy of perindopril in reduction of cardiovascular events among patients with stable coronary artery disease: randomised, double-blind, placebo-controlled, multicentre trial(the EUROPA study). Lancet, 2003, 362: 782-788.

第四章

抗心律失常药物临床试验

　　心律失常是临床上十分常见的病症,多发生于心血管病和其他内外各科疾患的急性期、活动期和危重阶段,可严重地影响患者的生活质量、工作质量,甚至危及患者的生命。因此,如何及时正确地预防、诊断和治疗心律失常是临床医师在日常医疗工作中经常面临的问题,亦是当前医学领域中研究的热点之一。自 1918 年 Frey 将奎尼丁在临床上应用以来,抗心律失常药物的使用已近百年,即使在射频消融等新型方式广泛应用于心律失常治疗的今天,对于多数患者而言,抗心律失常药物仍是其主要治疗方法或必需组成部分。

　　关于室性期前收缩著名的循证医学临床试验——CAST 试验(cardiac arrhythmia suppression trial,1988—1995),是一项多中心、随机、双盲、安慰剂对照的心律失常抑制试验,1987 年 6 月由美国、加拿大、瑞典三国 27 家临床医学中心开始实施,对 2 309 例心肌梗死后有症状或无症状室性心律失常患者应用 Ⅰc 类抗心律失常药(恩卡尼、氟卡尼、Ⅱ期用莫雷西嗪)。上述三药均显示出明显的抑制心律失常作用,显著减少室性期前收缩的数量。但出乎意料的是治疗组病死率增加、再发心肌梗死者增多、两年存活率减少、心力衰竭加重、致命性心律失常增多。数据显示,治疗组猝死率 4.5%,总死亡率 7.7%;安慰剂组猝死率 1.2%,总死亡率 3.0%,有明显统计学差异。因此,1989 年 4 月该试验领导者决定立即终止此项临床研究。通过 CAST 试验人们开始认识到:①抗心律失常药物均有促心律失常作用,以常用的 Ⅰ 类药物最突出;②并不是所有的心律失常都需要治疗,对有些心律失常治疗常常是得不偿失;③强行治疗后的心律失常现象减少并不意味着病情好转,反而可能对预后不利;④对心肌梗死时预防性用抗心律失常药物的做法予以否定。

　　由此可见抗心律失常药物临床试验的重要性,其研究结果为药物的合理应用提供了重要依据。本章节重点探讨抗心律失常药物的临床试验研究。

第一节　心律失常概述

心脏传导系统由负责正常心电冲动形成与传导的特殊心肌组成。它包括窦房结、结间束、房室结、希氏束、左束支、右束支和浦肯野纤维网（图4-1）。冲动在窦房结形成后，随即由结间通道和普通心房肌传递，抵达房室结及左心房。冲动在房室结内传导速度极为缓慢，抵达希氏束后传导再度加速。束支与浦肯野纤维的传导速度均极为快捷，使全部心室肌几乎同时被激动。最后，冲动抵达心外膜，完成1次心动周期。心脏传导系统接受迷走与交感神经支配。迷走神经兴奋性增加抑制窦房结的自律性与传导性，延长窦房结与周围组织的不应期，减慢房室结的传导并延长其不应期。交感神经的作用与迷走神经相反。

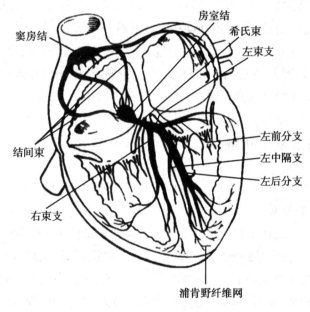

图4-1　心脏传导系统

一、心律失常的定义及分类

心律失常（cardiac arrhythmia）是指心脏冲动的频率、节律、起源部位、传导速度或激动次序的异常。

1. 按其发生原理，区分为冲动形成异常和冲动传导异常两大类。

（1）冲动形成异常

1）窦性心律失常：①窦性心动过速；②窦性心动过缓；③窦性心律不齐；④窦性停搏。

2）异位心律

a. 被动性异位心律：①逸搏（房性、房室交界区性、室性）；②逸搏心律（房性、房室交界区性、室性)。

b. 主动性异位心律：①期前收缩(房性、房室交界区性、室性)；②阵发性心动过速(房性、房室交界区性、房室折返性、室性)；③心房扑动、心房颤动；④心室扑动、心室颤动。

(2)冲动传导异常

1)生理性：干扰及房室分离。

2)病理性：①窦房传导阻滞；②房内传导阻滞；③房室传导阻滞；④束支或分支阻滞(左、右束支及左束支分支传导阻滞)或室内传导阻滞。

3)房室间传导途径异常：预激综合征。

2. 按照心律失常发生时心率的快慢，可将其分为快速型心律失常与缓慢型心律失常两大类。

(1)快速型心律失常：包括①窦性心动过速；②期前收缩；③窦房结折返性心动过速；④房性心动过速；⑤非阵发性房室交接性心动过速；⑥心房扑动；⑦心房颤动；⑧室上性心动过速；⑨室性心动过速；⑩心室扑动和心室颤动。

(2)缓慢型心律失常：包括①窦性心动过缓；②窦性停搏或窦性静止；③窦房传导阻滞；④病态窦房结综合征；⑤房内传导阻滞；⑥心房静止；⑦房性停搏；⑧房室传导阻滞；⑨室内传导阻滞；⑩逸搏和逸搏心律。

二、心律失常发生机制

心律失常的发生机制包括冲动形成的异常和/或冲动传导的异常。

(一)冲动形成的异常

窦房结、结间束、冠状窦口附近、房室结的远端和希氏束-浦肯野系统等处的心肌细胞均具有自律性。自主神经系统兴奋性改变或其内在病变，均可导致不适当的冲动发放。此外，原来无自律性的心肌细胞，如心房、心室肌细胞，亦可在病理状态下出现异常自律性，诸如心肌缺血、药物、电解质紊乱、儿茶酚胺增多等均可导致自律性异常增高而形成各种快速性心律失常。

触发活动(triggered activity)是指心房、心室与希氏束-浦肯野组织在动作电位后产生除极活动，被称为后除极(after-depolarization)。若后除极的振幅增高并达到阈值，便可引起反复激动，持续的反复激动即构成快速性心律失常。它可见于局部出现儿茶酚胺浓度增高、心肌缺血-再灌注、低血钾、高血钙及洋地黄中毒时。

(二)冲动传导异常

折返是快速心律失常的最常见发生机制。产生折返的基本条件是传导异常，它包括：①心脏两个或多个部位的传导性与不应期各不相同，相互连接形成一个闭合环；②其中一条通道发生单向传导阻滞；③另一通道传导缓慢，使原先发生阻滞的通道有足够时间恢复兴奋性；④原先阻滞的通道再次激动，从而完成1次折返激动。冲动在环内反复循环，产生持续而快速的心律失常(图4-2)。

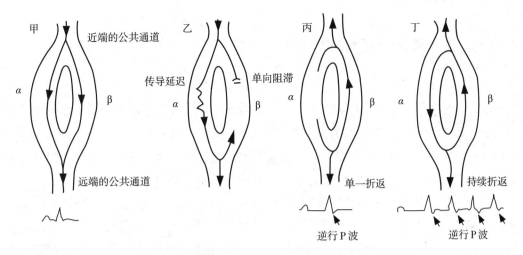

图 4-2　房室结内折返示意图

冲动传导至某处心肌,如适逢生理性不应期,可形成生理性阻滞或干扰现象。传导障碍并非由于生理性不应期所致者,称为病理性传导阻滞。

近年来临床实践对室性心律失常特别是室性期前收缩的处理原则发生了明显的变化,这首先取决于心内科医生对室性心律失常机制的认识不断深入,以及在此基础上对室性心律失常进行了重新分类。

传统室性期前收缩分类是按照 Lown 分级进行,根据室性期前收缩发生的频率从 0 级到 5 级,其中第 4 级分为 a 和 b,共 7 个级别。具体为:

0 级:无室性期前收缩。

Ⅰ级:偶发,每小时少于 30 次或每分钟少于 1 次。

Ⅱ级:频发,每小时多于 30 次或每分钟多于 6 次。

Ⅲ级:多源性室性期前收缩。

Ⅳ级 a:成对的室性期前收缩,反复出现。

Ⅳ级 b:成串的室性期前收缩,反复出现。

Ⅴ级:期前收缩的 R 波落在前一个窦性激动的 T 波上(R on T 现象)。

上述室性期前收缩的分级标准曾对临床症状的判断有一定的帮助,但其未涉及室性期前收缩这一现象的本质,特别是临床医生所关注的对不同性质室性期前收缩缺乏实用性指导。如对 R on T 室性期前收缩的评价临床意义争议较大,目前比较一致的意见是 R on T 室性期前收缩虽然分在危险性最高级别,但缺乏临床其他佐证,特别要分析是否伴有急性心肌缺血现象,否则意义并不大。只有极少数发生在收缩中晚期,尤其是易损期室性期前收缩可诱发恶性室性心律失常。而绝大多数 R on T 室性期前收缩还是安全的。

三、抗心律失常药物的分类

心律失常有多种分类方法,其中以形成机制来分类是最经典的方法。然而对于临床医生而言,为了便于决定治疗原则和选择治疗药物,常按心律失常发生时心率的快慢分快速型心律失常和缓慢型心律失常,其中快速型心律失常又按其起源分为室上性心律失常和室性心律失常,缓慢型心律失常主要包括窦性缓慢型心律失常和各类传导阻滞。抗心律失常药物也相应地分为快速型心律失常药物和抗缓慢型心律失常药物。

目前可选用的抗快速型心律失常药物的分类法是 20 世纪 70 年代订正的"Vaughan-Williams"分类法,如表 4-1。20 世纪 90 年代提出的"西西里策略"(Sicilian Gambit)在 Vaughan-Williams 分类的基础上,以心律失常发生机制和药物作用的离子通道为基础,扩展抗心律失常药物的分类,但目前尚不适宜在临床普遍应用。

表 4-1　抗快速型心律失常药物的分类(Vaughan-Williams 法)

分类	药物
Ⅰ类	钠通道阻滞剂
Ⅰa类	奎尼丁　普鲁卡因胺　丙吡胺
Ⅰb类	利多卡因　美西律　妥卡尼　苯丙胺
Ⅰc类	氟卡尼　恩卡尼　劳卡尼　普罗帕酮　西苯唑林
Ⅱ类　β受体拮抗剂	普萘洛尔　纳多洛尔　噻吗洛尔　美托洛尔　阿替洛尔
Ⅲ类　延长动作电位时程药	胺碘酮　溴苄胺　索他洛尔
Ⅳ类　钙通道阻滞剂	维拉帕米　替阿帕米　加洛帕米　地尔硫䓬　苄普地尔

随着人工起搏器的发展,抗缓慢型心律失常药物的临床应用逐渐减少。目前抗缓慢型心律失常药物常用于轻中度缓慢型心律失常患者,或一过性缓慢型心律失常患者,常用阿托品及异丙肾上腺素。

四、试验背景

心律失常是临床医疗中常见的问题,各类心脏病变都可出现心律失常。心律失常的临床表现变化很大,可以是危及生命的、需紧急处理的事件,也可以是无任何症状、仅在常规检查时才得以发现的事件(心律失常的症状分级见表 4-2)。有明显症状的心律失常通常见于器质性心脏病,但少数也可见于在长期观察中未见心脏异常现象者,因而其预后良好,判断是否是正常心脏需经严格的各项检查,例如①必须进行的检查项目:12 导体表心电图、24小时动态心电图、正侧位胸部 X 线检查、超声心动图、运动试验(最好活动平板),必要的生化及血液检查;②尽可能做的检查项目:心脏电生理检查,左右心室造影,核磁共振心脏检查,核素心室造影,冠状动脉造影,平均信号心电图,心率变异性分析,必要的血内中毒物质测定;③要考虑做的检查项目:心脏活体检查(心内膜心肌)。

表 4-2　心律失常的症状分级

Ⅰ级	无症状或仅有心悸症状
Ⅱ级	头晕、胸痛或呼吸困难
Ⅲ级	晕厥或意识障碍,或重要脏器严重功能不全的症状
Ⅳ级	心搏骤停

对心律失常严重度判断:

1. 过早搏动　每天固定时间观察 30 分钟,①轻度:患者无明显症状,平均每分钟过早搏动在 5 次以下;②中度:平均每分钟在 5 次以上,或呈二、三联律;③重度:有多源性,或连续三个以上过早搏动,或 R 波在 T 波峰上而 Q-T 间期延长者。

2. 阵发性室上性心动过速、阵发性房颤或心率较快的慢快综合征　①偶发:每月发作 1 次以下,每次发作 1 小时以内,休息后即自行消失;每月发作 1 次以下,每次发作 1 小时以上,休息后不立即消失。②多发:每月发作 2 次以上,每次发作 1 小时以内,或需药物控制者;每月发作 2 次以上,每次发作 1 小时以上,或需药物控制者。③频发:每日发作短暂多次;每周发作 1 次以上,每次发作 1 小时以上,或需药物控制者。

3. 病态窦房结综合征　窦房传导阻滞、窦性停搏、心率较慢的快慢综合征或缓慢性窦性心率在 50 次 /min 以下。①轻度:发作时无明显症状;②中度:发作时伴有明显头晕、胸闷、气急等症状,或出现Ⅰ度窦房传导阻滞;③重度:Ⅰ度以上窦房传导阻滞,伴有较长的心室暂停(> 2 秒以上),或伴有晕厥或阿斯综合征发作。

心律失常的预后取决于四大因素①心脏的结构和功能:是否存在器质性病变是决定预后的主要因素;②与血流动力学有关的症状:心律失常症状的分级如表 4-2,分级越高,危险性越大;③心律失常的类型:分为快速型和缓慢型,据报道,引起心律失常性猝死的心律失常 70%~80% 是由快速型室性心律失常引起,心室颤动是引起心脏性猝死的主要原因;④抗心律失常药物的危险性(致心律失常作用和毒性作用)。

心律失常的治疗目的是:①消除心律失常的相关症状。②降低近期和远期心律失常性死亡的危险性。心律失常的药物经历了一个多变的历史发展过程。传统药物的作用机制在离子通道、心肌细胞、心肌组织或整体心脏中进行研究,而现代药物作用机制的探究发生了很大的变革。其一是针对心律失常的特定基质,从分子水平到整体心脏,对心律失常的形成进行了模式化的整体分析。其二是研究焦点涉及基因和环境对心脏正常或异常电活动的决定作用和影响作用,以及由于心脏电活动改变对心脏结构和心电基质调控作用及重构作用的影响。

五、抗心律失常药物的适用范围

根据1979年制定的《常见心律失常病因严重程度及疗效参考标准》,治疗心律失常病例的选择原则为:住院病例休息3天后,门诊病例经观察3次,未见改善,或恒定出现者。一般来说,只有以下两种情况选用抗心律失常药才是完全合适的:①心律失常可能致命或造成持久伤害而需要抑制;②心律失常引起明显症状而需要抑制。

抗快速型心律失常药物的分类及作用机制见表4-1。随着人工起搏器的发展,抗缓慢型心律失常药物的临床应用逐渐减少,目前抗缓慢型心律失常药物常用于轻、中度缓慢型心律失常患者,或一过性缓慢型心律失常患者。对于严重缓慢型心律失常患者,在安装人工起搏器之前,抗缓慢型心律失常药是极有用的急诊处理办法。常用阿托品及异丙肾上腺素。

第二节　相关法律及技术规范要点

《抗心律失常药物指导原则注释》(CPMP/EWP/237/95)于1996年在欧盟正式生效。此后,仅有很小一部分治疗室性心律失常的药物进行临床试验,人们开始将焦点转向室上性心律失常的预防和治疗,尤其是房颤(AF)和房扑(AFL)的预防和治疗。《抗心律失常药物指导原则注释》仅为这些心律失常治疗药物的研发提供了部分法规指导。因此,欧洲药物监管局于2011年发布了《治疗心房颤动与心房扑动的抗心律失常药物指导原则》,旨在为治疗房颤的新制剂或药物的评估提供指导,同时弥补《抗心律失常药物指导原则注释》在抗心律失常药物方面存在的其他缺陷并替代其中部分章节的内容。该指导原则针对治疗房颤药物的疗效标准(抗心律失常作用、死亡率和发病率、症状和房颤相关的生活质量、左心室功能和运动测试)、安全性标准(发病率和死亡率、心脏事件、血流动力学效应、脑卒中、其他不良反应情况、相互作用)、患者选择以及研究设计进行了补充说明。

第三节　方案设计应遵循的原则

心律失常可以发生在器质性心脏病或无明显心脏病的患者。缓慢型心律失常引起临床症状或伴有血流动力学障碍时,常需要安装临时或永久起搏器。快速型心律失常的种类很多,机制是单个或多个折返环激动,单个或多个异位节律点主动兴奋,或是触发活动。抗心律失常药主要用于快速型心律失常,目的是终止快速型心律失常的发作及预防其再发。

一、病例选择

入选条件要根据药物的特征及试验目的而定。基本要求：一是心律失常的表现比较恒定而便于评价，二是保证安全。诊断心律失常的种类应有可靠的证据，一般通过心电图及动态心电图检查获得正确诊断。为观察阵发性心律失常的预防疗效，需要对发作的频度、持续时间及间隔时间作出明确规定，如室性期前收缩每分钟或每小时多少次，或者室性心动过速（室速）发作连续多少次以上等。患者的主诉只能作为参考，不能作为依据。

心律失常发生太少者，由于不易观察而不宜作为对象。心律失常的基础心脏病也需在入选条件中加以规定。对有自愈趋向的疾病，如急性心肌炎，除非以安慰剂对照，一般不列为评价对象。有些情况下特地规定急性心肌梗死后患者为对象，如在 CAST 试验中。心功能也是常需考虑的条件，除非专为研究药物对心功能的影响，由于多数抗心律失常药有抑制心功能的作用，一般不考虑以重度心力衰竭患者为对象。有严重肝或肾脏疾病者、严重疾病试验期间有寿命影响者、对药物过敏者以及孕妇、哺乳期妇女均不作为研究对象。

二、试验设计

设立对照组并随机入选病例是获得科学结果的关键。当前的临床试验除了用安慰剂作对照，不少试验将一种确知疗效的药物作为对照进行比较，以便了解另一试验药物效果的优劣。有条件可采用双盲或交叉盲法。对照可以是平行也可以是交叉的。无论平行或交叉设计，都应该随机分配。在进入随机之前都有一个导入期，如原已用过抗心律失常药则尚需有一个清洗期，该期长短视原用抗心律失常药的半衰期长短而定，应经历5个半衰期。一般的抗心律失常药半衰期较短，清洗期为2周。但如原服用胺碘酮，则至少须有5个月的清洗期。清洗期间给安慰剂。

三、疗效评价

心律失常的临床疗效标准：显效为心律失常消失或减少90%以上，有效为心律失常减少50%以上，无效为未达到有效水平。若治疗后心律失常比治疗前增多则属于恶化，或反映药物有致心律失常作用。按此法可以统计达到显效、有效、无效的病例数及其百分比。

对设立安慰剂或有效药物作对照组者，应该统计各组治疗后的心律失常发生频率数的差别，并对治疗组与对照组作统计分析，以了解是否达到显著性。对快速持续的心律失常，如心房颤动（房颤）用药物转复为窦性心律，除了观察窦性心律的转复之外，还要统计用药剂量、开始用药到转复成功的时间等。

对一种药物疗效的评价，不仅是统计其对心律失常控制的效果，更为重要的是降低总死亡率，至少不能增加死亡率。对于高危心律失常，如心肌梗死或心力衰竭合并的室性心律失常，药物对心脏和总死亡率的影响至关重要。因此，减少心律失常率及降低死亡率都是评价抗心律失常药物疗效的重要指标。

四、评价疗效的方法

许多种类心律失常自身变异性大，例如室性期前收缩的次数在 2 天间计数的差别可达到 85%；又如持续性房颤中自行恢复窦律者可达 20%~30%，因此须设立对照组并随机选样，把各种影响因素均衡分配到各试验组。

可靠而客观的检查方法能够评价药物对心律失常控制的疗效，同时了解药物的毒副作用。下面是目前常用的方法：

1. 静息心电图 常规 12 导联心电图是最基本的评价方法，尤其是观察药物的毒副作用，如延长 PR 间期、QRS 时间和形态、JT 和 JTC 间期及频率、Q-T 和 Q-Tc 间期及频率变化等。

2. 动态心电图 动态心电图用以辨识并计算异位搏动的性质和次数。异位搏动的阳性检出率随记录时间延长而提高，一般至少要连续记录 24 小时，短于 24 小时就可能遗漏较多的阳性结果。记录要求用磁带盒或高容量固态记录盒，能够将 24 小时的心脏搏动全部记下，不能采用低容量固态记录盒，以免丢失信息。室性心律失常这类每日间变动较大的心律，有时要求连续记录 48 小时。用动态心电图衡量药效时，记录的次数或间隔则按试验的设计而决定，至少在入选前、随机入组时、治疗结束时各检查 1 次。在设计中有剂量调整者，则每在剂量调整后须检查 1 次，检查时间视药物作用长短而定。

3. 心电生理检查 折返性心动过速有自然发作史者，应用心内电生理程序刺激法往往可以诱发与自然发作相同的心动过速，并可用以评价短时间内药物的疗效。电生理检查主要用于快速或高危室性心律失常患者。单形性室速、心室颤动（室颤）或疑为室速引起的晕厥，电生理检查时应重复诱发两次以证实是否和自然发作相同。电生理检查应用正规的程序刺激方案。高频率的成串刺激一般少用。有效标准是：使用药物以后再用相同的程序刺激不能诱发室速或诱发出来的室速连续不超过 15 个心室搏动，反之为无效。

第四节 临床试验设计

如第一章所述，药物临床试验分为 Ⅰ、Ⅱ、Ⅲ、Ⅳ期，下面将根据不同阶段对抗心律失常药物治疗的特点进行论述。

一、Ⅰ期临床试验

(一)研究目的

Ⅰ期临床试验是在大量的实验室研究、试管实验与动物实验基础上,将新疗法开始用于人类的试验。目的在于了解剂量反应与毒性,进行初步的安全性评价,观测人体对新药的耐受程度和药动学,为制定给药方案提供依据。心律失常的受试对象一般为健康志愿者,在特殊情况下也选择患者作为受试对象,通常要求志愿者住院以进行 24 小时的密切监护。随着对新药的安全性了解的增加,给药的剂量可逐渐提高,并可以多剂量给药。通过Ⅰ期临床试验,还可以得到一些药物最高和最低剂量的信息,以便确定将来在患者身上使用的合适剂量。

(二)受试者的选择

1. 受试者入选标准 按照 GCP 规定的技术要求,Ⅰ期临床试验应选择健康成年人及少数适宜的患者,受试者入选标准一般为:①年龄在 18~45 岁,性别不限(国外多选用健康年轻的男性志愿者作初期人体试验,因为他们不太可能突然发生与给药无关的疾病,而试验中发生不良反应的原因也易于判断),临床药动学研究常选择男性,女性受试者应排除怀孕、月经期;②体重指数在 19~25kg/m² 之间;③健康体检项目正常(经过体格检查,无严重的心、肝、肾、造血功能障碍者);④ 3 个月内未使用对肝、肾功有影响的药物;⑤自愿参加本试验,并签署知情同意书。

2. 受试者的排除标准 ①健康检查不符合受试者标准;②经常用药、嗜烟酒,3 个月内参加过其他临床试验;③ 3 个月内用过已知对某脏器有损害的药物或目前正在使用药物者;④有药物过敏史;⑤试验前患过重病;⑥有胃肠或肝、肾病史或现有上述疾病;⑦有其他影响吸收、分布、代谢和排泄等因素。

(三)耐受性试验

包括首次人体试验,耐受性与安全,初步治疗窗探索,通常为健康志愿者。耐受性试验设计包括:剂量设计、起始剂量、最大剂量、剂量分组、受试者筛选、观察指标及结果判定。

试验剂量:试验剂量包括单剂量(单次给药组)和多剂量(多次给药组或连续给药组)两种,主要是为了评估抗心律失常药物的初始安全性和耐受性。Ⅰ期临床试验应当先进行单剂量试验,再进行多剂量试验。在心律失常的临床治疗中,常采用合并用药,使其达到既能增加疗效,又可降低毒副作用的目的。Ⅰ期临床研究的剂量确定应当慎重,以保护受试者安全为原则。剂量设计时不仅要考虑初始剂量和最大剂量,还要考虑剂量梯度和终止指标等问题。

(四)药动学

目的是了解新药在人体内的吸收、分布与消除的规律,为制定合理的给药方案提供依据,选择推荐临床治疗用的剂量,确定用药后 12~72 小时内的血药浓度,流程为受试者筛选(一般选择 8~12 例 18~40 岁的健康志愿者男性,同一批试验受试者的年龄不宜相差 10 岁,体重为标准体重 ±10%,根据药物的药理特点制定入排标准)、入住 I 期病房、服用试验用药及观察、血液样品采集、血液样品测定、数据统计分析。

(五)药效学

受试者例数确定及筛选,根据国家药品监督管理局指导原则和药物的性质确定受试者例数及入选排除标准,通常为 18~24 例,根据其差异统计增加受试例数,一般为男性受试者,采取自身交叉对照试验的方法,以对 II 期临床试验起到指导作用,包括安全性、有效性及给药方案的制定。研究应包括:①患者和健康志愿者的心血管系统作用(血压、心率、体征和症状)和心电图;②在自律性、传导复极、不应期及心功能方面进行侵入性电生理检查,对装有 ICD 的患者进行无创性电生理检查;③包括心排血量、左室功能指数、充盈压和外周阻力等参数,有创性血流动力学研究;④对于药物的血流动力学及电生理特点,应在无威胁生命性心律失常、无危险因素的患者中进行浓度 - 剂量效应的研究。

(六)样本量确定

I 期临床研究最低病例数(试验组)为 20~30 例。

二、II 临床试验

(一)研究目的

通过 I 期临床研究,在健康人身上得到了为达到合理血药浓度所需要的药物剂量的信息,即药动学数据。但是,通常在健康人体上是不可能证实药品的治疗作用的。在 II 期临床试验中,参照 I 期临床试验的实际情况制定药物的剂量研究方案,将药物给予少数心律失常患者志愿者,然后重新评价药物的药动学和排泄情况。这是因为药物在患病状态的人体内的作用方式常常是不同的,对那些影响肠、胃、肝和肾的药物尤其如此。需注意诊断标准、疗效标准的科学性、权威性和统一性。要根据试验目的选择恰当的观测指标,包括诊断指标、疗效指标、安全指标。选择指标时,应注意其客观性、可靠性、灵敏度、特异性、相关性和可操作性。

(二)研究方法

II 期临床试验采用随机双盲对照试验(根据具体目的也可以采取其他设计形式),以平行对照为主。通常应该与抗心律失常标准疗法进行比较,同时可以使用安慰剂。应有符合伦理学要求的中止试验的标准和个别受试对象退出试验的标准。对不良事件、不良反应的观测、判断和及时处理都应作出具体的规定。II 期临床试验是对抗心律失常药物治疗作用的初步评价阶段。

根据《药品注册管理办法》关于 II 期临床试验病例数的规定,试验组应完成合格病例数不少于 100 例,试验组与对照组比例为 1:1。因此应选择不少于 200 例的符合上述入选标准和排除标准的快速型或缓慢型心律失常的患者,采取随机、双盲、平行对照的研究方法,分为试验组或安慰剂对照组(若存在伦理问题或特殊情况时,可考虑与基础治疗相结合的联合给药方案),以观察试验药物的疗效;或分别给予口服不同剂量的试验药物(至少应有三个不同的剂量组),从而确定在确证性临床试验的治疗剂量。

药物的治疗周期根据研究所选择的终点疗效指标及药物的半衰期而确定。在进入随机之前都有一个导入期,若原已用过抗心律失常药则尚需有一个清洗期,该期长短视原用抗心律失常药的半衰期长短而定,应历5个半衰期。一般的抗心律失常药半衰期较短,清洗期为2周。

(三)研究对象

1. 有明显临床症状的各种类型的心律失常,需要药物治疗,如心悸、活动后心律失常增加,伴有心绞痛、气短、呼吸困难的心律失常,出现头晕、头痛或暂时性意识丧失,一过性黑矇,伴突然出现栓塞征象的心律失常等。有明显症状的心律失常通常见于器质性心脏病,但少数也可见于在长期观察中未见心脏异常现象者,因而其预后良好,判断是否是正常心脏需经严格的各项检查,例如 ①常规进行的检查项目:12 导体表心电图、24 小时动态心电图、正侧位胸部 X 线片检查、超声心动图、运动试验(最好活动平板),必要的生化及血液检查;②可选择的检查项目:心脏电生理检查,左右心室造影,核磁共振心脏检查,核素心室造影,冠状动脉造影,平均信号心电图,心率变异性分析,必要的血内中毒物质测定;③特殊情况下可考虑做的检查项目:心脏活体检查(心内膜心肌)。

2. 无明显临床症状,但静息心电图及 24 小时动态心电图提示有心律失常,且可能致命或造成持久伤害者。

(四)入选标准

1. 心电图、动态心电图或心电生理检查诊断为心律失常的患者。

2. 心律失常病史至少3个月以上者且临床症状稳定者。

3. 年龄在 18~85 周岁之间,性别不限。

4. 自愿签署知情同意书。

(五)排除标准

1. 致命性心律失常者。

2. 心电图异常干扰运动试验结果的解释或运动试验假阳性者。

3. 慢性心衰 NYHA 分级 Ⅲ、Ⅳ级者。

4. 有临床意义的瓣膜疾病,先天性心脏疾病,肺动脉高压,慢性阻塞性肺疾病,脑卒中,夹层动脉瘤者。

5. 3个月内发生过心肌梗死、心绞痛、变异型心绞痛、休克者。

6. 未控制的高血压(≥ 160/100mmHg)或低血压(≤ 90/60mmHg)者。

7. 3个月内行冠状动脉旁路移植术(CABG)或 6 个月内行经皮冠状动脉介入治疗(PCI)者。

8. 有自愈倾向的基础心脏病,如急性心肌炎者。

9. 贫血(血红蛋白 < 100g/L)者。

10. 甲状腺功能亢进患者。

11. 计划在试验研究期间行择期安装心脏起搏器患者。

12. 怀疑或确有酒精、药物滥用史，或者根据研究者的判断、具有降低入组可能性或使入组复杂化的其他情况。

13. 其他重症或身体衰弱禁忌进行心电图运动试验者。

14. 合并肝、肾、造血系统等严重并发症，精神病患者。

15. 妊娠、近期准备妊娠、哺乳期妇女。

16. 过敏体质及对多种药物过敏者。

17. 最近 3 个月参加其他药物临床试验者。

18. 由于任何理由，研究人员认为该受试者不可能完成本研究者。

（六）预计样本量

我国现行法规规定，Ⅱ期临床试验试验组和对照组的例数都不得低于 100 例。Ⅲ期临床试验试验组例数不低于 300 例，对照组与治疗组的比例不低于 1∶3，具体例数应符合统计学要求。

三、Ⅲ期临床试验

（一）研究目的

Ⅲ期临床试验是在Ⅰ、Ⅱ期临床研究的基础上，将试验药物用于更大范围的心律失常患者志愿者身上，进行扩大的多中心随机对照临床试验，目的是进一步验证和评价抗心律失常药物的有效性和安全性，是治疗作用的确证阶段，也是为药品注册申请获得批准提供依据的关键阶段。

（二）研究设计类型

采取随机、双盲、多中心、阳性药平行对照、优效性临床试验。对试验药物和安慰剂（不含活性物质）或已上市药品的有关参数进行比较。试验结果应当具有可重复性。可以说，该阶段是临床研究项目的最繁忙和任务最集中的部分。除了对成年患者研究外，还要特别研究药物对老年患者，有时还要包括儿童的安全性。药物的治疗研究周期仍根据所选择的终点疗效指标及药物的半衰期而确定。阳性对照药应选择同一类疗效确定及不良反应少且已经上市的药物，如抗快速型心律失常选择符合 Vaughan-Williams 分类法的Ⅰ类、Ⅱ类、Ⅲ类或Ⅳ类药物，抗缓慢型心律失常选择阿托品或异丙肾上腺素等。同样，在Ⅲ期抗心律失常临床试验之前也有一个清洗期，以排除其他药物对试验用药的影响。

（三）研究对象

Ⅲ期临床试验研究对象的入选标准和排除标准与Ⅱ期相似，但应适当扩大特殊受试人群，进一步考察不同对象所需剂量及其依从性。除了对成年患者研究外，还要特别研究试验药物对特殊人群的安全性，如肝肾功能不全者、儿童、老年人、妊娠妇女等。

（四）样本量确定

我国现行法规规定，Ⅲ期临床试验试验组例数不低于 300 例，对照组与治疗组的比例不低于 1∶3，具体例数应符合统计学要求。

四、Ⅳ期临床试验

（一）研究目的

Ⅳ期临床试验是在抗心律失常药物上市后的实际应用过程中加强监测，在更广泛、更长期的实际应用中继续考察疗效及不良反应，评价在普通或者特殊人群中使用的利益与风险关系以及改进给药剂量等。应注意对不良反应（需重点关注抗心律失常药物的致心律失常作用）、禁忌、长期疗效和使用时的注意事项进行考察，以便及时发现可能有的远期副作用，并对其远期疗效加以评估。此外，还应进一步考察对患者的经济与生活质量的影响。

（二）研究设计类型及研究对象

Ⅳ期临床试验病例的选择可参考Ⅱ、Ⅲ期临床试验的设计要求，同时应注重对患有心律失常的特殊人群（如老人、儿童、孕妇、肝肾功能不全者）的不同类型心律失常的应用研究，因为不同人群及不同的心律失常类型对同一药物可能存在不同的反应。

（三）预计样本量

根据我国《药品注册管理办法》，Ⅳ期临床试验应在多家医院进行，观察例数不少于2 000 例。

第五节　有效性评价

一、疗效应答

疗效应答是显示药物在同时减少心律失常、主要症状和 / 或死亡率方面的药效和安全性。应对适应证中包括的各类症状和 / 或威胁生命的心律失常进行研究。此阶段目的是在各类心律失常和不危险性的病例研究中确定抗心律失常药物的药效和安全性。应特别注意一些高危人群，尤其是有并发症及并存心脏病的人群，例如充血性心衰、左室功能减退和缺血性心脏病、老年患者、需要多种抗心律失常药物治疗的患者或正在应用强心苷治疗的患者。应对每一群体单独分析，在分析时应考虑到药物在药动学（例如肝肾功能不全患者的药物分布、代谢、清除）、药效反应（缺血性心脏病患者、心肌病、病态窦房结综合征、传导阻滞、左室功能不全）方面可能存在的差别。

心律失常药物的疗效评价标准为 ①显效：心律失常消失或减少 90% 以上；②有效：心律失常减少 50% 以上；③无效：未达到有效水平；④恶化：治疗后心律失常比治疗前增

多。恶化常反映药物有致心律失常作用。按此法可以统计达到显效、有效、无效的病例数及其百分比。不同表现类型的心律失常的疗效标准稍有区别。

（一）病态窦房结综合征

l.窦房传导阻滞（计算 1 分钟心电图记录）

（1）显效：用药后心电图心率恢复正常。

（2）有效：用药后传导阻滞的发作频率减少 50%，传导阻滞或窦性静止间歇较用药前缩短，或不出现两个窦性周期的间歇。

（3）无效：用药后无变化。

（4）恶化：用药后发作频率增加 20% 或间歇延长 20%。

2. 窦性心动过缓（心率每分钟在 50 次以下）

（1）显效：连续观察 3 天，心率恢复正常（每分钟 60 次或以上），或症状消失。

（2）改善：心率在用药前增快 20% 或以上，或症状减轻。

（3）无效：心率无变化。

（4）恶化：心率在用药后较用药前减慢 20%。

3. 慢 - 快综合征　疗效标准按窦房传导阻滞或窦性静止及窦性心动过缓标准，快速心率按阵发性室上性心动过速或阵发性房颤的标准。

（二）房室传导阻滞

1. 显效　Ⅰ度和Ⅱ度房室传导阻滞消失，或传导阻滞Ⅱ度变为Ⅰ度者。

2. 有效　用药后Ⅰ度房室传导阻滞缩短 0.04 秒以上，或传导阻滞Ⅱ度变为Ⅰ度，或Ⅲ度房室传导阻滞变为Ⅱ度，或心率增快 20% 以上。

3. 无效　用药后无变化。

4. 恶化　用药后传导阻滞更明显或心率较前减漫 20% 者。

（三）期前收缩

1. 显效　用药后期前收缩消失。

2. 有效　用药后期前收缩次数较原有减少 50% 以上或减轻一度者。

3. 无效　用药后无变化。

4. 恶化　用药后期前收缩较前增加 50%。

（四）阵发性室上性心动过速或心房颤动

1. 显效　用药后发作基本控制，或频发转为偶发。

2. 有效　用药后发作频率较原有减少 50% 或以上，持续时间较原有缩短 50%，或频发变为多发，或多发变为偶发。

3. 无效　用药后无变化。

4. 恶化　用药后发作频率或持续时间较前增加 50% 以上。

（五）室性心律失常

室性心律失常的疗效评价标准采用 ESVEM 标准，根据受试者药物治疗前后自身对照，达到以下标准为有效：①室性期前收缩减少大于或等于 70%；②成对室性期前收缩减少大于或等于 80%；③短阵室性心动过速消失大于或等于 90%，15 次以上室性心动过速及运动时大于或等于 5 次的室性心动过速完全消失。抗心律失常药物治疗经动态心电图复查，若室性期前收缩增加数倍以上，或出现新的快速心律失常，抑或由非持续性室性心动过速转变为持续性室性心动过速，出现明显的房室阻滞及 Q-T 间期延长等，可判断为药物的致心律失常的副作用。另外，Sown 提出采用 24 小时动态心电图监护及心电图运动试验对室性期前收缩的疗效进行评价，有效判断标准为：①消除 3 个或 3 个以上连续的室性期前收缩（Lown 分级 Ⅳ B 级）及 R on T 型室性期前收缩（ Ⅴ 级）；②成对室性期前收缩（Ⅳ A 级）减少 90% 以上；③24 小时动态心电图及次级量运动试验的室性期前收缩减少 50% 以上。

24 小时（个别受试者需观察 48 小时）动态心电图能精确计算发生心律失常的性质和程度，是判断药物疗效最重要的方法。观察次数应根据方案而确定，应在受试者入选时和治疗结束时各检查 1 次。若治疗中需调整剂量，则应考虑在每次剂量调整后增加 1 次 24 小时动态心电图，检查间隔时间应根据药物达到稳态药物浓度时间长短而定。

对设立安慰剂或阳性对照者，应该统计各组治疗后的心律失常发生频率数的差别，并对治疗组与对照组做统计分析，以了解是否达到显著性。对快速持续的心律失常，如房颤用药转复为窦性心律，除了观察窦性心律的转复之外，还要统计用药剂量、开始用药及转复成功的时间等。

对心律失常药物的疗效评价，不仅是观察其对心律失常控制的效果，更重要的是降低死亡率的影响。对于高危心律失常，药物对心脏和总死亡率的影响至关重要。因此，减少心律失常率及降低死亡率都是评价抗心律失常药物疗效的重要指标。

二、疗效标准

（一）主要疗效标准

主要根据静息心电图、24 小时动态心电图、超声心动图、胸部 X 线正侧位片及必要的心脏电生理检查的变化来评价药物疗效。用药前应观察记录静息心电图、24 小时动态心电图、超声心动图、胸部 X 线正侧位片检查，必要时加做心脏电生理检查，用药结束后，同样应观察记录以上指标。

（二）次要疗效标准

1. 患者的自觉症状，如心悸、活动后心律失常增加，伴有心绞痛、气短、呼吸困难，出现头晕、头痛或暂时性意识丧失等的变化。

2. 每周药物的使用剂量及频率。

三、治疗应答的评估

根据药物起效时间的不同，药效评估的访视时间也有所差异。抗心律失常药物的半衰期较短，故一般情况下，在服用药物之后的 1 周、2 周、4 周、8 周、10 周等及试验结束时等不同时间点对药物疗效进行评估,具体访视周期按照不同药物的药效学和药动学特点确定,访视计划样表如表 4-3。评估内容一般包括:①病史及临床表现;②静息心电图;③ 24 小时动态心电图;④超声心动图;⑤心脏电生理检查;⑥胸部 X 线正侧位片;⑦服用试验药物的剂量和频率等。

表 4-3　访视计划表

试验阶段	筛选期	双盲治疗期										中止访视
访视	0	1	2	3	4	5	6	7	8	9	10	
周数	-2	第1天	2周	4周	8周	12周	16周	20周	24周	28周	32周	
知情同意书	·											
入组/排除标准	·	·										
病史采集	·											
生命体征、体格检查	·	·	·	·	·	·	·	·	·	·	·	·
一般检查项目 a.	·	·		·	·	·	·	·	·	·	·	·
分配筛选号码	·											
12 导联心电图检查	·	·	·	·	·	·	·	·	·	·	·	·
24 小时动态心电图	·		·	·	·	·	·	·	·	·	·	·
超声心动图	·			·		·		·		·		·
胸部 X 线正侧位片 b.	·		·	·	·	·	·	·	·	·	·	·
心脏电生理检查 b.												
尿妊娠试验（只限于育龄期女性）	·		·		·		·		·		·	
分发导入药物 c.	·											

续表

试验阶段	筛选期	双盲治疗期									中止访视
研究药物发放	·										
服用研究药物的剂量和频率		·	·	·	·	·	·	·	·	·	·
调整用量 d.											
合并用药	·	·	·	·	·	·	·	·	·	·	·
回收药物/评价依从性		·	·	·	·	·	·	·	·	·	·
不良事件	·	·	·	·	·	·	·	·	·	·	·

注：a. 一般检查项目包括血常规、尿常规、电解质、生化检查、心肌酶及心肌肌钙蛋白检测等；b. 受试者无心律失常的临床表现，但在心电图提示有严重的可能致命或造成持久伤害的心律失常；c. 受试者在参加此次临床试验之前，已经服用抗心律失常药物；d. 服用初始剂量的受试者，治疗期间不能耐受试验药物的相关副作用，可根据症状或体征的严重程度给予调整用药剂量或中止访视。

受试者符合入组条件，可以进行临床观察者，需仔细描述和记录病史及临床表现、静息心电图、24小时动态心电图、超声心动图及服用试验药物的剂量和频率，记录样表如表4-4。

表4-4　临床观察样表

1. 心律失常病史及用药后____周的临床表现：

详细描述：

_____

_____。

2. 用药后____周的即时静息心电图：

详细描述：

_____

_____。

3. 用药后____周的24小时动态心电图：

患者：　　　　年龄：　　　　性别：　　　　检测日期：

连续监测_____小时_____分。采取CM5, MaVF, _____导联。

基本心律：窦性　异位_____起搏心律。最快心率_____bpm, 见于_____。

最慢心率_____bpm,见于_____。日平均心率_____bpm。

室性期前收缩:全程_____次,最高频率_____beat/h,见于_____。单源 多源(多形)

CM5 呈_____形态,配对间期_____。二(三)联律_____次。

成对室性期前收缩_____次。

室性心动过速:全程_____次,频率_____bpm,RR 间距:规整 不规整, 单源 多源(多形)

持续时间_____,见于_____。

室上性期前收缩:全程_____阵次,最高频率_____beat/h,见于_____。P' 形态_____。

配对间期_____,成对期前收缩_____。

室上性心动过速:全程_____阵次,频率_____beat/h,持续时间_____,见于_____。

缓慢性心律失常:

ST-T:监测导联未见 ST-T 段改变。

　　　ST(水平 下垂 上斜型)降低_____mV,见于_____导联。

　　　发生时间_____。

　　　与频率关系:快频率依赖 慢频率依赖 与频率无关。

T 波改变:

其他:

心电图改变与症状关系:

结论:

　　　　　　　　　　　　　　　　　　　　　　　　　　　医师签名:

　　　　　　　　　　　　　　　　　　　　　　　　　　　日期:

4. 用药后____周超声心动图检查:

详细描述:

_____

_____。

5. 用药后____周胸部 X 线正侧位片:

详细描述:

_____

_____。

6. 试验药物的编号_____,总量_____mg,使用次数_____次。

四、临床应答

1. 患者原始有明显临床症状,如心悸、活动后心律失常增加,伴有心绞痛、气短、呼吸困难的心律失常,出现头晕、头痛或暂时性意识丧失,一时性黑矇,伴突然出现栓塞征象的心律失常等者,经过一段时间的治疗后,患者的临床症状是否有变化,如减轻、无改变或加重。

2. 患者原始无明显临床症状者,主要依靠即时静息心电图、24 小时动态心电图或心脏电生理检查进行判断。

第六节 安全性评价

抗心律失常药物,既能对抗心律失常,也可能导致心律失常,后者被称为药物的"致心律失常作用",即是指抗心律失常药物引起的新的心律失常发生或原有心律失常加重。所用药物的剂量或血浆药物浓度低于中毒水平,从而区别于药物中毒或过量导致的各种心律失常。

一、致心律失常作用的临床类型

致心律失常作用的临床类型包括新出现的心律失常发生或原有心律失常加重。

(一)新出现的心律失常

1. 快速心律 ①多形性室速伴心电图 Q-T 间期延长(尖端扭转型室速),用药后 Q-T 间期延长引起扭转型室速是较特异的致心律失常现象;②多形性室速,心电图 Q-T 间期正常;③室颤;④持续性单形室速,间歇性发作;⑤持续性单形室速,不间断性发作;⑥房扑,1∶1 传导;⑦室上性快速型心律失常,包括房性心动过速伴房室传导阻滞,或者非阵发性交接区心动过速。

2. 心动过缓及传导障碍 ①窦房结功能不全;②房室阻滞;③明显的 QRS 增宽。由于传导阻滞或逸搏机制,可发生窦性停搏、窦房或房室阻滞,从而引起心动过缓,甚至心脏停搏。

(二)原有心律失常加重

1. 非持续性转变为持续性。

2. 心动过速频率加快。

二、致心律失常作用的诊断

1. 肯定的致心律失常作用 ①尖端扭转型室速伴 Q-T 间期延长;②持续性单形性室速(从非持续性室速转为持续性室速);③多形性、持续性室速伴正常 Q-T 间期;④双向性室速,多见于洋地黄中毒时。

2. 可能的致心律失常作用 ①室性期前收缩或非持续性室速的发作频率增加,动态心电图诊断:基础室性期前收缩 ≥ 100 次 /h,用药后 > 3 倍;基础室性期前收缩 < 100 次 /h,用药后增加 10 倍;非持续性室速,用药后增加 10 倍。②原有室速的速率明显增快,即 RR 间期至少缩短 10% 以上。③原有的自发单形性室速发作频率增加,若未达到上述标

准,可反复停药后再用药,以观察其变化。

致心律失常多发生在开始用药24~48小时,72小时后渐为减少。若使用易于发生致心律失常的药物,特别是有心肌功能障碍或有诱因的患者,宜于医院内开始给药。抗心律失常药物血浆浓度变化范围较大,除了有中毒可能性时,测定血药浓度指导用药并不实用。应强调严格掌握抗心律失常药物的适应证,发生致心律失常时应及时停药,测定血浆电解质浓度,包括血钾和血镁,并按具体心律失常处理。必要时可心室起搏,严重血流动力学障碍时可以电复律。

三、安全性评价指标

1. 传统的无创检测技术如静息常规心电图、24小时动态心电图及运动试验等对发现心律失常及判断其预后起着不可否定和不可取代的作用。

(1)静息常规心电图与24小时动态心电图:静息常规心电图和/或24小时动态心电图检查对发现抗心律失常药物的致心律失常作用是肯定的。若静息常规心电图和/或24小时动态心电图检查发现符合以上诊断标准,则可高度怀疑抗心律失常药物的致心律失常作用。

(2)运动试验:运动诱发心律失常的因素十分复杂,生理性的及病理性的可交错存在,应认真评价,健康人运动试验时,有少数出现单源性室性期前收缩,不具有诊断及预后判断的价值。有器质性心脏病的患者,运动诱发复杂性室性期前收缩或非持续性室速应视为发生恶性心律失常的危险因素。

2. 目前多项无创检测技术如心室晚电位、心率变异性分析、Q-T离散度等均是以预测心源性猝死为目的的,也用于心律失常药物的安全性评估。

(1)心室晚电位:心室晚电位阳性反映心肌组织结构的不均一性所导致电活动异常,代表了缺血区心肌的电兴奋传导延缓,去极化速度延迟,是发生折返性室性心律失常的重要机制。因此晚电位的存在,是心肌电活动不稳定状况的反映,有潜在致室速、室颤的危险,检出晚电位是猝死的预报信号。特发性室速的患者心室晚电位大多为阴性,如心室晚电位阳性往往提示有心肌病变的基础,应进行进一步检查。

(2)心率变异性分析:心率变异性是指逐次心跳周期差异的变化情况,它含有神经体液因素对心血管系统调节的信息。心率变异性的大小实质上是反映神经体液因素对窦房结的调节作用,也就是反映自主神经系统交感神经活性与迷走神经活性及其平衡协调的关系。心率变异性分析作为定量检测自主神经功能的指标,已公认为预测心源性猝死的一个独立的因素。对特殊人群如心肌梗死后及糖尿病患者,心率变异降低预测猝死危险性增高的价值是肯定的。

(3)Q-T离散度:原始的Q-T离散度的理论基础是心肌存在组织学上的区域性结构异常。药物致心律失常的患者,其Q-T离散度增加,部分抗心律失常治疗有效的患者,其Q-T离散度减少。造成不同部位心肌复极不均一,反映在体表心电图不同的导联上则表现为 Q-T 离散度增大,这种不均一性达到一定程度即可导致恶性心律失常。

(4)电生理检测:电生理检测是应用心导管程序刺激诱发心律失常,而进行抗心律失常药物筛选的方法,同时对抗心律失常药物的致心律失常作用也有一定诊断价值。但它是一种有创性检查技术,且经电生理检测诱发出持续性室速的猝死高危患者只有应用 ICD 可降低死亡率,因此,在检查前宜全面考虑,权衡利弊,以策安全。

四、安全性评价新指标

Q-T 间期、Q-Tc 延长是抗心律失常药物致心律失常的重要机制,也是药物安全性评价的一个重要衡量指标。但是,临床上观察到 Q-T 间期的延长并不都会引发心律失常,而药物致心律失常的发生也并不都伴随着 Q-T 间期的延长,甚至在一些 Q-T 间期缩短的情形下,也有致心律失常作用。因此,除了单纯考察药物导致 Q-T 间期延长指标外,还需要参考其他的实验数据来评价抗心律失常药物的安全性。

(一)透室壁复极离散和 T 波峰末间期(Tp-Te 间期)

20 世纪 80 年代,人们认识到心室不同区域、不同层次的心肌细胞存在电生理特性的差异,提出了透室壁复极离散(TDR)的概念,并解释了体表心电图 T 波形成的原理。研究提示,TDR 及其变化是心电图 T 波形成的决定性因素,而 Tp-Te 间期可反映 TDR,是代表 TDR 的量化指标。TDR 和 Tp-Te 间期对室性心律失常的预测、危险性评估和治疗具有重要意义。

目前,国内外对于 Tp-Te 间期与在抗心律失常药物安全性评价中的作用研究很少,仅在药物对照研究中发现 Tp-Te 间期延长在预测室速发作中有一定价值。Yamaguchi 等对 27 例药源性长 Q-T 综合征患者进行研究,15 例因口服抗心律失常药物所致。研究发现 Tp-TeQ-T 是预测发生尖端扭转性室速(TdP)的最好指标,其灵敏度 0.80,特异度 0.88,阳性预测价值 0.80,阴性预测价值 0.88。此外,Darbar 等对 123 位由药物(其中 101 例服用抗心律失常药物)引起的长 Q-T 综合征患者的回顾性研究结果显示,Tp-Te 间期在药物引起的长 Q-T 综合征中,对引起的室性心律失常尤其是 TdP 具有重要的预测价值。但是 Tp-Te 间期这一无创性心电学参数,对抗心律失常药物安全性评价进行评估研究仍处于初级阶段,其应用方法还有待于进一步研究。

(二)TRIad 值

为了更好地研究药物致心律失常的机制和监测指标,Shah 等提出的 TRIad 概念,强调了动作电位形态三角形化作用、药物的反作用依赖、电不稳定性和离散等概念在预测药物致心律失常中的重要作用。Hondeghem 等认为动作电位延长的形状比动作电位延长本身更重要,如果药物使心肌动作电位的延长表现为方形化,即平台期的水平延长,则此化合物有抗心律失常的作用。相反,若动作电位三角形化,即动作电位时间的延长,伴有动作电位平台期的逐渐缩短,使动作电位图形的描记呈现出三角形的形状,则此化合物可能有引起心律失常的危险。这种分析标准经过广泛的药理学实验证实,可以区别药物具有促心律失常作用还是抗心律失常作用。心血管类药物特罗地林和非心血管类药物托特罗定就是很好的例证。两者在治疗剂量下,都阻滞 hERG 通道,但是在导致 TdP 方面却有着很大差别。特罗地林不延长动作电位时程(APD)却能导致动作电位形态三角形化,托特罗定延长 APD 却无动作电位形态的三角形化改变。如果单以Q-T 间期延长与否来判断,前者抗心律失常,后者致心律失常。而通过动作电位形态来分析,特罗地林具有明显的致心律失常作用,而托特罗定则没有,这也和临床观察结果一致。

(三)晚钠电流

近些年,晚钠电流在心律失常的发生中的作用越来越受到学者们的重视。尤其在一些遗传性离子通道病、心肌缺血、心力衰竭等病理条件下,晚钠电流增强,可增加早后除极和心律失常的发生。目前发现,胺碘酮、利多卡因、雷诺嗪等药物有抑制晚钠电流增强的作用,是其治疗心律失常的机制之一。而索他洛尔等抗心律失常药物具有增强晚钠电流的作用,则较多导致心律失常事件发生。因此,抗心律失常药物对晚钠电流的作用或可成为评价其安全性的实验室指标。

五、抗心律失常药物的使用注意事项

1. 抗心律失常药物只作治疗性用药,不作预防性用药。如果考虑预防性应用抗心律失常药物,应有用药的循证医学依据。

2. 抗心律失常药物应重在救治心律失常急性发作,即终止快速型心律失常,如快速型心律失常发作频繁、患者症状较重,可考虑短时间内应用抗心律失常药物预防其发作,在考虑长期治疗用药时应权衡疗效和风险。

3. 快速型心律失常发作时,给患者带来的主要危害是对血流动力学的影响,因此,对于任何类型的快速型心律失常都应首先评估者的血流动力学情况,包括血压、意识以及呼吸困难和胸痛的程度等。对于血流动力学不稳定的任何类型快速型心律失常,均有紧急终止的指征,可以根据患者的具体情况选择抗心律失常药物或电复律。

4. 抗心律失常药物的应用安全性是第一位的,在一些患者中抗心律失常药物的促心律失常作用是致死性的。对于伴有器质性心脏病的患者(心肌病、心肌梗死、心衰、伴左心室肥厚的高血压),原则上不用Ⅰ类抗心律失常药物。β受体拮抗剂不良反应少,应选择具有脂溶性、选择性拮抗 β_1 受体和无内源性交感活性的药物,如美托洛尔、比索洛尔。

5. 心律失常的预防强调上游治疗,包括纠正病因,改善心律失常的发生基质;去除诱因,如保持电解质稳定、改善心肌供血和心功能等。有心血管危险因素的心律失常患者,可应用 ACEI 或 ARB 类药物,这类药物通过降压、抑制或逆转心肌重构、改善心功能、抗心肌纤维化等作用,减少心律失常的发生。

6. 经导管消融可根治多种快速型心律失常,对于药物治疗无效的快速型心律失常可考虑行导管消融治疗；在有指征的患者应植入 ICD，因其预防心源性猝死的作用优于药物。对于 ICD 反复电击的患者，除加强病因和基础病治疗、优化和调整 ICD 参数外，应同时加强抗心律失常药物的应用，可考虑胺碘酮与 β 受体拮抗剂联合应用，必要时也可行导管消融治疗，以减少 ICD 放电次数。

第七节 特殊人群中进行的研究

一、肝、肾功能不全患者

肝是药物代谢和解毒的重要脏器。多数抗心律失常药物进入人体后经肝生物转化和清除，肝功能状态可改变药物的药动学特征，并进而影响药物的安全性和有效性。肾是药物排泄的主要器官，也是药物代谢的器官之一。肾功能损害时，药物的吸收、分布、生物转化、排泄以及机体对药物的敏感性均可能发生改变。研究资料表明，肾功能不全患者，许多药物不良反应发生率明显高于肾功能正常者，且与肾功能损害程度密切相关。因此，在进行抗心律失常的临床药物试验过程中，为保护受试者安全、正确评价药物的有效性和安全性，一般在 Ⅱ 期临床试验中不选择肝、肾功能不全的患者进行大规模临床试验研究。Ⅳ 期临床试验是在抗心律失常药物上市后的实际应用过程中的监测，更注重该药物的实际应用，肝、肾功能不全患者应根据试验药物不良反应的不同，在研究者的指导和监测下，选择性地服用试验药物。

二、儿童患者

小儿心律失常是儿科心血管疾病的常见病之一，其发生机制、临床表现、治疗方法及预后与成人有着本质的区别。儿童的药物代谢能力弱，尤其在新生儿（包括早产儿）、婴幼儿更弱。不同年龄段的儿童，其心律失常的病因、类型及治疗方法亦不同。小儿持续存在的心律失常对其健康存在直接损害，因此对于儿科心血管专业医师，抗心律失常药物在儿科心律失常治疗方面的准确应用十分重要。但鉴于伦理方面的原因一般不进行大规模的临床试验。

小儿阵发性或持续性心动过速是儿科急诊常见情况，心动过速持续时间长极易造成心力衰竭，甚至危及患儿生命，及时、有效地终止心动过速非常重要。在小儿最常见的心动过速为：①预激综合征，是小儿最为常见的室上性心动过速，< 1 岁者常表现为无休止性心动过速，抗心律失常药物难以控制；②房性心动过速或房扑，小儿房性心动过速不少见，占儿童室上性心动过速的 4%~10%，应用抗心律失常药物是治疗小儿房性心动过速的主要手段。

一般治疗原则：首先要了解心律失常的性质及发生心律失常的原因，同一性质的心律失常可由不同病因引起,对血流动力学的影响因患者具体情况而不同,而且病情发展的趋势个体差异大,绝不能单纯根据心律失常的心电图诊断进行治疗。处理心律失常时应注意:①明确心律失常的性质,不同性质的心律失常治疗不同;②查明病因和诱因并及时纠正;③了解心律失常对血流动力学的影响,心律失常引起明显血流动力学改变者应及时治疗;④了解抗心律失常药:如药理作用、用法、剂量、药效出现时间、维持时间、适应证以及副作用等;⑤注意及时对症治疗;⑥严重心律失常,应监测心电图,密切观察变化,并做好急救准备。

总之,小儿的心律失常,根据其不同类型、不同年龄、不同原发病以及心律失常所导致的心功能状态的不同,临床上应谨慎选择不同的抗心律失常药物。

三、妊娠妇女

妊娠期心律失常在临床较为常见,首先应区分是生理性还是病理性,妊娠妇女心电图会发生一些生理性改变:由于妊娠期间,孕妇经常出现过早的心房和心室去极而导致休息的孕妇心率每分钟增加 10 次,心电图会出现 PR、QRS 和 Q-T 间隔缩短,P、T 振幅不变;不断增大的子宫使心脏的位置发生改变而导致电轴左偏。其次应判断心律失常是否对血流动力学有影响。心律失常和抗心律失常药物治疗均可能对胎儿产生一定影响,药物是否有致畸作用,药物对生长发育是否有影响,都是很值得关注的问题。

美国食品药品管理局(FDA)于 2015 年 6 月确立妊娠哺乳期安全用药新规定,规定要求:药品生产商需在其药品说明书中提供妊娠期妇女药物风险及获益的详细相关信息,包括孕期药物暴露、药物疗效信息收集与上报登记系统,鼓励正在服用药物或生物制品的孕妇将相关信息上报参与研究。

大多数抗心律失常药物都存在危险,但是得到的益处肯定超出了危险。基于伦理方面的原因一般不进行大规模的临床试验,所以只对有严重症状或患有致命性心律失常的患者才采取药物治疗。先天性畸形通常在妊娠前 3 个月由药物毒性引起,在受精后最初 8 周(末次月经后 10 周)致畸的危险性最大。因此,在妊娠首 3 个月应尽可能避免给药。在妊娠中 3 个月和末 3 个月,抑制胎儿生长发育是药物治疗的主要潜在危险,限用于其他药物无效和有潜在致死性的心律失常。

第八节 临床研究实例介绍

本节结合上述理论知识,结合具体案例进一步介绍抗心律失常药物的临床试验设计。

一、Ⅰ期药物临床研究

（一）单次给药耐受性研究

采用单中心、随机、安慰剂对照设计。

健康志愿者 60~90 人，随机分为试验组和安慰剂对照组，均从最低给药剂量开始，每例受试者只接受 1 个剂量，第一个剂量组试验完毕后，方可进行下一个剂量组。分别给予吡西卡尼或安慰剂：25mg、50mg、80mg、120mg、150mg、200mg、250mg，其中 25mg、50mg、80mg 者每组 2~4 人，120mg、150mg、200mg、250mg 者每组 6~8 人。对各剂量组依次进行研究，对整个研究期间对不良事件进行评估。

（二）多次给药耐受性研究

采用单中心、随机试验设计。

健康志愿者 12~16 人，随机分为 2 组，每组 6~8 人，按单次给药耐受性试验未出现不良反应的次大耐受剂量进行，即分别给予吡西卡尼 150mg 和 200mg，5~10 天。根据试验中出现或不出现不良反应而下降或上升剂量，进行另外一组试验。对各剂量组进行研究，并对整个研究期间的不良事件进行评估。

（三）单次给药药动学研究

采用单中心、随机、开放、自身对照试验设计。

健康志愿者 25~30 人，随机分为 3 组，每组 8~12 人，分别给予吡西卡尼 25mg、50mg 和 100mg。采集血液及尿液标本的时间点为：服用试验用药之前，给药后 10 分钟、30 分钟、1 小时、2 小时、3 小时、4 小时、5 小时、6 小时、8 小时、10 小时及 12 小时，共采集 11~13 次。随后对药动学的参数进行估算和评价。

此阶段应有效地整合各项试验数据，选择科学合理的数据及统计方法，根据试验中测得的各受试者的血药浓度 - 时间数据绘制各受试者药 - 时曲线和平均药 - 时曲线，进行药动学参数估算，求得药物的主要药动学参数，以全面反映药物在人体内吸收、分布和消除的特点。主要药动学参数有：T_{max}（实测值）、C_{max}（实测值）、$AUC_{0~t}$、$AUC_{0~\infty}$、V_d、Kel、MRT、Cl 或 Cl/FF。对药动学参数进行分析，说明其临床意义，并对Ⅱ期临床研究方案提出建议。从尿液浓度估算药物经肾脏排泄的速率和总量。

（四）多次给药药动学研究

采用单中心、随机、开放、自身对照试验设计。

健康志愿者 8~12 人，给予吡西卡尼 50mg，q8h，共 14 天。在给药之前采集 1 次血液标本和尿液标本，并从给药后第 2 天开始，每天给药之间采集血液和尿液标本 1 次，应连续测定 3 次谷浓度（给药前），当确认已达稳态浓度后，在最后一次给药后，采集一系列血样和尿样，采集时间点同单次给药，以测定稳态血药浓度 - 时间曲线。

根据试验中测定的三次谷浓度及稳态血药浓度 - 时间数据，绘制多次给药后药 - 时曲线，求得相应的药动学参数，包括达峰时间（T_{max}）、稳态谷浓度（C_{ss_min}）、稳态峰浓度

（C_{ss_max}）、平均稳态血药浓度（C_{ss_av}）、消除半衰期（$t_{1/2}$）、清除率（Cl 或 Cl/FF）、稳态血药浓度 - 时间曲线下面积（AUC_{ss}）及波动系数（DF）等。对试验结果进行分析，说明多次给药时药物在体内的药动学特征，同时应与单剂量给药的参数比较，观察其是否存在差异，特别是在吸收和消除等方面是否有显著的改变，并对药物的蓄积作用进行评价、提出用药建议。

（五）进食对药动学的影响

采用单中心、随机、开放、自身对照试验设计。

健康志愿者 20~24 人，随机分为两组，在餐前和餐后分别给予吡西卡尼 150mg，餐后试验组要求在进餐开始 30 分钟后给药。试验餐要求高脂、高热量，以便使食物对胃肠道生理状态影响达到最大，从而使进食对吡西卡尼的影响达到最大，并从开始进食试验餐起计时，要求受试者 30 分钟内吃完，以排除进餐速度对服药时间的影响。

采样点的确定同单次给药药动学研究，根据试验结果进一步确定饮食是否对药物吸收及药动学产生影响。

（六）生物等效性研究

采用单中心、随机、开放、自身交叉对照试验设计。

为更敏感地检测出不同制剂间的差异，选择 18~24 例健康男性作为受试者，随机分为两组，每组 9~12 人，第一周期每组受试者分别给予单次口服 $3 \times 50mg$ 和 $1 \times 150mg$ 吡西卡尼，第二周期交换另外一种给药方式，两个周期间的清洗期为 1 周。分别对两种不同给药方法的药动学参数进行比较，并对接受了两种受试药物的安全性进行分析。

二、Ⅱ期临床研究

（一）研究目的

旨在评价试验用药和安慰剂在防止心房颤动发生次数的变化，以判断决奈达隆 400mg/ 次，每日 2 次在心房颤动中的有效性。

（二）研究设计类型

随机、双盲、安慰剂对照、多中心临床试验。

经过 7 天的筛选期后，符合入选标准、不符合排除标准的 1 237 名受试者按照 2∶1 的比例被随机分为试验组和安慰剂对照组（之前服用胺碘酮的患者在符合入组条件后，立即停用胺碘酮）：

试验组：试验药 400mg/ 次，p.o. b.i.d.

安慰剂对照组：安慰剂对照药，400mg/ 次，p.o. b.i.d.

分别观察其在用药后 1 周、2 周、3 周、2 个月、4 个月、6 个月、9 个月及 12 个月时的症状、生命体征及心电图的变化情况。

（三）研究对象

阵发性或持续性房颤患者。

（四）入选标准

1. 年龄大于 21 周岁，性别不限。

2. 在入选前 3 个月，至少有过 1 次的心房颤动发作（心电图诊断）。

3. 随机心电图显示，窦性心律至少持续 1 个小时以上。

4. 签署书面知情同意书。

（五）排除标准

1. 永久性房颤患者。

2. 妊娠、近期准备妊娠的妇女。

3. 间断扭转型室性心动过速的患者。

4. 持续性心动过缓的患者，心率小于 50 次 /min、PR 间期大于等于 0.28 秒、Ⅱ度以上房室传导阻滞、有临床表现但未使用心脏起搏器的病态窦房结综合征患者。

5. 正在服用 Ⅰ 类或 Ⅲ 类抗心律失常药物的患者。

6. 慢性心衰 NYHA 分级 Ⅲ、Ⅳ 级的患者。

7. 血清肌酐水平 ≥ 150μmol/L（1.7mg/dl）者。

8. 血清电解质水平严重异常者。

9. 严重肝、肾功能不全者。

10. 最近 3 个月参加其他药物临床试验者。

11. 由于任何理由，研究人员认为该受试者不可能完成本研究者。

（六）疗效终点

首要疗效终点：在服用试验药和安慰剂过程中，从随机化开始到首次出现心房颤动的时间。这里首次出现的心房颤动是指持续时间超过 10 分钟，并经过两次间隔 10 分钟的 12 导联心电图或心电监测才能确诊。

次要疗效终点：是在 12 导联心电图或心电监测中，首次出现的与心房颤动有关的症状和心室率。

（七）安全性指标

不良事件，包括用药后临床症状的异常表现以及体格检查、实验室检查、心电图等具有临床意义的改变，主要是指随机化开始后首次心房颤动发作的时间。

（八）统计分析方法

描述性统计包括分类变量频数表。对于连续变量，描述性统计用表格分析包括适用的受试者观察数、均值、中位数、标准差、最小和最大值。对疗效指标同时采用 PP 及 FAS 分析，对所有疗效指标进行组内 / 组间差异性检验，同时对主要疗效指标进行非劣性检验。对所有用药的受试者按不同给药组进行安全性数据的总结。总结表包括自基线期的改变及任何有临床意义的改变，该表列出以下安全性终点：实验室检查、不良事件（发生率、严重程度、性质、持续时间）、体检、生命体征。所有分析根据单独的统计分析计划书进行。本次临床试验不进行期中分析。

三、Ⅲ期临床研究

(一)研究目的

评价国产艾司洛尔在快速型室上性心律失常中的临床疗效及安全性。

(二)研究设计类型

设两个对照组,根据心律失常类别分层配对,进行随机、平行对照、单盲试验。

1. 国产艾司洛尔与进口艾司洛尔对照组 每组各49例。

2. 国产艾司洛尔与美托洛尔对照组 每组各35例。

3. 国产艾司洛尔(试验药)组 除对照组配对共84对外,另141例单盲试验。

试验组、对照组观察病例共309例。

(三)研究对象

年龄≥18岁,男性或女性(非妊娠者)、住院或急诊观察室患者的快速型室上性心律失常,需治疗者。

(四)入选标准

1. 年龄为18~70(含18、70)周岁,性别不限。

2. 快速型室上性心律失常,需治疗者。包括:①房颤、房扑、阵发性室上速(PSVT)、自律性房性心动过速(automatic atrial tachycardia)、窦性心动过速(非代偿性、需治疗者),心室率≥120次/min;②围手术期(麻醉、手术过程、心脏或非心脏手术等)窦性心动过速(与应激刺激有关的心率增快或≥100次/min)和/或血压升高、房颤、房扑、PSVT、自律性房性心动过速。

3. 所选病例先经对照观察期,一般30分钟,如仍为快速型室上性心律失常、心率≥120次/min,可入选。围手术期患者至少观察10分钟,如心室率>100次/min。

(五)排除标准

1. 妊娠。

2. Ⅱ度以上房室传导阻滞者。

3. 未安装起搏器的病态窦房结综合征者。

4. 低血压,收缩压<100mmHg(13.3kPa)者。

5. 充血性心力衰竭,NYHA Ⅲ级或Ⅳ级者。

6. 慢性阻塞性肺疾病患者。

7. 不耐受β受体拮抗剂(药物过敏史)者。

8. 近期经常嗜酒者。

9. 严重肝、肾功能不全者。

10. 2周内接受其他药物试验者。

11. 窦性心动过速继发于低血容量、贫血、感染或洋地黄中毒,但继发于甲状腺功能亢进者不在此列。

12. 预激综合征者。

13. 由于任何理由,研究人员认为该受试者不可能完成本研究者。

(六)疗效指标

心率判断以心电图记录 1 分钟为准;观察心率、心律、呼吸、血压,每 10 分钟一次,并及时记录。观察受试者感觉及皮肤、消化、造血、神经系统等方面的反应。治疗前和治疗结束次日检查:血常规、血小板、尿常规、谷丙转氨酶、胆红素、尿素氮、肌酐、血钾、血钠、血氯、血糖、12 导联心电图。

(七)疗效判定标准

显效:异位心律转复为窦性心律;或虽未转复,但心室率减慢至 100 次 /min 以下;或窦性心动过速的心室率减慢至 100 次 /min 以下。

有效:异位心律未转复为窦性心律,心室率仍＞ 100 次 /min,但较治疗前减慢≥ 20%;或窦性心动过速的心室率仍＞ 100 次 /min,但较治疗前减慢≥ 20%。

无效:未达有效水平。

围手术期病例,心室率较前减慢≥ 20% 或异位心律转为窦性心律为有效;未达有效水平为无效(仅分两档)。

(八)安全性指标

及时记录出现的不良反应。作为不良反应的低血压定义为:观察期间,一次或多次观察到收缩压＜ 80mmHg(10.7kPa)或舒张压＜ 50mmHg(6.7kPa),如患者出现不能耐受的情况,立即减药或停药,并积极抢救治疗,随诊至不良反应消失。

(九)统计方法

计量数据采用 t 检验,计数数据采用卡方检验。计量指标的描述将计算均数、标准差、中位数、最小值、最大值。分类指标的描述用各类的例数及百分数。对研究的完成情况进行描述性统计,对人口学和基线特征进行组间比较以分析组间的均衡性。

疗效指标分析:主要疗效指标将采用优效性检验,原则上不考虑中心效应,采用方差分析、卡方检验或非参数统计方法进行组间比较。

安全性评价分析:安全性指标包括不良事件 / 不良反应 / 重要不良事件 / 严重不良事件。

四、IV 期临床研究

(一)研究目的

评价胺碘酮在阵发性房颤的临床疗效和长期使用的安全性。

(二)研究设计

本研究是药品上市后的多中心、开放试验。多中心招募受试者,总数大于等于 2 000 例。

符合入选标准,不符合排除标准的患者,除原发病治疗药物继续维持原有用法、用量不变外,停用其他抗心律失常药物,清洗期在 1 周以上。首先给予负荷量:通常每日总量

600mg,可以连续应用8~10日,然后维持量:宜应用最小有效剂量,根据个体反应,可给予每日总量100~400mg,由于胺碘酮的延长治疗作用,可给予隔日200mg或每日100mg,进行为期12周的治疗。

（三）研究对象

年龄≥18岁,确诊为阵发性房颤的患者。

（四）入选标准

1. 年龄大于18周岁,性别不限。

2. 阵发性房颤均经动态心电图或心电图证实。

3. 反复发作,每次发作持续时间在48小时以内,病程≥6个月,且近1个月内房颤发作次数在2次以上。

4. 心功能≤Ⅱ级(NYHA)。

5. 签署书面知情同意书。

（五）排除标准

1. 永久性房颤患者。

2. 妊娠、近期准备妊娠的妇女。

3. 病态窦房结综合征且未安置人工起搏器者。

4. 窦性心动过缓和窦房传导阻滞且未安置人工起搏器者。

5. Ⅱ度或Ⅲ度房室传导阻滞且未安置人工起搏器者。

6. 甲状腺功能障碍者,包括甲状腺功能亢进和减退者,或者T_3、T_4等指标异常者。

7. 对碘或胺碘酮过敏者,或有光敏性皮炎史者。

8. 慢性心衰NYHA分级Ⅲ、Ⅳ级的患者。

9. 血清肌酐水平≥150μmol/L(1.7mg/dl)。

10. 血清电解质水平异常者。

11. 严重肝、肾功能不全。

12. 最近3个月参加其他药物临床试验者。

13. 由于任何理由,研究人员认为该受试者不可能完成本研究者。

（六）疗效指标

记录患者阵发性房颤发作次数和持续时间,并于患者治疗前和治疗后进行心脏彩超测量左房内径。

（七）疗效判定标准

拟定①显效:治疗后阵发性房颤月均发作次数较治疗前减少≥75%;②有效:治疗后阵发性房颤月均发作次数较治疗前减少≥50%,且<75%;③无效:治疗后阵发性房颤月均发作次数较治疗前减少<50%,或阵发性房颤发展至持续性或永久性房颤。

总有效率=(显效+有效)/样本量×100%。

（八）安全性指标

安全性指标指不良反应事件包括用药后临床症状的异常表现以及体格检查、实验室检查、心电图等具有临床意义的改变,生命体征和每个研究中心进行的实验室血液常规检测。

(九)统计方法

所有的变量将使用适当的统计学方法进行描述性总结:分类变量使用频数表,连续变量使用描述性统计(即平均值、标准差、最小值、中位数、四分位数和最大值)。如果没有提及,所有统计检验将按双侧 $\alpha=0.05$ 的 I 型错误概率进行。

(林 玲 华 琦)

参 考 文 献

[1] 曹林生,廖玉华. 心脏病学. 北京:人民卫生出版社,2010.

[2] 全国中西医协会. 常见心律失常病因严重程度及疗效参考标准. 医学研究通讯,1979,8(12):18-19.

[3] 周宏灏,袁洪. 药物临床试验. 北京:人民卫生出版社,2011.

[4] 国家食品药品监督管理局. 药品注册管理办法(2007年)[EB/OL]. [2007-07-10]. http://samr. cfda. gov. cn/WS01/CL0053/24529. html

[5] ROY D, ROWE B H, STIELL I G, et al. A randomized, controlled trial of RSD1235, a novel anti-arrhythmic agent, in the treatment of recent onset atrial fibrillation. Journal of the American College of Cardiology, 2004, 44(12): 2355-2361.

[6] SINGH B N, CONNOLLY S J, CRIJNS H J G M, et al. Dronedarone for maintenance of sinus rhythm in atrial fibrillation or flutter. N Engl J Med, 2007, 357(10): 987-999.

[7] CAMM A J, CAPUCCI A, HOHNLOSER S H, et al. A randomized active-controlled study comparing the efficacy and safety of vernakalant to amiodarone in recent-onset atrial fibrillation. Journal of the American College of Cardiology, 2011, 57(3): 313-321.

[8] European Medicines Agency. Note for guidance on antiarrhythmics [EB/OL]. [2005-11-01]. http://www. ema. europa. eu/documents/scientific-guideline/note-guidance-antiarrhythmics_en. pdf.

[9] European Medicines Agency, Committee for Medicinal Products For Human Use, Committee for Medicinal Products For Human Use. Concept paper on the need for revision of the note for guidance on antiarrhythmics (CPMP/EWP/237/95)[EB/OL]. [2006-09-21]. http://www. ema. europa. eu/documents/scientific-guideline/concept-paper-need-revision-note-guidance-antiarrhythmics-cpmp/ewp/237/95_en. pdf.

第五章

调血脂药物临床试验

心血管疾病已高居我国人口死亡原因的第一位，血脂异常与心血管疾病发生和发展密切相关。流行病学研究表明：血清总胆固醇（total cholesterol，TC）、低密度脂蛋白胆固醇（low-density lipoprotein-cholesterol，LDL-C）升高和高密度脂蛋白胆固醇（high-density lipoprotein-cholesterol，HDL-C）降低是冠心病、脑卒中以及外周动脉疾病等动脉粥样硬化性心血管疾病（arteriosclerotic cardiovascular disease，ASCVD）的独立危险因素。中国高脂血症现状调查（REALITY-CHINA）评估了中国 19 个省市、84 个中心的 12 244 例门诊患者的 LDL-C 达标率（基于美国国家胆固醇教育项目成人治疗组第三次指南推荐的 LDL-C 目标）。结果表明，随着心血管危险分层越高，患者的 LDL-C 达标率越低，高危和极高危患者 LDL-C < 2.6mmol/L（100mg/dl）者仅占 20%。而调血脂临床研究荟萃分析显示，LDL-C 水平每降低 1mmol/L 并保持 4~5 年能使主要心血管事件风险降低大约 20%。因此，调血脂药物成为近年来国内外心血管疾病药物研发的热点之一。

美国食品药品管理局（FDA）曾于 1990 年 9 月发布《血脂调节药物临床评价技术指导原则》，原国家食品药品监督管理局药品审评中心于 2009 年组织翻译成中文并在网上公布。但这个指南被 FDA 于 2010 年 4 月 16 日撤回，目前尚未发布更新的版本。欧洲药品管理局（european medicines agency，EMA）于 2005 年发布了《治疗脂代谢紊乱药物临床研究指导原则》，并于 2013 年和 2016 年发布更新。我国于 1993 年由原卫生部药政局组织编写并发布了《新药（西药）临床研究指导原则汇编》，首次提出了我国调血脂药物新药临床研究规范。1998 年中华心血管病杂志编委会心血管疾病药物对策专题组在《心血管药物临床试验评价方法的建议》中就调血脂药物的临床试验设计提供了专家建议。

这些指导原则和建议的时间跨度为 1990—2016 年。在这期间，全球在调血脂治疗领域的研究和临床实践有了很大的进展，主要表现在：新作用机制的调血脂药（包括新的他汀类药物，如匹伐他汀、瑞舒伐他汀，以及胆固醇吸收抑制剂依折麦布和前蛋白转化酶枯草溶菌素 9 单克隆抗体）开发成功并上市；某些他汀类药物获得心血管疾病预防的证据，并写入说明书的适应证；复方调血脂药的开发，如氨氯地平阿托伐他汀钙片、依折麦布辛伐他汀片已经在国内外上市了。近 30 年来的大规模临床研究获得的证据，已经使调血脂治疗的目的发生了根本性的转变：从仅仅以血脂参数为终点指标到以临床终点为金标准的转变。因此，临床治疗需求的转变也推动了新药临床评价策略的进一步发展。2012 年5 月，原国家食品药品监督管理局药品审评中心结合国内外对调血脂药物的研发现状和要求，发布了《治疗脂代谢紊乱药物临床研究指导原则》，对我国的调血脂药物临床研究进行了原则性的规定。

除了药物研发的新进展以外，遗传药理学和大规模临床试验发现不同种族人群之间由于药动学或药效学的差异，有可能导致疗效（如有效剂量范围）与安全性（如耐受性、不良反应发生率）的差异。如瑞舒伐他汀在欧美人群的推荐剂量为 5~40mg/d，常用的起始剂量为 10~20mg/d；而在中国人群，推荐剂量为 5~20mg/d，常用的起始剂量为 5mg/d。在HPS2-Thrive 研究中，服用同样的他汀剂量，中国患者不良反应发生率为欧洲患者的 8 倍，且程度也更为严重。这些影响因素都要在我国调血脂药物临床试验的设计中给予充分的考虑。

结合我国调血脂药物临床试验的相关法规、指导原则，探讨调血脂药物注册临床试验的设计、实施、分析和评价很有必要。

第一节　高脂血症及调血脂药物概述

一、血脂分类

血脂是血浆中的胆固醇、甘油三酯（triglyceride，TG）和类脂的总称。与临床密切相关的血脂主要是胆固醇和 TG，其他还有游离脂肪酸（free fatty acid，FFA）和磷脂等。在人体内胆固醇主要以游离胆固醇及胆固醇酯形式存在。应用超速离心方法，可将血浆脂蛋白分为：乳糜微粒（chylomicron，CM）、极低密度脂蛋白（very low density lipoprotein，VLDL）、中间密度脂蛋白（intermediate density lipoprotein，IDL）、低密度脂蛋白（low density lipoprotein，LDL）和高密度脂蛋白（high density lipoprotein，HDL）。此外，还有一种脂蛋白称为脂蛋白（a）[lipoprotein（a），Lp（a）]。各类脂蛋白的物理特性、主要成分、来源和功能详见表 5-1。LDL 被认为是致动脉粥样硬化的基本要素，HDL 则被视为是人体内具有抗动脉粥样硬化的脂蛋白。因此，调血脂药物的研发初衷就是降低体内 LDL 和 / 或升高HDL 的水平。

表 5-1 血浆脂蛋白的特性及功能

分类	水合密度/（g/m）	颗粒大小/nm	主要脂质	主要载脂蛋白	来源	功能
CM	< 0.950	80~500	TG	ApoB48、ApoA1、ApoA2	小肠合成	将食物中的 TG 和胆固醇从小肠转运至其他组织
VLDL	0.950~1.006	30~80	TG	ApoB100、ApoE、ApoCs	肝脏合成	转运 TG 至外周组织，经脂酶水解后释放游离脂肪酸
IDL	1.006~1.019	27~30	TG、胆固醇	ApoB100、ApoE	VLDL 中 TG 经脂酶水解后形成	属 LDL 前体，部分经肝脏摄取
LDL	1.019~1.063	20~27	胆固醇	ApoB100	VLDL 和 IDL 中 TG 经脂酶水解形成	胆固醇的主要载体，经 LDL 受体介导摄取而被外周组织利用，与 ASCVD 直接相关
HDL	1.063~1.210	8~10	磷脂、胆固醇	ApoA1、ApoA2、ApoCs	肝脏和小肠合成，CM 和 VLDL 脂解后表面物衍生	促进胆固醇从外周组织移去，转运胆固醇至肝脏或其他组织再分布，HDL-C 与 ASCVD 负相关
Lp(a)	1.055~1.085	26	胆固醇	ApoB100、Lp(a)	肝脏合成后与 LDL 形成复合物	可能与 ASCVD 相关

注：选摘自《中国成人血脂异常防治指南》，2016。

二、高脂血症

依照 2016 年《中国成人血脂异常防治指南》中的定义，血脂异常通常指血浆中胆固醇和 / 或 TG 升高，俗称高脂血症。实际上高脂血症也泛指包括低高密度脂蛋白血症在内的各种血脂异常。分类较为繁杂，归纳起来有三种。

（一）继发性或原发性高脂血症

继发性高脂血症是指由于全身系统性疾病所引起的血脂异常。可引起血脂升高的系统性疾病主要有糖尿病、肾病综合征、甲状腺功能减退症，其他疾病有肾功能衰竭、肝脏疾病、系统性红斑狼疮、糖原贮积症、骨髓瘤、脂肪萎缩症、急性卟啉病、多囊卵巢综合征等。此外，某些药物如利尿剂、β 受体拮抗剂、糖皮质激素等也可能引起继发性血脂升高。在排除了继发性高脂血症后，即可诊断为原发性高脂血症。已知部分原发性高脂血症是由于先天性基因缺陷所致，如 LDL 受体基因缺陷引起家族性高胆固醇血症等，而另一部分原发性高脂血症的病因目前还不清楚。继发性高脂血症患者一般不宜纳入调血脂药物临床试验中，因为调血脂药物一般用于原发性高脂血症患者的治疗，而继发性患者的试验结果不适合评价原发性高脂血症的治疗效果。继发性高脂血症疗效的验证需要进行专项研究。

（二）高脂蛋白血症的表型分型法

世界卫生组织（WHO）制定了高脂蛋白血症分型，共分为6型，即Ⅰ、Ⅱa、Ⅱb、Ⅲ、Ⅳ和Ⅴ型。这种分型方法对指导临床上诊断和治疗高脂血症有很大的帮助，但也存在不足之处，最明显的缺点是过于繁杂。从实用角度出发，血脂异常可进行简易的临床分型（表5-2）。我国调血脂药物临床试验大多采用血脂异常的临床分型，即高胆固醇血症、高甘油三酯血症、混合型高脂血症和低高密度脂蛋白血症。

表 5-2　血脂异常的临床分型

分型	TC	TG	HDL-C	相当于 WHO 表型
高胆固醇血症	增高			Ⅱa
高甘油三酯血症		增高		Ⅳ、Ⅰ
混合型高脂血症	增高	增高		Ⅱb、Ⅲ、Ⅳ、Ⅴ
低高密度脂蛋白血症			降低	

（三）高脂血症的基因分型法

随着分子生物学的迅速发展，人们对高脂血症的认识已经逐步深入到基因水平。已发现有相当一部分高脂血症患者存在单一或多个遗传基因的缺陷。由于基因缺陷所致的高脂血症多具有家族聚集性，有明显的遗传倾向，故临床上通常称为家族性高脂血症（表5-3）。

表 5-3　家族性高脂血症

疾病名称	血清 TC 浓度	血清 TG 浓度
家族性高胆固醇血症	中至重度升高	正常或轻度升高
家族性 Apo B 缺陷症	中至重度升高	正常或轻度升高
家族性混合型高脂血症	中度升高	中度升高
家族性异常 β 脂蛋白血症	中至重度升高	中至重度升高
多基因家族性高胆固醇血症	轻至中度升高	正常或轻度升高
家族性脂蛋白（a）血症	正常或升高	正常或升高
家族性高甘油三酯血症	正常	中至重度升高

三、调血脂药物概述

目前已经上市或在研临床试验的调血脂药物有以下几类：

（一）他汀类

他汀类药物能竞争性抑制细胞内胆固醇合成的关键酶 3- 羟基 -3- 甲基戊二酰辅酶还原酶（HMG-CoA 还原酶），从而调节血脂。他汀类药物是目前公认的强效降低血浆 LDL-C 的药物，也能降低 VLDL-C 和 TG，升高 HDL-C。目前已在临床上应用的他汀类调血脂药物有：洛伐他汀、辛伐他汀、普伐他汀、氟伐他汀、阿托伐他汀、瑞舒伐他汀、匹伐他汀等。单用他汀类药物降低 LDL-C 水平最大在 50% 左右，他汀剂量与疗效之间存在 6% 原则，即从标准剂量起，剂量每增加 1 倍，LDL-C 水平仅约降低 6%。根据《2014 年中国胆固醇教育计划血脂异常防治专家建议》，不同种类与不同剂量他汀的降胆固醇幅度如表 5-4、表 5-5 所示。

表 5-4 不同胆固醇降幅所需他汀类药物及其剂量

药物	LDL-C 降幅				
	30%	38%	41%	47%	55%
阿托伐他汀 /mg	—	10	20	40	80
氟伐他汀 /mg	40	80	—	—	—
匹伐他汀 /mg	1	2	4	—	—
洛伐他汀 /mg	20	40 或 80	80	—	—
普伐他汀 /mg	20	40	80	—	—
瑞舒伐他汀 /mg	—	—	5	10	20
辛伐他汀 /mg	10	20	40	80	—

注：表中数据并非来自药物对比研究，仅供临床参考。

表 5-5 他汀类药物治疗的剂量强度

他汀类药物强度	他汀类药物
高强度（每日剂量可降低 LDL-C ≥ 50%）	阿托伐他汀 40（80）mg
	瑞舒伐他汀 20mg
中等强度（每日剂量可降低 LDL-C 25%~50%）	阿托伐他汀 10（20）mg
	血脂康 1.2g
	氟伐他汀 80mg

续表

他汀类药物强度	他汀类药物
	洛伐他汀 40mg
	匹伐他汀 2~4mg
	普伐他汀 40(80)mg
	瑞舒伐他汀 5(10)mg
	辛伐他汀 20(40)mg
低强度（每日剂量可降低 LDL-C < 30% ）	辛伐他汀 10mg
	氟伐他汀 20~40mg
	洛伐他汀 20mg
	匹伐他汀 1mg
	普伐他汀 10~20mg

（二）贝特类

贝特类（又称苯氧芳酸类）降脂药物，包括非诺贝特、苯扎贝特和吉非罗齐等。贝特类降脂药物在临床上应用的时间较他汀类长，已证实这类药物能明显地降低 TG 和升高 HDL-C。此外，对于高胆固醇血症和混合型高脂血症患者，贝特类也具有一定程度的降低胆固醇作用。

（三）烟酸

烟酸类调血脂药物包括烟酸、烟酸缓释片、烟酸肌醇酯和阿昔莫司。烟酸可以促进血浆 TG 的水解，降低 VLDL 浓度。烟酸缓释剂型的问世，使其不良反应的发生率明显降低，因而人们重新开始关注烟酸类调血脂药物。

（四）胆固醇吸收抑制剂

第一个肠道胆固醇吸收的选择性抑制剂为依折麦布，可单独或与他汀类联合应用于治疗原发性（杂合子家族性或非家族性）高胆固醇血症、纯合子家族性高胆固醇血症、纯合子谷甾醇血症（或植物甾醇血症）。国内自主研发的海泽麦布，作用机制与依折麦布相似，正处于Ⅲ期临床试验阶段。

（五）普罗布考

普罗布考（丙丁酚）不同于其他调血脂药物，具有特殊的双酚结构，这是它最初作为一种抗氧化剂的分子基础。但随后发现其具有降低血浆胆固醇的作用。普罗布考的降胆固醇作用缺乏选择性，可同时降低 LDL-C 和 HDL-C。

（六）ω-3 不饱和脂肪酸

ω-3 不饱和脂肪酸具有降血脂作用，其产品已作为药物或保健品广泛使用。ω-3 不饱和脂肪酸可抑制肝脏 VLDL 合成和分泌,促进血液中 TG 的水解以及 VLDL 与血管内皮的结合,从而降低 TG。在临床上应用的制剂为 ω-3 脂肪酸乙酯,主要用于高 TG 血症,也可以与贝特类合用治疗严重高 TG 血症。

(七)前蛋白转化酶枯草溶菌素9抑制剂

前蛋白转化酶枯草溶菌素 9(proprotein convertase subtilisin/kexin type 9,PCSK9)抑制剂是目前降低 LDL 最为有效的备选药物,包括人单克隆抗体 alirocumab、evolocumab 以及人源化抗体 NVP-LGT209 等。以 evolocumab 为观察药物完成的 LAPLACE-2、DESCARTES、MENDEL-2、RUTHERFORD-2、GAUSS-2 等研究初步论证了 PCSK9 抑制剂的降胆固醇作用,结果表明此类药物降低 LDL-C 的幅度可高达 50% 以上。这一降幅相当于大中剂量的强效他汀类药物。PCSK9 抑制剂被美国克利夫兰医学中心评选为 2015 年最有可能影响医疗健康领域的革新技术。PCSK9 抑制剂目前在国外获批的适应证人群主要为家族性高胆固醇血症患者和他汀类药物无法耐受的患者。尽管短期已经证实具有良好的安全性和耐受性,但其长期心血管获益和安全性仍有待随机对照试验(RCT)的证实。国内的 PCSK9 抑制剂正处于临床试验阶段。

(八)微粒体甘油三酯转运蛋白抑制剂

微粒体甘油三酯转运蛋白(microsomal triglyceride transfer protein,MTP)位于肝细胞和小肠细胞微粒体腔内,是继载脂蛋白 B(ApoB)之后发现的参与甘油三酯转运及极低密度脂蛋白组装的内质网腔内蛋白,是重要的脂质转运蛋白之一。MTP 抑制剂洛美他派于 2012 年 12 月被 FDA 批准上市,与低脂饮食和其他降血脂药物一起用于治疗纯合子型家族性高胆固醇血症。2013 年被欧洲药品管理局批准上市,随后在加拿大、墨西哥上市,日本处于Ⅲ期临床试验阶段。对于他汀类单药治疗或合用依折麦布后 LDL-C 不能达到目标浓度的患者,可选用洛美他派。

(九)ApoB合成抑制剂

米泊美生钠为首个 ApoB 合成抑制剂,是第 2 代反义寡核苷酸。美国 FDA 于 2013 年 1 月 29 日批准其上市,单独或与其他调血脂药合并用于治疗纯合子型家族性高胆固醇血症,该药可降低纯合子型家族性高胆固醇血症患者体内的 LDL、ApoB、TC 和非 -HDL-C 的水平,对该类患者的辅助治疗具有较好的临床疗效和安全性。但米泊美生钠存在较为明显的肝毒性,目前未能被欧盟批准上市。

(十)复方调血脂药物

由于他汀类药物作用肯定、不良反应少、可降低患者总病死率以及有降血脂作用外的多效性作用,联合降血脂药物多由他汀类药物与另一种降血脂药物或其他药物组成。例如氨氯地平阿托伐他汀钙片、依折麦布辛伐他汀片已经在国内外上市了,国外已经上市的还有洛伐他汀缓释烟酸和辛伐他汀缓释烟酸的复方制剂。

第二节 相关法律及技术规范要点

我国调血脂药物的临床试验除了需要遵循我国《药品管理法》及其实施条例、《药品注册管理办法》和《药物临床试验质量管理规范》(GCP)之外,其临床试验的设计、统计、报告也需要遵循国家药品监督管理局药品审评中心(CDE)制定的一系列指导原则,如《治疗脂代谢紊乱药物临床研究指导原则》《化学药物临床药代动力学研究技术指导原则》《化学药物和生物制品临床试验的生物统计学技术指导原则》及《化学药物临床试验报告的结构与内容技术指导原则》等。此外,我国于 2002 年修订形成的《中药新药临床研究指导原则(试行)》,其中也包括了高脂血症的研究指导原则。我国已经加入人用药品注册技术规定国际协调会议(ICH-GCP),目前包括 GCP 等法规和指导原则都在进行修订,与国际接轨。在我国开展的国际多中心研究,则已经同时要满足国内和国际法规的要求。如 2011 年初启动的血脂康Ⅱ期临床试验,在中美两国 10 多家临床研究基地同时开展血脂康在东西方人群中的调血脂疗效和安全性观察,就同时符合 GCP 和 ICH-GCP 标准。

一、国内调血脂药物临床试验相关指导原则概述

1993 年由我国卫生行政管理部门出版了《新药(西药)临床研究指导原则汇编》,其中"心血管系统药物研究指导原则各论"提到了对调血脂药物的新药临床试验设计、疗效评价的要求。该指导原则对调血脂药物近期疗效的评价标准仍然符合当前的评价观点,一直以来被临床试验的研究者作为重要的参考。例如Ⅱ期临床试验首先要求评价近期调血脂疗效,一般通过 8~12 周的疗程,可对药物的短期调血脂疗效作出初步评价,并以达到一定程度的调血脂百分率作为疗效的判定标准。由于历史的原因,该文件提到的临床试验分期概念与当前法规规定的分期法不一致,其中提到的"Ⅱ期第一阶段"相当于现在的Ⅱ期临床试验,"Ⅱ期第二阶段"相当于现在的Ⅲ期临床试验,要求Ⅱ期临床试验第二阶段为随机、盲法(单盲或者双盲)、对照设计。但是对于选择对照(安慰剂还是活性药)没有进行详细的说明,对调血脂药与其他常用药物的相互作用研究、临床试验中的膳食控制、调血脂药联合用药的评价方面均没有提出相应的建议,调血脂治疗目的仅限于降低血脂指标。由于当时调血脂药物预防心血管疾病证据有限,对调血脂药远期疗效、临床终点的评价,以及对心血管事件的预防等均没有进行讨论和提出建议。

2012 年,国家食品药品监督管理局药品审评中心结合国内外对调血脂药物的研发现状和要求,发布了《治疗脂代谢紊乱药物临床研究指导原则》,对我国的调血脂药物临床研究进行了原则性的解读和规定。在这份指导原则中,有效性评价指标已经不再局限于血脂水平,血管损伤、与血脂水平相关的心血管疾病的发病率和死亡率也已经提及。对于心血管获益,特别强调了只有在脂代谢紊乱和/或高心血管危险的患者中进行大规模

长期临床试验，才能获得死亡率和发病率的阳性结果。如果没有该种临床试验数据，在说明书中应特别提出其在死亡率和发病率方面的获益是未知的。在治疗性研究中分探索性研究和确证性研究阐述了基本的设计原则，安全性评价也强调了肝脏、肌肉和肾脏等特定靶器官的安全性监测。

二、国外调血脂药物临床试验相关指导原则概述

美国 FDA 曾于 1990 年 9 月发布《血脂调节药物临床评价技术指导原则》，该文件内容涉及各期调血脂药物临床试验的要点、疗效评价、安全性评价。以现在的观点来看，该文件仍然具有参考价值。但由于制定该原则时间较早，因此关于临床试验的设计和疗效安全性评价均存在明显的局限性。如对新调血脂药物的评价要求还仅限于对血脂指标的观察；该文件中"Ⅲ期临床研究应当为前瞻性、随机、双盲、安慰剂、平行对照，关键研究应当包括 6 个月的安慰剂对照试验"已经不符合当前的临床背景和伦理原则要求。在安全性方面，没有针对调血脂药物的特点予以某些方面的特别关注，例如肝脏损害、肌病和肾功能。鉴于该原则已经不适合当前的血脂临床研究趋势，FDA 于 2010 年 4 月 16 日撤回了该文件。

此外，欧洲药品管理局（EMA）发布的《治疗脂代谢紊乱药物临床研究指导原则》和中华心血管病杂志编委会心血管疾病药物对策专题组提出的《心血管药物临床试验评价方法的建议》对调血脂药的临床试验设计都提供了参考。

第三节　临床试验设计

一、临床试验设计概述

与其他心血管疾病药物的临床试验相比，高脂血症新药临床试验原则上是类似的。但考虑到饮食习惯对血脂水平的影响，生活方式干预本身也是调血脂治疗的一个重要组成部分，因此在试验期间要保持相对稳定的生活方式。

在筛选期后，研究随机分组前必须有一个膳食导入期。试验的入选标准和入选方法的可靠性应当经过验证，应该考虑到目标人群和检测准确性等因素。在研究单药治疗时，原有的调血脂治疗应在该阶段开始时撤药，并需要足够长的清洗期。应记录膳食供给、食品及运动习惯，并在整个试验期间维持不变。

（一）药效学

研究应当至少包含耐受性、作用时间和相关药动学参数的评估。进一步的研究需要根据药物作用机制和动物毒理学数据进行设计，如白内障的临床前期证据和肌病症状体征的发生。

（二）药动学

应当与药动学相关指导原则的要求相一致。调血脂药物的研究应当特别注意与其他药物药动学的相互作用。

（三）治疗性研究

1. 探索性研究　剂量探索研究一般应该遵循随机化、安慰剂对照、双盲的原则，且至少研究 3 种剂量以便建立临床有效的剂量范围及最佳剂量。对于大多数剂量探索研究，一般采用固定剂量的平行组设计方法。剂量组的设置应该能显示不同剂量之间调血脂效应的差别。在老年人和高风险患者中，剂量调整方案应该清晰阐明。研究周期一般为 8~12 周，有的生物制剂会延长到 24 周。

2. 确证性研究

（1）单药治疗：在确证性试验中大多数采用活性对照，因为安慰剂对照不再适用于该领域的大型研究。应当根据药理学分类、调血脂效应类型和适应证选择合适的对照，对照药的疗效和安全性应该经过自身的临床试验进行确认，并具备同种适应证。在同一种类药物内进行比较时，应注意对照药的剂量是否合适。非劣性试验界值的设定和临床差异性均应综合考虑。包含安慰剂的三臂研究（短期）可能是有价值的，这取决于起始治疗研究中疗效的大小。

确证性试验中，剂量的调整方案须根据在目标人群中进行的剂量探索试验来确定。研究周期取决于其预期结果，剂量滴定和达到最大效果的时间，但应该至少持续 3~12 个月。应根据试验方案所确定的用药原则调整剂量，并且每个剂量水平的治疗持续时间应当足够长，以便在进一步改变剂量前评估应答效应。以临床获益为终点的试验，应该选择已显示临床获益的调血脂药物进行比较研究。这些研究通常需要较长时间。

（2）调血脂药联合治疗：调血脂药物的联合用药应当在任一成分均无充分有效反应的患者中进行专门研究，采用安慰剂为对照。反应率应根据要求的调血脂效应进行定义并符合当前公认的标准。在新药仅用于与现有药物联合用药的情况下，目标人群预期由上市药物标准剂量单药治疗控制不充分的患者组成。原则上，联合用药策略不能根据其对 LDL-C 和其他脂代谢参数，特别是单独对 TG 和 HDL-C 的作用就被批准作为一线治疗，除非申请者能够证明该策略在发病率和死亡率上的获益。

（四）循证医学研究

循证医学在药物研发领域的应用已有多年，美国已有新药申报资料应用 meta 分析支持增加适应证以及进行亚组分析，欧盟则要求用几个设计较好的临床试验的 meta 分析结果证明新药的有效性。循证医学在非劣效临床试验设计中的应用也正在推广。非劣效界值的确定是非劣效试验设计的关键，一般根据阳性对照药物与安慰剂相比较效应的既有证据来确定。推荐的方法是应用循证医学研究的 meta 分析方法对历史文献进行综合分析，得出阳性对照药和安慰剂疗效差值的双侧 95% 可信区间，再据其确定非劣效界值。循证医学已突破传统的系统评价或 meta 分析等研究方法，基于模型的 meta 分析应用日趋增多，它通过建模来整合更多的相关资料，并通过模拟化来验证结果和进行预测，从而可以充分地利用既往所有的相关资料。同时，模型可以根据不断出现的新研究数据进行更新，实时地为下一步研究设计提供指导。因此，模型化、模拟化研究已成为循证医学方法的一个重要发展趋势。我国目前没有硬性要求，但可能是将来的发展趋势。

二、临床前研究

总体来说，调血脂药物的临床前研究首先要遵循《药物非临床研究质量管理规范》（GLP）。现结合《新药（西药）临床前研究指导原则汇编（药学、药理学、毒理学）》《药物非临床药代动力学研究技术指导原则（征求意见稿）》和近期文献，对调血脂药物的临床前研究要点小结如下：

（一）动物选择

一般采用成年和健康的动物。常用动物有小鼠、金黄地鼠、大鼠、豚鼠、兔、犬、小型猪等。动物选择的一般原则如下：

1. 首选动物　尽可能与药效学和毒理学研究一致，并兼顾与人体的相关性。

2. 尽量在清醒状态下试验，动力学研究最好从同一动物多次采样。

3. 创新性的药物应选用两种或两种以上的动物，其中一种为啮齿类动物；另一种为非啮齿类动物（如犬、小型猪或猴等）。其他药物，可选用一种动物，建议首选非啮齿类动物。

4. 试验组的组数及每组动物数的设定，应以能够科学合理地解释所获得的试验结果，恰当地反映有生物学意义的作用，并符合统计学要求为原则。小动物每组一般不少于10只，大动物每组一般不少于6只。做安全性评价时，动物一般要求雌雄各半。

（二）模型及方法

1. 大鼠脂代谢紊乱模型预防给药　大鼠先在实验的环境下给普通饲料喂养，观察5~10天，然后剪尾取血，分离出血清，分别测定其各项血脂指标的正常值，根据血脂水平，进行随机分组。自正式实验开始各组动物换用高脂饲料和不同的药物，并定期称量体重，于第7~10天实验结束时再取血测定其各项指标。

2. 家兔脂代谢紊乱预防给药　将上述条件的家兔先在实验的环境下给普通饲料喂养，观察5~10天，然后耳部血管取血，分离血清，分别测定各项血脂指标的正常值。根据血脂水平，进行分层随机分组。观察1~3个月，给药期间，测血脂2次。

3. 家兔脂代谢紊乱治疗给药　家兔是最早用于制造高脂血症模型的动物，具有成模速度快、重复性好、成本低等优点。建立家兔脂代谢紊乱模型通常采用高脂饲料饲喂法或高脂乳剂灌胃法。家兔喂养高脂饲料形成脂代谢紊乱后，分组给药。

4. 小鼠或大鼠脂代谢紊乱治疗给药　由于小鼠机体缺乏胆固醇转运蛋白，血清中70%的TC都以HDL颗粒的形式存在，不易形成动脉粥样硬化，只适合单纯的高脂血症研究。造模方法有高脂饲料法、高脂乳剂法、注射法等。给药周期和观察时间同上。

5. 金黄地鼠 金黄地鼠作为高脂血症动物模型,在国内外越来越多地被选用。内源性胆固醇大鼠的肝外合成比例只有 35%,而金黄地鼠肝外合成比例约为 85%,与人类更为接近。与大鼠模型相比,金黄地鼠高脂血症模型具有以下优点:①脂类代谢特征更接近人类,能更真实地反映药物特点;②对高脂饲料更敏感,较低含量的胆固醇即可建立理想的动物模型;③建立高脂血症模型所需时间更短,更稳定,是研究人类脂类代谢较好的模型。但金黄地鼠存在血量少、尾部采血困难、性情不如大鼠温顺等缺点。

6. 其他病理模型 为了更好地模拟人类高脂血症病程,缩短模型的周期,先后研发了转基因高脂小鼠、自发性高脂血症小鼠、转基因兔、自发性高脂血症兔等,但这类模型的成本相对较高,大规模应用尚有困难。

猪心血管系统在生理和解剖方面与人类较为相似,猪的血脂构成、脂质代谢、对高胆固醇饮食的反应与人类很相似,使猪成为研究高脂血症及动脉粥样硬化的良好动物模型。但猪的饲养相对较为困难,成本较高,限制了其使用。

非人灵长类动物与人类较为接近,被用于高脂血症模型制造。以恒河猴为例,不仅是高脂血症的良好模型,还可发生广泛的主动脉粥样硬化,广泛的心、脑、肾和股等处动脉的动脉粥样硬化症,而且它还是心肌梗死常发的少数动物之一。但是,非人灵长类动物来源少,人工繁殖困难,产仔数量少,饲养管理困难,成本高。这都限制了其应用。

(三)观察指标

通常观察的指标包括:TC、TG、LDL-C、HDL-C、非-HDL-C、VLDL-C、TC/HDL-C 或(LDL-C+VLDL-C)/HDL-C。TC、TG、LDL-C 和 HDL-C 应直接测出,非-HDL-C 可由 TC 减去 HDL-C 得到,最后可推算出 TC/HDL-C 或(LDL-C+VLDL-C)/HDL-C。

创新药物应做大鼠预防给药、家兔预防及治疗给药。

(四)药物

所试验的药物应根据其理化特性做成水溶液或混悬液给动物灌胃应用,根据药物作用时间的长短,每日灌胃 1 或 2 次。尽可能不把药物混进饲料中让动物自行服食。已知的阳性对照药,可采用贝特类或他汀类调血脂药,其做成的剂型及用法应与所试的药物相同。

所试新药应分 3 个剂量组,阳性对照药可用 1~2 个剂量组。

(五)注意事项

1. 在制造动物脂代谢紊乱模型中,有可能因动物品系、饲养管理条件或高脂饲料组方的不同,使造成的模型不够理想,故应在正式试验前先用少数动物进行造模预试验。

2. 所试新药及阳性对照药的剂量应慎重研究确定,交待给药依据,剂量不可太大或太小。几个剂量之间的距离也应适当。

3. 室温应在 20℃左右。

三、Ⅰ期临床试验

Ⅰ期临床试验是在人体进行临床试验的起始期,目的为评价药物在人体内的安全性。常规的调血脂药物Ⅰ期临床研究分为耐受性研究和药动学研究,对于 1 类创新药物,还需要增加食物相互作用、药物相互作用、物料平衡等。对于 3 类仿制药物,则需完成与原研药的一致性评价。

(一)耐受性试验

1. 研究目的　通过单次给药耐受性试验和连续给药耐受性试验,研究人体对调血脂药物的最大耐受剂量。

2. 研究对象　一般选择健康志愿者,血脂水平处于正常范围。

3. 样本量的确定　按照药物性质类别和试验目的设计分为小剂量到大剂量多个组别,每组 6~8 人。受试者随机分组,每人只参加一个剂量组试验,由最小剂量组开始。在证实前一个剂量组安全的前提下,顺序进入下一个较大的剂量组试验。如果为首次人体试验的创新药物、生物制品,建议先用 3~5 例的小样本作为预试验。连续给药耐受性试验往往和药动学研究合并进行。

4. 观察指标　受试者的一般情况、皮肤、消化、肺、造血及中枢神经系统的反应以及其他未预料到的反应。监测呼吸、血压、心电图、肝肾功能、血常规、血小板计数、尿常规(包括尿糖)、血清脂质(包括总胆固醇、甘油三酯、HDL-C 及 LDL-C)等的变化,有条件可观察脂蛋白亚组分、VLDL-C 或非 -HDL-C,应观察与试验用药品特殊性能有关的其他项目(如肌酸激酶)。

(二)药动学研究

1. 研究目的　通过单次给药药动学研究和连续给药药动学研究,阐明调血脂药物的药动学参数,了解药物在人体的吸收、分布及消除的规律。如果为 3 类药品,则通过对比药动学参数证实生物等效性。

2. 研究对象　一般选择健康志愿者,血脂水平处于正常范围。

3. 样本量的确定　调血脂药物单次给药药动学研究一般采取设高、中、低三个剂量组,三相交叉拉丁方设计。两次试验间隔超过 5 个药物的半衰期,大约为 7 天。一般选择 10 例受试者,如果为首次人体试验的创新药物、生物制品,建议先从 3~5 例的小样本作为预试验。

4. 观察指标　除了与耐受性试验相同的观察指标以外,调血脂药物药动学研究还要根据制剂的特点设计采集服药后不同时间点的血标本,以检测血浆药物浓度。必要时还要采集尿液标本和唾液标本。

(三)关于食物的影响

有研究发现食物可增加洛伐他汀的血液药物浓度,但可减少普伐他汀、氟伐他汀和阿托伐他汀的生物利用度,而食物对匹伐他汀的吸收和生物利用度却无影响。因此在进行调血脂药物的Ⅰ期临床试验时,给予合理的营养餐是很重要的。一般方案中推荐给受试者食用清淡饮食,具体可以设计为中等能量(600~800kcal)的低脂(脂肪含量为10%)饮食。

四、Ⅱ期临床试验

(一)研究目的

初步评价新药对高脂血症的有效性和安全性,摸索调血脂治疗的合理剂量。

(二)研究设计

原则上应采用随机盲法对照试验,选择原发性高脂血症患者作为受试者。我国整体人群的动脉粥样硬化性心血管疾病(ASCVD,包括冠心病、脑卒中以及外周动脉疾病等)风险水平和平均胆固醇水平低于欧美国家居民,高脂血症的临床治疗指南中也提出可以进行一段时间的非药物治疗。如果选择安慰剂对照,则为优效性检验;如果为阳性药物对照,则可选择优效性检验或非劣效检验。非劣效界值一般根据权威文献中阳性调血脂药物与安慰剂相比较效应的证据来确定。推荐应用循证医学研究的meta分析方法对历史文献进行综合分析,得出阳性对照药和安慰剂疗效差值的双侧95%可信区间,再据其确定非劣效界值。对于创新药物,可能会根据研究的具体目的(如剂量探索等)分为Ⅱa、Ⅱb期等。

(三)样本量的确定

按照法规和统计计算取高值的原则确定样本量。法规规定Ⅱ期的试验药和对照药至少各为100例。但实际操作中,根据非劣效或优效性检验计算出来的样本量往往大于法规给出的样本量。同时操作时要考虑20%的脱落率,以保证入组足够的病例数。

(四)研究指标

国际上通常选择LDL-C在治疗前后的变化值作为主要疗效指标,国内有时仍采用综合疗效判断四级指标(显效、有效、无效和恶化)作为主要疗效指标(详见第四节)。

五、Ⅲ期临床试验

(一)研究目的

扩大临床试验,进一步评价调血脂新药的有效性和安全性。

(二)研究设计

原则上应采用随机盲法对照试验,选择高脂血症患者作为受试者。一般选择已经上市的同类调血脂药物作为对照药,选择优效性检验或非劣效检验。由于采用LDL等替代终点获批上市的调血脂药物已经较多,趋势是调血脂新药需要在绝对终点上获得更为充分的证据才能获批。现在国外的调血脂新药因为要得到心血管获益的明确证据,因此针对不同的目的(如近期终点、远期获益、适应证、合并用药等)设计了大量的Ⅲ期临床试验。以PCSK9单抗alirocumab为例,一共设计了14项Ⅲ期临床试验,预计招募23 000例患者,统称为 ODYSSEY 项目。

(三)样本量的确定

按照法规和统计计算取高值的原则确定样本量。我国法规规定Ⅲ期临床试验的试验药和对照药至少各为 300 例。但实际操作中,根据非劣效或优效性检验计算出来的样本量往往大于法规给出的样本量。在选择试验药和对照药差异的界值时,一般来自于权威研究文献或 meta 分析的结果。实际操作时,至少会考虑 20% 的脱落率。

(四)研究指标

同Ⅱ期临床试验要求。

六、Ⅳ期临床试验

(一)研究目的

作为上市后临床试验,目的是考察新药上市后广泛应用条件下的疗效、不良反应、药物相互作用及特殊人群治疗的效果和安全性。

(二)研究设计

法规并未要求设对照组,但实际操作过程中,采用随机对照设计原则的临床研究越来越多。调血脂药物由于适用范围较广,因此临床实践时,涉及人群、合并用药较为复杂,可以考虑分层或亚组设计。

(三)样本量的确定

Ⅳ期临床试验病例数(试验组)最少为 2 000 例。实际操作时,会充分考虑试验药和对照药(如有必要)的差异,以及脱落的情况,增加样本量。在选择试验药和对照药差异的界值时,一般来自于权威研究文献或 meta 分析的结果。

(四)研究指标

比较灵活,可以与Ⅱ、Ⅲ期临床试验类似,以血脂变化为主,也可以采取终点事件,或者根据研究人群选择复合研究指标。

第四节 有效性评价

多年来,在以确证药物有效性和安全性为目标的Ⅲ期临床试验中,以生物标记物(替代终点)作为主要疗效指标批准上市,是十分谨慎的,其原因在于很多的生物标记物与临床终点获益之间的相关性缺乏确凿的证据。但由于多方面的证据一致地显示了胆固醇和 LDL-C 与临床终点获益之间有良好的相关性,目前对于主要降低胆固醇的新药,单纯以降低 LDL-C 的替代终点作为主要疗效指标,可以获得上市许可,但同时需要强调以下两方面:①已经收集的临床资料没有显示对于临床终点事件有不利的影响;②在拟上市的说明书中进行如下的描述:"本药物对于临床事件的有益作用尚不清楚,需要进一步的研究。"由于目前的调血脂药物降低胆固醇的幅度已经比较明显,因此对于调血脂新药更倾向于采用远期预后,即对缺血性动脉粥样硬化心血管疾病的风险进行评估。

一、评价疗效的终点

(一)血脂变化

调血脂药物的疗效首先表现为使紊乱的血脂趋向正常。虽然理想的调血脂药物应显示在预防心血管发病率和死亡率中的有益效应,但这需要大样本长时间的临床试验,因此在原发性高胆固醇血症患者中 LDL-C 的相对下降可作为有效的替代终点,但不应以此作出关于心血管发病率和死亡率的结论。甘油三酯水平的下降和 / 或 HDL-C 升高也可作为特定目标人群主要终点的一个相应组成部分,但是对这些参数的单独效应原则上不能作为证明新调血脂药物有效性的唯一证据,而应与对非 -HDL-C 效应以及潜在机制联系起来。一种新的调血脂药物仅在对心血管和非心血管的死亡率和发病率没有不利影响时才能注册。

值得关注的是,日渐增多的证据显示,极低密度脂蛋白(VLDL)与动脉粥样硬化性心血管疾病(ASCVD,包括冠心病、脑卒中以及外周动脉疾病等)的发病风险也密切相关,因而 VLDL-C 应成为降胆固醇治疗的另一个可能的目标。LDL-C 与 VLDL-C 统称为非 -HDL-C,两者包括所有致动脉粥样硬化性脂蛋白中的胆固醇。因此,近期国内外的临床指南开始推荐非 -HDL-C(non-HDL-C)作为干预目标。非 -HDL-C 可作为降 LDL-C 治疗的替代指标。

除了 LDL-C 的绝对下降值以外,LDL-C 是否达标也可能成为调血脂药物临床试验选择的有效性指标。表 5-6 列出了不同人群调血脂治疗的目标值。

表 5-6 他汀降胆固醇治疗的目标值

临床疾患和 / 或危险因素	目标 LDL-C 水平
ASCVD	< 1.8mmol/L
糖尿病 + 高血压或其他危险因素 *	< 1.8mmol/L
糖尿病	< 2.6mmol/L
高血压 +1 项其他危险因素 *	< 2.6mmol/L
高血压或 3 项其他危险因素 *	< 3.4mmol/L

注:* 其他危险因素包括年龄(男 ≥ 45 岁,女 ≥ 55 岁),吸烟,HDL-C 降低,肥胖,早发缺血性心血管病家族史。

(二)血管损伤

尽管心、脑、肾、血管等靶器官的损伤[如中膜厚度(IMT)和斑块稳定性的改变]可能与心血管发病率和死亡率相关,但是调血脂药物对靶器官损伤的影响,与患者发病率和死亡率的相关性仍需明确。目前,一种药物(或药物联合使用)对于某一部位的动脉粥样硬化负荷的效应尚不能认为是心血管发病率和死亡率的有效替代终点。这些终点可能提供药物作用机制和临床保护效果的信息,随着这方面的科学研究越来越多,在特定亚组中这些研究可能替代使用发病率和死亡率临床终点的临床试验。

(三)发病率和死亡率

治疗脂代谢紊乱的主要目的在于预防与血脂水平相关的心血管疾病的发病率和死亡率(但是在甘油三酯水平非常高的罕见情况下,首要目的是预防急性胰腺炎)。临床试验显示不论其基线胆固醇水平高低,他汀类药物可降低心血管事件(包括卒中)和高心血管危险患者的总死亡率。一些数据也提示,贝特类药物在混合型高脂血症患者及仅有低HDL-C 而无高胆固醇血症的冠心病患者中,也有降低冠脉事件发生率的作用。只有在脂代谢紊乱和 / 或高心血管危险的患者中进行大规模长期临床试验,才能获得死亡率和发病率的阳性结果。如果没有该种临床试验数据,在说明书中应特别提出其在死亡率和发病率方面的获益是未知的。

二、近期疗效

Ⅱ期临床试验首先要求评价该药在相对较短疗程的近期调血脂疗效。目前国内规定8~12 周为一疗程。近年的实践证明该疗程合适,一般可对该药物的调血脂疗效作出初步评价。鉴于血脂异常的不同类型,而迄今证明确有些调血脂药的作用是以降富含胆固醇的脂蛋白为主(即降总 TC 和 LDL-C 为主),有些则以降富含甘油三酯的脂蛋白为主(即降TG 为主)。因此,近期疗效应分别分析该调血脂药对高胆固醇血症或高甘油三酯血症病例的疗效,以便为今后临床应用提供依据。

三、远期疗效

在药物上市后(如Ⅳ期临床试验)进行。近年已有多种调血脂药组织了 4~5 年大系列的临床试验,并取得了有重大意义的结果。远期疗效除继续肯定调血脂药调血脂疗效(降 TC、LDL-C、TG 和升高 HDL-C)外,还发现调血脂药治疗后得到了对冠心病(如再次心肌梗死)发生率和冠心病死亡率、心脏事件,甚至总死亡率的有益影响,因而也确定了这些药物有可预防和治疗冠心病及心肌梗死的适应证。临床试验的结果提示,调血脂药如无远期疗效评价的资料,要被临床所接受可能会有困难。调血脂药远期疗效的终点应包括:冠心病发生率、冠心病死亡率(包括致死性心肌梗死、猝死)、心肌梗死发生率(或再发率)、其他心脏事件发生率,以及需进行经皮冠状动脉成形术或冠状动脉旁路术等血运重建性治疗的率值。调血脂药远期疗效的评价目前尚不是"指导原则"硬性规定的内容。

四、评价疗效的方法

（一）生活方式干预

有研究显示，膳食控制（低脂肪、低胆固醇膳食）能够降低血胆固醇的幅度为7%~10%。在临床调血脂治疗中，通常（非高危患者）经膳食调整及改善生活方式3~6个月后，对血脂仍在需药物治疗水平者，才建议药物治疗。在调血脂药临床试验的随机分组前必须有一个膳食导入期。在试验期间应当始终坚持低脂膳食方案。应记录膳食供给、食品及运动习惯，并在整个试验期间维持不变。

推荐的低脂膳食原则为：饮食中胆固醇摄入量< 200mg/d，饱和脂肪酸摄入量不超过总热量的10%，反式脂肪酸不超过总热量的1%。增加蔬菜、水果、粗纤维食物、富含ω-3不饱和脂肪酸的鱼类的摄入。食盐摄入量控制在< 6g/d。限制饮酒（酒精摄入量男性< 25g/d，女性< 15g/d）。

（二）血脂水平

在原发性高胆固醇患者中，以LDL-C降低作为主要终点，可以支持高胆固醇血症或混合型高脂血症等适应证。其他对血脂影响的药物效益评价指标可以作为次要终点，这些指标的定义应符合公认的标准。因为甘油三酯、总胆固醇和HDL-C越来越多地用于辅助治疗推荐中，这些参数的改变也可以作为次要终点进行研究。对于某些特殊人群（如糖尿病等）除了LDL-C外，脂代谢紊乱的检查如甘油三酯和HDL-C的改变也可能成为主要疗效指标，其前提是不能对其他脂代谢参数或临床事件有不利影响。其他脂代谢紊乱检查，例如载脂蛋白（Apo）A1和A2、ApoB或者ApoB/ApoA1比例、脂蛋白（a）仅在认为与临床结局相关时才考虑作为次要有效性检查。对于糖尿病受试者，应当记录治疗前/后血糖控制的改变，因为这可能会影响血脂水平。另外，还应认识到除现有常用的血脂异常检测项目外，其他血脂异常项目（如非-HDL-C、VLDL-C）也可能成为新型调血脂药物的主要目标。

1. 调血脂疗效判定标准 调血脂临床试验疗效判断，除了采用血脂指标的直接下降值以外，也可以采用下列变化率。

（1）显效：达以下任一项者——TC下降≥ 20%；TG下降≥ 40%；HDL-C上升0.26mmol/L，TC-HDL-C/HDL-C下降≥ 20%。

（2）有效：TC下降10%~20%；TG下降20%~40%；HDL-C升高0.1~0.26mmol/L；TC-HDL-C/HDL-C下降10%~20%。

（3）无效：未达到有效标准者。

（4）恶化：达以下任一项者——TC上升≥ 10%；TG上升≥ 10%；HDL-C下降≥ 0.1mol/L；TC-HDL-C/HDL-C增高≥ 10%。

2. 血脂测定技术及其标准化 血脂测量为调血脂药临床试验的关键环节，特别在进行多中心临床试验中最应受到重视。根据中华医学会检验分会血脂专家委员会起草的

《关于临床血脂测定的建议》和专家建议,血脂测定方法一般采用如下推荐的方法。

（1）TC测定：酶法（CHOD-PAP法）。

（2）TG测定：酶法（GPO-PAP法）。

（3）HDL-C测定：直接匀相测定法（homogeneous method）作为临床实验室测定血清HDL-C的常规方法。

（4）LDL-C测定：目前国内外都建议使用匀相测定法作为临床实验室直接测定血清LDL-C的常规方法。国内外早期曾经使用Friedewald公式计算LDL-C,即LDL-C=TG-HDL-C-TG/2.2（以mmol/L计）。但出现下列情况不应采用公式计算：①血清中存在乳糜微粒；② TG > 4.52mmol/L（400mg/dl）；③血清中存在β-脂蛋白。因此,目前国内的主要检验机构都已经采用直接测定法取代了公式法。

（5）Lp（a）测定：目前国内建议免疫浊度法作为临床实验室测定血清Lp（a）的常规方法。

（6）ApoA1和ApoB测定：目前尚无公认的血清ApoA1和ApoB测定的参考方法。国内建议免疫浊度法作为临床实验室测定血清ApoA1、ApoB的常规方法。

3. 受试者的准备及取血方法　①空腹12小时（可少量饮水）,取前臂静脉血；②近期内无急性病、外伤、手术等意外情况；③取血前24小时内不饮酒、不作剧烈运动；④止血带使用不超过1分钟,静脉穿刺成功后即松开止血带,让血液缓慢吸入针管。

4. 血标本的处理与贮存　①血标本应尽快送到实验室,室温下静置30~45分钟后离心（最多不超过3小时）；即时吸出血清,在密闭的小试管中保存。②血清放置4℃冰箱中,4项测定值3天内稳定,如不能在3天内分析,应贮存在-20℃冰箱中,可稳定数周。长期贮存则应在-80℃以下。血清不可反复冰冻、融化,否则LDL-C值不稳定。

5. 分析质量保证　由临床试验组长单位召集参与实验室研究落实。可能时采取中心实验室统一测定。①建立和坚持室内质控,或参加全国性/地区性质控活动；②组织落实参与实验室的技能状态考核（每年2次）及必要的技术指导；③力求符合标准化要求,不同实验室对同一批标本的测定值应落入可允许的"不精密度"（CV表示）与"不准确度"（与靶值的偏差表示）范围内。

（三）血管损伤

动脉粥样硬化进展和斑块稳定性能够通过有效和可靠的技术进行检测,例如冠脉造影、定量B超、多层螺旋CT、正电子发射断层成像（positron emission tomography, PET）、MRI、血管内超声（intravenous ultrasound, IVUS）及光学相干断层扫描（optical coherence tomography, OCT）。不管使用哪种技术,其检测方法的标准化和检测结果的准确性应当经过充分的验证,对指定部位动脉粥样硬化负荷测量的有效性和可靠性应该准确说明并以文件形式记录保存。目前不能认为这些参数是硬性临床终点的替代品,但是它们可以组成适当的次要终点以支持关于动脉粥样硬化进展或消退的信息。

为评价调血脂药对冠状动脉粥样硬化病变的疗效,有些临床研究采用定量冠状动脉造影图分析,比较治疗前后受损冠状动脉形态学改变。选择冠状动脉上适合定量分析的节段(而不考虑是否存在损伤),一般分析右冠状动脉上 3 处接近的节段,冠状动脉回旋支的 3~4 个节段,左降支及左冠状动脉主干上的 3 个节段。要求每个部位能充满足够的造影剂,照片有适当对比度,没有重叠和透视缩短。只有 5 个以上节段可按原始记录进行定量分析的血管造影方可选用,否则该患者从试验中去除。定量分析由计算机辅助的心血管分析系统进行。有临床研究采用彩超测量颈动脉和股动脉血管的动脉粥样硬化病变(内 - 中膜厚度、管腔直径及斑块情况),进行用药前后比较,以评价调血脂药对动脉粥样硬化病变的疗效。

多层螺旋 CT 被越来越广泛地应用于评价易损斑块的相关特征,如血管正性重构、低密度斑块(< 30HU)和点状钙化斑块等。Motoyama 等的研究表明,在急性冠脉综合征患者中,同时具有血管正性重构、低密度斑块和点状钙化 3 个特征诊断易损斑块的阳性预测值、阴性预测值和准确性分别为 95%、60% 和 70%。多层螺旋 CT 还可应用于评估药物治疗后易损斑块的消退情况。Uehara 等对 21 例患者的冠状动脉行多层螺旋 CT 检查,给予所有入选者阿托伐他汀钙 10mg,并随访 1 年,结果显示调血脂药物可一定程度减少低密度斑块的面积。多层螺旋 CT 的优势在于其为无创性检查,较易被患者接受,且辐射量逐渐减低,是目前评估冠状动脉易损斑块较好的无创性检查手段。但目前尚无国际公认的多层螺旋 CT 评价冠状动脉易损斑块的诊断标准;另外,研究也发现,多层螺旋 CT 识别出冠状动脉易损斑块的患者,ACS 或 MACE 的发生率较低,临床预测价值不理想。

分子影像学包括 PET 和 MRI。PET 可应用于评估动脉粥样硬化斑块的炎症水平、破裂斑块、斑块内新生血管、脂质负载斑块和出血斑块等。但 PET/CT 检查过程中存在反复辐射暴露的问题,未来的研究不应仅着眼于该技术识别易损斑块的准确性,应进一步评估其风险与获益比。MRI 分子影像学因不存在辐射问题,逐渐成为研究的热点。在动脉粥样硬化领域最早应用的是氧化铁颗粒,通过其在巨噬细胞内聚集的特点,对易损斑块进行评估。MRI 分子成像可准确评估易损斑块的主要特征,如纤维帽厚度、脂质负载坏死核、正性重构、斑块内出血、斑块内炎症和附壁血栓等,可能是无创性评估冠状动脉易损斑块的新方法。

IVUS 是较早应用于评价易损斑块的腔内影像技术,可从脂质负载核、血栓形成、斑块负荷、血管正性重构及点状钙化等方面对斑块特征进行评价。IVUS 是目前用于评估他汀类或其他药物对易损斑块转归影响的主要手段之一。REVERSAL 研究、ASTEROID 研究等进行的大样本、多中心、随机双盲对照研究均显示,对接受常规剂量和强化他汀类药物(普伐他汀 40mg、辛伐他汀 40mg、阿托伐他汀钙 40mg 和阿托伐他汀钙 80mg)治疗的患者随访 12~18 个月,IVUS 所示外弹性膜面积、斑块面积、斑块和中膜横断面面积等均有改善,而血管正性重构指数和动脉粥样硬化体积百分比相应降低,提示强化他汀药物治疗可有效逆转斑块进展。但到目前为止,仍没有研究表明斑块消退可有效降低临床事件。目前此方面较有说服力的研究是对来自 6 所研究中心 4 137 例接受 VH-IVUS 检查的患者进行的分析,结果表明,斑块体积百分比的减少与主要心血管事件的发生有关,斑块负荷百分比每增加 1 倍标准差,发生主要心血管事件的风险将增加 1.32 倍。未来还需大样本、多中心的临床研究证实斑块消退与临床事件之间的关系,以期不断改善患者的临床预后。

OCT 是一种类似于 IVUS 的血管内影像技术,被认为是识别冠状动脉易损斑块的"金标准"。这种光学影像技术的最大优势在于它的高分辨率,纵向分辨率达 5~20μm,横向分辨率达 20~30μm,高于 IVUS 技术 10 倍以上,不仅可识别斑块大体形态特征、斑块类型、脂质核大小、新生血管、巨噬细胞浸润和血栓程度及类型等,还可较好地识别薄纤维帽斑块(纤维帽厚度 ≤ 65μm),评估斑块进展情况以及早期识别支架内新生动脉粥样硬化等,这也是近年来关注的热点。Takarada 等对 23 例接受他汀类药物治疗的急性心肌梗死患者进行基线和随访 9 个月的 OCT 检查,结果显示所有患者的纤维帽厚度均较前显著改善(P < 0.01)。Habara 等的研究表明,联合应用依折麦布和氟伐他汀可有效提高脂质负载斑块的纤维帽厚度。

目前识别易损斑块具有较高准确性的影像学方法为 IVUS 和 OCT,但均为有创性检查,不易被患者接受,且价格昂贵。无创性检查方法更简单,易重复,但其诊断的准确性有待进一步提高。

(四)发病率和死亡率

设计一个以死亡率为临床终点的研究时,应当把重点放在全因死亡率和 / 或心血管死亡率,并由一个设盲的独立委员会判定。如果选择心血管死亡率作为(联合)主要终点,那么对非心血管死亡率的效应也应加以考虑。评估心血管死亡率应当考虑器官损伤的症状和体征(如心肌梗死、休克)以及其他治疗措施(如 CABG 和 PTCA 的次数和 / 或其他血管区的介入)。因为已有药物(主要是他汀类药物)的有效性和安全性证据,安慰剂对照不再适用于大规模和高风险患者的临床试验。

目前常用的心脑血管事件(包括介入治疗)有:心血管死亡、心肌梗死、脑卒中、需要住院治疗的不稳定型心绞痛和心力衰竭、需要住院接受冠状动脉重建术包括经皮冠状动脉介入治疗(PCI)和冠状动脉旁路移植术(CABG)。

第五节 安全性评价

调血脂药物临床试验期间发生的所有不良事件必须完整记录,并分别分析不良事件 / 反应、脱落、治疗期间死亡的患者以及临床实验室结果。

一、常见的不良事件

基于调血脂药物作用机制以及其他药物中所见的潜在安全性信息,特定靶器官安全性监测应当反映非临床和临床研究结果。特别注意以下方面:

（一）肝

应注意药物性肝炎的症状和体征，并常规检测 GPT、胆红素和其他肝生化指标，并分别根据平均改变及数值大于 1 倍和大于 3 倍正常参考值上限的患者数量进行分析。除非是禁忌证，应当提交既往有肝损伤，特别是肝硬化患者的信息。

（二）肌肉

不同种类的调血脂药物均被发现有肌酸激酶（CK）升高及肌肉相应症状。应当特别注意肌病的症状和体征。常规检测 CK 水平，并分别根据平均改变及数值＞1 倍、＞3 倍、＞5 倍和＞10 倍正常参考值上限的患者数量进行分析。由于严重肌病罕见，因此，应考虑上市后监测 CK 和肌肉症状。在临床试验中，他汀类药物治疗患者肌肉症状的发生率是1.5%~3.0%，而临床实践报道的发生率为 0.3%~33.0%，老年人使用他汀类药物治疗后出现肌肉症状的发生率是 0.8%~13.2%。

（三）肾

临床前数据已提示调血脂药物对肾小管细胞存在肾毒性效应，因此临床试验中必须监测肾功能和蛋白尿。

（四）死亡率和心血管发病率的长期效应

在短期、小样本的研究中，非心血管发病率和死亡率在研究间可能并不一样（即使是显示阴性效应时），因此要观察对死亡率和心血管发病率的长期效应。不同性别和年龄组足够多的患者群应持续暴露于药物至少一年，但最好更长时间。患者人群应当代表了经常给予调血脂药物的临床疾病，如糖尿病、缺血性心脏病和高血压。应当有充分的安全性数据以排除新药对死亡率的任何可疑不利影响。当药物属于新的作用机制时，这个要求可以获得特异相关性的结果。来自临床项目的关于死亡率和心血管发病率的有效数据应当进行彻底分析，也应考虑临床前数据及来自其他相同类别或不同类别调血脂药物的结果。一种新的调血脂药物仅在对死亡率和发病率没有不利影响时才能注册。否则，将强制要求进行额外的研究来阐明药物对这些参数的影响。

二、药物相互作用研究

应当通过一般的联合药物治疗临床研究以及特定的临床研究进行相互作用研究，药物各成分和活性代谢产物也应加以考虑。不同调血脂药物的联合用药可能增强有效性，但也可能增加不良反应，特别是由于药动学和 / 或药效学的相互作用导致发生肌病和 / 或肝功能障碍。这同样适用于调血脂药物与已知导致肝、肌肉和肾等器官损伤的非调血脂药物联合用药的情况，特别是在具有高心血管事件风险患者中经常合并的药物，例如抗血小板药和口服抗凝血药。特定药物相互作用研究取决于新药的药动学和药效学特性。影响其吸收（如抗酸药）和代谢（如环孢素、细胞色素 P-450 酶抑制剂），以及与维生素 K和口服避孕药 / 激素替代治疗（HRT）的药物相互作用研究也应加以考虑。

三、常见调血脂药物的安全性评价

第二次中国临床血脂控制达标率调查结果表明,我国仅约3%医生联合使用不同调血脂药物。原因除了认识上的问题外,主要在于他们担心调血脂药物联合应用所致的肝功能损伤和肌病等。

(一)他汀类药物的安全性评价

大多数人对他汀类药物的耐受性良好,不良反应通常较轻且短暂,包括头痛、失眠、抑郁以及消化不良、腹泻、腹痛、恶心等消化道症状。通常有15%~21%的病例发生转氨酶升高,且是剂量依赖性的。目前认为所有他汀类药物都有可能引发肝酶增高。一项9 360例药物警戒数据中,他汀类药物所致肝不良反应发生风险较未服用他汀类药物者增加3倍,与他汀类药物可能相关的肝损害发生率为1.2/10万。目前尚未明确转氨酶升高是否真正代表他汀类药物的肝毒性。明确是由他汀类药物引起并进展成肝衰竭的这种情况即使发生,也是极其罕见的。减少他汀类药物剂量常可使升高的转氨酶回落,当再次增加剂量或选用另一种他汀类药物后,转氨酶不会再次升高。胆汁淤积和活动性肝病被列为使用他汀类药物的禁忌证。

在随机对照试验中,他汀类药物所致肌病的发生率为1.5%~5%。横纹肌溶解症是他汀类药物最严重的不良反应,他汀类药物诱发横纹肌溶解症呈剂量依赖性,发生风险为0.04%~0.2%,且往往发生于合并多种疾病和/或联合使用多种药物的患者。主要表现为明显肌痛或肌无力症状,常有褐色尿和肌红蛋白尿,伴肌酸激酶(CK)显著升高(其特征是高于正常上限的10倍)和肌酐升高。他汀类药物相关肌病的确切机制目前还不清楚,易患因素有:①高龄患者(尤其大于80岁),女性多见;②体型瘦小、虚弱者;③多系统疾病(如慢性肾功能不全,尤其以糖尿病性肾功能不全多见);④多种药物合用;⑤特殊状态,如感染、创伤、围手术期、强体力劳动;⑥合用抑制CYP3A4酶活性的特殊药物或饮食(如酗酒);⑦大剂量他汀类药物;⑧特殊人群:甲状腺功能减退者、曾有CK升高、既往服用调血脂药物有肌痛史等;⑨遗传因素。调血脂药物临床试验在设计时应充分考虑上述人群的风险和获益。

(二)贝特类药物的安全性评价

不同品种的贝特类药物的安全性存在显著差异,吉非罗齐联合他汀类药物治疗时发生横纹肌溶解和肌病风险显著高于非诺贝特联合他汀类药物治疗。ACCORD研究中接受非诺贝特联合他汀类药物与单用他汀类药物相比,不良事件发生率差异无统计学意义。回顾36项联合调血脂药物治疗的临床研究发现,共有29例发生肌病现象,只占0.12%。联合调血脂药物治疗时需要注意:①严格掌握适应证;②应避免大剂量使用贝特类和他汀类药物;③治疗过程中严密监测谷丙转氨酶(GPT和CPK);④应避免用于高危患者,如肝及肾功能不全、严重感染、手术、>70岁老年人等,特别是女性。

(三)烟酸的安全性评价

2012 年 8 月的欧洲心脏病协会(ESC)年会公布了有关 HPS2-THRIVE 研究的药物安全性资料:将近 2/3 的患者可以耐受烟酸/拉罗匹兰的长期治疗。独立安全检测委员会的相关安全性分析结果显示,在同时联用辛伐他汀 40mg 和复合缓释烟酸/拉罗匹兰的患者中,肌病发生率为 0.5%,这部分患者大多数来自中国。因此,美国 FDA 在辛伐他汀的说明书中对中国的患者也做了剂量的相关规定:在同时合并应用治疗剂量的烟酸制剂时,推荐使用辛伐他汀 40mg 或者更小的剂量。基于以上结果,我国的药品审评中心出于安全性的考虑,建议企业界和临床研究单位考虑尽快停止该类药物的临床研究。

四、独立数据监察委员会

观察周期为多年的Ⅲ期和Ⅳ期调血脂药物临床试验,建议成立一个药物安全性和疗效的独立数据监察委员会(Independent Data Monitoring Committee, iDMC),以定期审查收集的数据。根据这些数据,委员会应就研究是否继续进行给予意见,并从安全性方面考虑是否有必要修改研究方案。对于所有死亡事件应该进行报告,包括药物毒性导致的死亡(说明毒性的性质)、心肌梗死导致的死亡、猝死、其他心血管事件导致的死亡(说明具体的事件)、其他死亡事件(具体说明)。而对于重要的非致死事件也应该进行单独的分析:确诊或疑似药物中毒(具体说明);心肌梗死;其他心血管状况的发生或恶化,例如心绞痛、高血压、心电图基线改变、充血性心力衰竭、血栓性静脉炎、心律失常、脑血管功能不全或脑卒中、周围血管病变;非心血管疾病的发生或恶化,如糖尿病、白内障、高尿酸血症、肝胆疾病、肾病、凝血功能障碍、肌病等。

第六节 特殊人群中进行的研究

对于评估新药治疗脂代谢紊乱的有效性,其研究人群一般取决于药物预期治疗的脂代谢紊乱类型。新型调血脂药物的有效性或安全性研究主要在患有原发性高胆固醇血症和混合型高脂血症且胆固醇水平中度到重度升高的患者中进行。应当注意性别、人种和年龄的影响。若药物要求用于儿童和 18 岁以下的青少年时需要进行单独研究,否则不推荐用于该年龄组。应该包含一定数量的大于 65 岁的受试者。

对于以临床结果评价为目标的试验,应根据心血管的总体风险选择受试人群,而不论是否存在冠状动脉疾病以及其基线胆固醇水平。应当有足够数量动脉粥样硬化和/或 2 型糖尿病的临床表现和/或其他表现的患者以便分组统计分析。这些研究可能包含胆固醇水平处于分界线甚至正常的患者。

当申请特殊适应证时,家族性高胆固醇血症的患者(杂合子突变和纯合子突变)一般应当根据临床、遗传和 / 或功能性的标准在单独的临床试验中进行研究。这也适用于其他脂代谢紊乱类型，包括家族型血 β- 脂蛋白异常和高乳糜微粒血症。

一、老年人调血脂药物临床试验

血脂异常是心脑血管疾病的独立危险因素，LDL-C、TC 水平升高及 HDL-C 降低是心脑血管事件如心肌梗死和缺血性卒中的独立危险因素。随着年龄增长，动脉粥样硬化发生率增加，老年人是发生心脑血管事件的高危人群。血脂水平发生变化是老年人的生理特点，基因和环境因素与衰老过程中的脂代谢变化密切相关。我国的流行病学调查显示，男性在 65 岁以前，TC、LDL-C 和 TG 水平随年龄增加逐渐升高，以后随年龄增加逐渐降低。在增龄过程中，HDL-C 水平相对稳定。与欧美国家相比，我国老年人的 TC、LDL-C 和 TG 水平低于西方人群，以轻中度增高为主。

目前部分针对老年人设计的随机对照临床试验以及对他汀类药物临床试验老年亚组的分析证实，他汀类药物治疗可降低老年人心脑血管事件发生及死亡的风险。但目前缺乏专为 80 岁以上高龄老年人设计的他汀类药物防治心脑血管疾病的临床试验证据。与 < 65 岁的患者相比，相同剂量的他汀类药物可使老年患者的 LDL-C 多降低 3%~4%，多数老年患者使用中、小剂量的他汀类药物即可使血脂达标。在确定使用他汀类药物剂量时，应考虑老年人使用相同剂量的他汀类药物降低 TC 和 LDL-C 的作用比年轻人强的特点，同时参考受试者 LDL-C 基线水平选择初始治疗剂量，避免盲目使用大剂量他汀类药物带来的不良作用。

老年人调血脂药物临床试验同样需要在控制饮食的前提下进行，但一般不提倡老年人过分严格地控制饮食和过快减轻体重，以避免机体抵抗力降低、乏力引起跌倒等导致生活质量降低，甚至死亡率增加。

使用调血脂药物的老年患者必须认真监测不良反应，应关注有无肌痛、肌肉压痛、肌无力、乏力和消化道症状等。在服药后 4 周复查血脂、肝肾功能、肌酶，3~6 个月未达标者，应调整药物剂量或种类，达标后每 6~12 个月复查血脂、肝肾功能及肌酶。血 GPT/GOT 超过正常上限的 3 倍或肌酸激酶升高超过正常上限的 5 倍应停药。老年人使用常规剂量的他汀类药物治疗时，较少发生肝功能异常；在使用大剂量他汀类药物时，肝功能异常的发生率明显增高。在多数情况下，他汀类药物引起的 GPT/GOT 升高若不超过正常上限的 3 倍，不需要停药，可减少他汀类药物的剂量或换用其他小剂量他汀类。

在临床研究中，他汀类药物治疗患者肌肉症状的发生率是 1.5%~3.0%，而临床报道的发生率为 0.3%~33.0%，老年人使用他汀类药物治疗后出现肌肉症状的发生率是 0.8%~13.2%。老年人，尤其是瘦小的女性患者，肝肾功能异常、多系统疾病并存、多种药物合用、围手术期的患者容易发生他汀类药物相关的肌病。临床试验应注意对这类人群进行入组和观察。

二、儿童调血脂药物临床试验

有证据表明,在许多情况下,导致成人严重心血管疾病的动脉粥样硬化形成过程起始于儿童时期。调血脂药物对成人的临床疗效(即减少冠状动脉疾病)难以证实,部分原因是由于开始治疗时已经难以逆转。所以,尝试从儿童期开始控制某些高风险个体的致病因素是合情合理的。

针对儿童进行的调血脂药物临床研究应遵守在儿童开展试验的一般指导原则。儿童使用调血脂药物时需要考虑的一个很大的问题就是儿童的中枢神经系统和其他身体器官的生长发育可能特别需要脂类物质。由于某些调血脂药物的作用位置和/或程度尚未知,所以不能确切地预计严重不良反应的发生。另外,药物治疗将延续多年,在儿童生长发育非常迅速的各个时期持续使用,因此在儿童中进行调血脂治疗的获益/风险评估需要更加仔细进行。

在儿童试验开始前,①必须进行处于生长发育期动物用药的综合评价以确认该药不导致其身体发育、中枢神经系统功能或最终的生殖能力发生改变。②必须要对该药的作用机制进行一些了解。虽然可能不了解其分子机制,但必须对其简单的因果关系有更深入的了解。为了在评价某种特定药物时确定其需要监测的生理学参数,必须提供有关该药物作用机制的某些信息。③应当针对药物在成人试验中的安全性和有效性进行合理的综合评价。成人临床试验数据应提供药物剂量、反应、作用持续时间以及体内生理过程的指导。被证实患有家族性杂合或纯合高胆固醇血症且对膳食疗法反应不满意的儿童,可以纳入试验中,入选药物研究的儿童应分配到适当的年龄组:童年组、青春期前组、青春期组。根据药物特性,可以在给青春期前组儿童用药之前先进行青春期组儿童用药的研究。药物治疗开始后,要对各个组足够数量的受试儿童进行充分的药物吸收、分布、代谢和排泄的评价。因此,必须确定良好的药物分析方法。试验药物应在其稳定状态下进行动态监测。

三、纯合子型家族性高胆固醇血症调血脂药物临床试验

纯合子型家族性高胆固醇血症是一种极其罕见的常染色体单基因显性遗传病,发病率为百万分之一。法国一项研究数据表明,该病的发生主要与 3 种基因突变有关,其中低密度脂蛋白受体(LDLR)基因占 73.9%,ApoB 基因占 6.6%,前蛋白转化酶枯草溶菌素 9(PCSK9)占 0.7%,其他未知基因占 19%。纯合子型家族性高胆固醇血症患者血浆中 LDL-C 的浓度较正常人高出 10 倍以上,可导致角膜弓、腱黄瘤以及早发冠心病,显著增加死亡风险。大多数纯合子型家族性高胆固醇血症患者即使应用最大剂量的他汀类药物或非他汀类药物,其降低 LDL-C 水平的效果也不理想,并且当剂量加倍时,只能额外降低 5%~7% 的 LDL-C,而肌肉酸痛、转氨酶升高等药物不良反应的概率明显增加。

目前针对该疾病的发病机制,有三种新药研发思路:微粒体甘油三酯转运蛋白(MTP)抑制剂、ApoB 合成抑制剂和前蛋白转化酶枯草溶菌素 9(PCSK9)抑制剂。

从目前已经获得批准上市的米泊美生钠(ApoB 合成抑制剂)和洛美他派(MTP 抑制剂)来看,主要的药物不良反应是转氨酶升高和肝脂肪变性。针对 261 例纯合子型家族性高胆固醇血症患者开展的有关米泊美生钠和安慰剂的对照试验结果显示:纳入的患者中,平均年龄 31 岁,59 例 ≥ 65 岁,10 例 ≥ 75 岁,年龄 ≥ 65 岁的患者发生脂肪肝的比例为 13.6%,< 65 岁的患者则为 10.4%。据美国处方信息报道,甲磺酸洛美他派的主要不良反应有:胃肠道反应、肝毒性、脂溶性维生素缺乏症,孕妇服用会对胎儿造成危害,在肝内会引起脂肪肝和转氨酶升高,严重者还会导致肝硬化。我国肝炎、脂肪肝患者基数高,开展此 2 类创新药物临床试验时,更加需要注意对肝功能,尤其是老年人肝功能的监测。

建议一年以内的临床研究,每月或每次增加剂量前测量一次肝功能。超过一年的临床试验,至少每 3 个月和任何剂量的增加时做肝功能试验。如果转氨酶升高,应调整剂量,持续性或临床显著升高则停药。如果转氨酶升高伴有肝损伤的临床症状(如恶心、呕吐、腹痛、发热、黄疸、嗜睡类似流感的症状),胆红素增加 ≥ 2 倍正常值上限或活动性肝病,则应停止用药。

第七节　临床研究实例介绍

本章节结合上述部分的理论知识,进行调血脂药物临床试验的实例介绍,并结合案例进一步介绍调血脂药物的临床试验设计。案例信息主要来自国家药品监督管理局药物临床试验登记与信息公示平台(www.chinadrugtrials.org.cn)以及 www.clinicaltrials.gov 注册信息。

一、Ⅰ期临床研究

(一)耐受性研究

1. 研究目的　选择健康人为受试者,从安全的初始剂量开始,通过对健康受试者进行血脂 × 分散片不同给药剂量的探索,考察人体的耐受性和安全性,为 Ⅱ 期临床试验提供安全的剂量范围。

2. 临床试验设计类型及方案　本研究为随机、开放、单臂试验。血脂 × 分散片 0.2g/ 片,口服。单次给药耐受试验从低剂量开始,上一剂量组 1/2 受试者未出现不良反应,方进行下一剂量组的试验,不能同时进行 2 个剂量组的试验。试验达到最大剂量仍无不良反应时,试验即可结束。剂量分别依次递增为 4 片、6 片、8 片、10 片、12 片。多次累计耐受试验分为 10 片 / 人、12 片 / 人,连续 7 天给药。

研究对象：健康中国受试者。

3. 入选标准

（1）健康志愿者；男女各半；年龄18~45岁。

（2）男性受试者的体重 ≥ 50kg，女性受试者的体重 ≥ 45kg，体重指数（BMI）在19~26kg/m²。

（3）体格检查、血常规、尿常规、大便常规、隐血检查、肝肾功能、血糖、乙肝表面抗原、心电图、胸部X线、腹部B超等项指标均在正常范围。

（4）知情同意、志愿受试、获得知情同意书过程符合GCP规定。

4. 排除标准 符合一条或多条下列标准的受试者将被排除：

（1）3个月内参加过其他药物临床试验者。

（2）3个月内用过已知对人体脏器有损害的药物者。

（3）正在应用其他预防和治疗药物者。

（4）有重要的原发疾病，试验前一年内曾患有严重疾病者。

（5）怀疑或确有酒精、药物滥用史者。

（6）过敏体质，如对两种或以上药物或食物过敏史者或已知对本药组分有过敏者。

（7）妊娠期、哺乳期及准备妊娠妇女。

（8）法律规定的残疾患者（盲、聋、哑、智力障碍、精神障碍、肢体残疾）者。

（9）根据研究者判断，具有降低入组可能性（如体弱等）或使入组复杂化的其他病变者。

5. 样本量 筛选40名健康志愿者（男女各半）参加本研究，研究中受试者的入选和排除标准在以下部分列出。

6. 主要终点指标及评价时间 主要终点指标为不良反应。试验从低剂量开始，上一剂量组1/2受试者未出现不良反应，方可进行下一剂量组的试验，不能同时进行2个剂量组的试验。试验达到最大剂量仍无不良反应时，试验即可结束。若剂量递增到出现终止试验标准时，虽未达到最大剂量，也应结束试验。

（二）药动学研究

1. 研究目的 评价中国人单次口服递增剂量CVI-LM001片的安全性、耐受性和药动学特征。

2. 临床试验设计类型及方案 随机双盲平行分组设计。分6个组别。100mg组：100mg×1片，1次口服；200mg组：100mg×2片，1次口服；400mg组：100mg×4片，1次口服；600mg组：100mg×6片，1次口服；800mg组：100mg×8片，1次口服；900mg组：100mg×9片，1次口服。

3. 研究对象 健康中国受试者。

4. 样本量 预计目标60人。

5. 入选标准

（1）自愿参加临床试验、签署知情同意书并且遵从研究过程。

（2）年龄在 18~45 岁，含 18 和 45 岁，男女各半。

（3）主要研究者根据病史、全面的体格检查、实验室检查、12 导联心电图和生命体征检查判定健康的受试者。

（4）体重指数 19~28kg/m²，男性体重不低于 50kg，女性体重不低于 45kg。

（5）从筛选期到研究结束后 6 个月内没有生育计划，以及手术绝育（至少筛选前 3 个月）或至少绝经后 2 年（末次月经在筛选期前 1 年，或者末次月经在筛选期前 6 个月尿检 HCG 结果为阴性），或者同意从筛选期到研究结束后 6 个月内采用医学上可接受的非药物方式进行避孕的男性或女性受试者。

6. 排除标准

（1）临床上有明显符合以下疾病的病史（包括但不限于免疫系统、胃肠道、心血管系统、肌肉骨骼系统、内分泌系统、血液系统、肾、肝、支气管、精神 - 神经系统疾病，脂代谢紊乱或者药物过敏）者。

（2）已知或怀疑恶性肿瘤者。

（3）血液学筛选 HIV 阳性，HbsAg、梅毒螺旋体抗体阳性或丙肝抗体阳性者。

（4）尿妊娠试验阳性者。

（5）筛选前 3 个月内有住院史或手术史者。

（6）筛选前 3 个月内参加其他的药物临床试验者。

（7）筛选前 2 周内服用过可能影响本试验结果的药物者。

（8）筛选前 6 个月内有处方药物滥用史和非法药物滥用史者。

（9）根据病史，在筛选前 6 个月内有酒精滥用史者。

（10）筛选 6 个月内平均每日吸烟大于 10 支者。

（11）一天喝浓茶或咖啡超过 1L 者。

（12）在参加研究的过程中，不能接受食物和饮料限制者。

（13）在给药前 30 天内使用处方药或 OTC 药物，或者中成药者。

（14）对试验药物的任何一种成分有过敏史者。

7. 评估指标

（1）主要指标：服药 120 小时后，C_{max}、T_{max}、$t_{1/2}$、AUC_{0-t}、$AUC_{0-\infty}$、Cl/F、V_d/F、λ_z 和 MRT。

（2）次要指标：尿最大排泄速率 Max-Rate、最大排泄速率时间 t_{max}-Rate、总排泄量 A_e 和总排泄率；粪便最大排泄速率 Max-Rate、最大排泄速率时间 t_{max}-Rate、总排泄量 A_e 和总排泄率。

（3）安全性指标：任何自发报告的和所有直接观察到的不良事件、严重不良事件；生命体征、体格检查中的任何异常改变；试验期间实验室检查、心电图检查异常。

（三）食物影响试验

1. 研究目的　研究餐后单次口服阿托伐他汀钙片受试制剂（20mg/ 片）与阿托伐他汀钙片参比制剂（20mg/ 片）后阿托伐他汀在中国健康受试者体内的药动学情况，评价餐后口服两种制剂的生物等效性。

2. 临床试验设计类型及方案　随机开放交叉设计,比较受试者餐后单次口服两种制剂的阿托伐他汀钙片(20mg/片)的两序列、四周期交叉设计的生物等效性。

3. 研究对象　健康中国受试者。

4. 样本量　预计样本量为 64 人。

5. 入选标准

(1)18~55 周岁(包括临界值);男女兼有。

(2)体重指数在 19~26kg/m²(包括临界值),男性体重不低于 50kg,女性体重不低于 45kg。

(3)试验前两周内筛选,经生命体征评估、体格检查、血常规、尿常规、血生化、血清病毒学筛查、血妊娠(女性)、12 导联心电图和胸片检查,结果显示上述指标无异常或异常无临床意义者。

(4)经药物滥用筛查、尿液尼古丁检测和酒精呼气测试无异常者。

(5)受试者在未来 6 个月内无生育计划且自愿采取有效避孕措施。

(6)受试者充分了解试验目的、性质、方法以及可能发生的不良反应,自愿作为受试者,并签署知情同意书。

(7)能够按照方案要求完成试验者。

6. 排除标准

(1)对阿托伐他汀钙片有过敏史者。

(2)有吞咽困难者。

(3)静脉采血有困难者。

(4)有活动性肝疾病,肝谷丙转氨酶(GOT)和/或谷草转氨酶(GPT)超过正常值上限 1.5 倍者。

(5)对乳糖不耐受和/或有罕见的遗传性半乳糖不耐受、Lapp 乳糖酶缺乏或葡萄糖-半乳糖吸收不良者。

(6)在过去 5 年内曾有药物滥用史或试验前 3 个月使用过毒品者。

(7)筛选前 3 个月内有吸烟史,筛选前 6 个月内每周饮酒量大于 14 单位酒精(1 单位酒精 =360ml 啤酒、45ml 酒精含量为 40% 的烈酒或 150ml 葡萄酒)或服药前 2 天服用过含酒精的制品者。

(8)试验开始服药前 6 个月内服用过激素类药物(包括口服避孕药)者。

(9)试验开始服药前 28 天内使用过任何处方药,包括但不限于抑制或诱导肝代谢酶的药物,增加骨骼肌系统疾病风险的药物(包括但不限于环孢素、吉非罗齐、烟酸等)。

(10)试验开始服药前 14 天内使用过任何非处方化药或中药。

(11)试验开始服药前 10 天内直至研究结束服用过含有可诱导或抑制肝代谢酶的食物或饮料(如葡萄柚汁等)者。

(12)在服用研究药物前 48 小时至完成最后一个药动学血样采集前摄取了任何含有或代谢后产生咖啡因或黄嘌呤的食物或饮料(如咖啡、茶、巧克力)者。

（13）有临床表现异常需排除的疾病和因素，包括但不限于神经系统、心血管系统、内分泌系统、肝、胃肠道（如吞咽困难、胃肠道溃疡）、呼吸系统、泌尿生殖系统、骨骼系统疾病或其他因素可能影响药物吸收、分布、代谢和排泄者。

（14）试验开始服药前 28 天内有重大疾病者。

（15）HIV 抗原 / 抗体阳性，乙肝表面抗原或 E 抗原阳性，丙肝抗体阳性，梅毒螺旋体抗体阳性。

（16）血妊娠阳性或处于哺乳期的女性受试者。

（17）试验开始服药前 3 个月内参加过其他的药物临床试验者。

（18）在筛选前 1 个月有献血史或失血超过 400ml 者。

（19）试验开始服药前 28 天饮食习惯异常，试验期间对饮食有特殊要求，不能遵守统一饮食安排者。

（20）研究者认为其他任何可能影响受试者提供知情同意或遵循试验方案的情况，或受试者参加试验可能影响试验结果或自身安全的情况。

7. 评估指标

（1）主要指标：阿托伐他汀的血药峰浓度（C_{max}）从 0 时到最后一个阿托伐他汀浓度可准确测定的样品采集时间 t 的药物浓度 - 时间曲线下面积（AUC_{0-t}）从 0 时到无限时间（infinity）的阿托伐他汀药物浓度 - 时间曲线下面积（$AUC_{0\sim\infty}$）。

（2）次要指标：阿托伐他汀的达峰时间（T_{max}）、末端相消除半衰期（$t_{1/2}$）、末端消除速率常数（λ_z）、表观分布容积（V_d/F）、表观清除率（Cl/F）、$AUC_{0\sim\infty}$ 外推百分比（%AUC_{ex}）代谢物邻位和对位 - 羟基阿托伐他汀的 C_{max}、$AUC_{0\sim t}$、$AUC_{0\sim\infty}$、T_{max}、$t_{1/2}$、λ_z、%AUC_{ex}。

（3）安全性指标：同其他 I 期临床试验。

（四）生物等效性研究

1. 研究目的　本试验旨在研究由 A 公司研制、生产的 ×× 他汀片和 B 公司生产的 ×× 他汀片的相对生物利用度，评价两种制剂间的生物等效性。

2. 临床试验设计类型及方案　本研究为随机、开放、2×2 拉丁方、单次口服给药的单中心试验。受试者 60 人（男性），给药剂量为 ××mg（×× mg/ 片），周期间的清洗期为 7 天。采用 HPLC-MS/MS 法测定给药后不同时间 ×× 他汀和邻位羟基代谢产物的血药浓度。采用 DAS Ver2.1 软件计算药动学参数，并进行统计分析。随机分成 2 组。

第一周期：受试者于试验前 1 天晚上入住 I 期病房，给药前禁食 10 小时以上。于第二天早上单次口服试验制剂或参比制剂 ××mg（试验制剂 2 片或参比制剂 2 片），250ml 温开水送服。服药前及服药后 2 小时内禁止饮水，服药后 4 小时、10 小时进食标准午餐和晚餐（统一的清淡饮食）。于给药前及给药后 0.25 小时、0.5 小时、0.75 小时、1 小时、1.5 小时、2 小时、3 小时、4 小时、6 小时、8 小时、12 小时、24 小时、48 小时采集肘静脉血 5ml；于入住时、给药前及给药后 2 小时、4 小时、8 小时、12 小时、24 小时、48 小时测量生命体征，试验过程中记录不良事件。清洗期：7 天。

第二周期：受试者均按研究方案分别服用另一种制剂，重复第一周期。给药后体检：

受试者最后一次给药结束后 48 小时进行体检,如出现有临床意义的异常,继续随访至正常或稳定。

3. 研究对象　健康中国受试者。

4. 样本量　筛选 60 名健康志愿者参加本研究。

5. 入选标准

(1)男女均可;18~40 岁之间,同批年龄相差不超过 10 岁。

(2)男性受试者的体重 ≥ 50kg,女性受试者的体重 ≥ 45kg,体重指数(BMI)在 19~26kg/m² 。

(3)受试者自愿签署书面的知情同意书。

(4)受试者(包括男性受试者)在筛选期间至试验结束后 3 个月内无妊娠计划且自愿采取有效避孕措施且无捐精、捐卵计划。

6. 排除标准

(1)过敏体质或已知对本品或其任何辅料过敏者。

(2)有循环系统、内分泌系统、神经系统、消化系统、呼吸系统、血液学、免疫学、精神病学及代谢异常等任何临床严重疾病史者或能干扰试验结果的任何其他疾病或生理情况。

(3)正在接受胃肠道问题、痉挛、尿路梗阻、机械性肠梗阻、输尿管痉挛、胆道疾病、抑郁障碍或肝疾病治疗者。

(4)患有能够影响药物吸收或代谢的胃肠道及肝、肾疾病者。

(5)试验前 4 周内接受过外科手术者。

(6)已知的能够影响静脉取血的严重出血因素。

(7)有恶性肿瘤病史者。

(8)试验前 30 天使用过任何抑制或诱导肝对药物代谢的药物(如:诱导剂——巴比妥类、卡马西平、苯妥英钠、糖皮质激素、奥美拉唑;抑制剂——SSRI 类抗抑郁药、西咪替丁、地尔硫䓬、大环内酯类、硝基咪唑类、镇静催眠药、维拉帕米、氟喹诺酮类、抗组胺类)者。

(9)心电图异常(具有临床意义)或生命体征异常者(收缩压 < 90mmHg 或 > 140mmHg,舒张压 < 50mmHg 或 > 90mmHg,心率 < 50bpm 或 > 100bpm)。

(10)HIV、乙型肝炎表面抗原、丙型肝炎或梅毒血清反应素检测阳性者。

(11)酗酒者或试验前 6 个月内经常饮酒者,即每周饮酒超过 14 单位酒精(1 单位 = 360ml 啤酒、45ml 酒精量为 40% 的烈酒或 150ml 葡萄酒)。

(12)嗜烟者或试验前 3 个月每日吸烟量多于 5 支者。

(13)药物滥用者或试验前 3 个月使用过软毒品(如:大麻)或试验前 1 年服用硬毒品(如:可卡因、苯环己哌啶等)者。

(14)任何食物过敏或对饮食有特殊要求,不能遵守统一饮食者。

(15)每天饮用过量茶、咖啡和 / 或含咖啡因的饮料(8 杯以上,1 杯 =250ml)者。

（16）试验前 14 天内服用过任何药物者。

（17）试验前 1 个月内服用了任何临床试验药物或参加了任何药物临床试验者。

（18）试验前 3 个月内献血者。

（19）受试者可能因为其他原因而不能完成本研究或研究者认为不应纳入者。

7. 评估指标　根据每个受试者的个体血药浓度 - 时间数据和实际的取样时间，对 ×× 他汀及其邻位羟基代谢产物的药动学参数进行计算。使用 DAS Ver2.1 统计软件计算药动学参数并进行统计分析。主要药动学参数经对数转换后以多因素方差分析（ANOVA）进行显著性检验，然后用双单侧 t 检验和计算 90% 置信区间的统计分析方法来评价和判断药物间的生物等效性。等效性评价标准：根据 $AUC_{0\sim t}$、$AUC_{0\sim\infty}$ 和 C_{max} 进行生物等效性分析。当试验制剂与参比制剂的 $AUC_{0\sim t}$ 和 $AUC_{0\sim\infty}$ 几何均值比的 90% 置信区间在 80%~125% 等效区间内，C_{max} 几何均值比的 90% 置信区间在 75%~133% 等效区间内，T_{max} 经非参数法检验无差异，认为两制剂生物等效。本研究中，原型药物 ×× 他汀 AUC 和 C_{max} 在两制剂间的等效性评价为主要评价指标。邻位羟基代谢产物 AUC 和 C_{max} 在两制剂间的等效性评价仅作为参考性评价指标。

二、化学药物 Ⅱ 期临床研究

（一）研究目的

评价 ×× 公司研制的 ×× 他汀钙胶囊 ××mg、××mg 治疗原发性高胆固醇血症的有效性和安全性。

（二）临床试验设计类型及方案

多中心、随机、双盲双模拟、阳性药平行对照临床试验。采用非劣效检验进行统计分析。筛选期为 2 周，治疗期为 8 周。2 周清洗期（服用安慰剂）之后，符合入选标准、不符合排除标准的 360 例受试者 1：1：1 随机分配至下列三组中的某一组，均于每晚饭后服用 1 次（宜 18：00—20：00）：

试验组 A：×× 他汀钙胶囊 1 粒（××mg）+×× 他汀钙片模拟剂 1 片。

试验组 B：×× 他汀钙胶囊 1 粒（××mg）+×× 他汀钙片模拟剂 1 片。

对照组 C：×× 他汀钙胶囊模拟 1 粒 +×× 他汀钙片 1 片（××mg）。

（三）研究对象

原发性高胆固醇血症患者。

（四）样本量

为评价试验药降 LDL-C 疗效是否非劣于对照药，根据统计学要求，取单侧 α=0.05，β=0.20，试验组对照组合并标准差为 0.85，非劣效性界值 δ=0.013mmol/L，估算出每组例数应为 36 例。再根据国家《药品注册管理办法》《药物临床试验管理规范》和有关规定，按 2：1 的比例安排例数，以及统计学最小病例数计算结果，本次试验应完成临床研究病例至少 300 例（试验 1mg 组、试验 2mg 组、对照组各 100 例），考虑脱落病例，预计纳入 360

例（试验 1mg 组、试验 2mg 组、对照组各 120 例）。

（五）纳入标准

1. 年龄 18~70 周岁，性别不限。

2. 确诊为高胆固醇血症的患者，空腹血清总胆固醇（TC）水平为：5.72mmol/L（220mg/dl）≤ TC ≤ 12.7mmol/L（500mg/dl）和 / 或低密度脂蛋白胆固醇（LDL-C）水平为：3.64mmol/L（140mg/dl）≤ LDL-C ≤ 6.5mmol/L（250mg/dl）。

3. TG < 4.52mmol/L（< 400mg/dl）。

4. 自愿签署知情同意书，愿意配合医师完成相关治疗、检查、随访。

（六）排除标准

1. 入组前 6 个月内曾有急性冠脉综合征或脑血管意外或严重创伤病史，或 6 个月内曾行经皮冠脉介入术（PCI）、冠脉搭桥术（CABG）或其他重大手术者。

2. 入组前 3 个月内曾有不稳定或严重的外周血管疾病。

3. 有严重心律失常，心功能不全Ⅲ、Ⅳ级 [纽约心脏病学会（NYHA）分级标准] 者。

4. 继发性高脂血症者，纯合子家族性高胆固醇血症患者（病史询问）。

5. 1 型糖尿病或控制欠佳的 2 型糖尿病，空腹血糖 ≥ 10mmol/L 者。

6. 控制不佳的高血压，收缩压 ≥ 180mmHg 和 / 或舒张压 ≥ 110mmHg。

7. 患有严重肝疾病、严重肾疾病（GPT、GOT ≥ 正常值上限的 1.5 倍，Cr ≥ 正常值上限）、甲状腺功能减退、凝血功能障碍或服用抗凝药物、低蛋白血症、恶性肿瘤等患者。

8. 具有肌肉疾病者或肌酸激酶（CK）值 ≥ 正常值上限的 1.5 倍。

9. 入组前 2 周内服用过其他降血脂药物。

10. 入组时正在服用如下药物者：经 P-450 代谢的药物、其他降脂或影响血脂代谢的药物，或与试验用药间存在相互作用的药物（如红霉素、异维 A 酸、环孢素类、固醇类药物），肝素，甲状腺治疗药，避孕，与 HMG-CoA 抑制剂合用会增加横纹肌溶解危险性的药物（如安妥明、烟碱酸类），以及抗酸药（如氢氧化铝、氢氧化镁等）、华法林、维拉帕米、胺碘酮等药物。

11. 体重指数 BMI ≤ 19kg/m^2 或 ≥ 30kg/m^2。

12. 有他汀类药物过敏史者。

13. 有精神疾病、心理障碍不能正常表述者。

14. 严重酒精嗜好和药物依赖（如吸毒）者。

15. 妊娠期、哺乳期妇女，近期有生育计划者。

16. 入组前 3 个月内曾参加过其他临床试验。

17. 研究者认为有不适宜参加本次临床试验的其他情况。

（七）疗效指标

1. **主要疗效评价指标**　用药后 8 周 LDL-C 相对基线的下降值、下降率，将采用非劣效检验，组间比较采用考虑中心效应的方差分析。

2. **次要疗效评价指标**　用药后 8 周 TC、TG 相对基线的下降值、下降率；用药后 8 周

HDL-C 相对基线的上升值、上升率。

3. 疗效评定标准

（1）显效。达到以下任何一项者：LDL-C 下降 ≥ 20%；TC 下降 ≥ 20%；TG 下降 ≥ 40%；HDL-C 上升 ≥ 0.26mmol/L（10mg/dl）。

（2）有效。达到以下任一项者：10% ≤ LDL-C 下降 < 20%；10% ≤ TC 下降 < 20%；20% ≤ TG 下降 < 40%；0.104mmol/L（4mg/dl）≤ HDL-C 升高 < 0.26mmol/L（10mg/dl）。

（3）无效。与用药前相比未达到有效标准者。

（4）恶化。与用药前相比，复查时达到以下任意一项：LDL-C 增高 ≥ 10%，TC 上升 ≥ 10%，TG 上升 ≥ 10%，HDL-C 下降 ≥ 0.104mmol/L。

总有效率的计算如式 5-1：

$$总有效率（\%）= \frac{显效例数 + 有效例数}{总例数} \times 100\% \qquad （式 5-1）$$

（八）安全性指标

包括对血压、呼吸、心率、肝肾功能、肌酸激酶、心电图等检查结果以及所有不良事件和严重不良事件的记录和评价。

三、生物制剂 Ⅱ 期临床研究

（一）研究目的

评价单克隆抗体 PCSK9（AMG145）治疗高脂血症患者的有效性、安全性及耐受性。

（二）临床试验设计类型及方案

多中心、随机、双盲、安慰剂对照临床试验。高脂血症患者随机分配进 9 个治疗组：AMG145 70mg、105mg、140mg 皮下注射 2 周 1 次，AMG145 280mg、350mg、420mg 皮下注射每 4 周 1 次，口服依折麦布 10mg/d，安慰剂每 2 周皮下注射 1 次，以及安慰剂每 4 周皮下注射 1 次。最终完成试验评价的有 406 例高脂血症患者，除了 AMG145 105mg 组为 46 例以外，其他各组均为 45 例。分组详见图 5-1。

（三）研究对象

原发性高胆固醇血症。

（四）样本量

本次临床试验在欧洲、美国、加拿大、澳大利亚的 52 个中心开展。本试验计划 9 个治疗组分别纳入 45 名高脂血症患者（合计 405 例），研究设计的检验效能为 99%，预期检测 AMG145 相对于安慰剂可以使 LDL-C 的浓度下降 33%。双侧 t 检验假设标准差为 29.3%，P 小于 0.05 为差异有统计学意义。该效能的计算是基于意向性治疗分析（intention-to-treat analysis）中假设有 20% 的研究药物停药。主要和次要疗效终点的分析均采用 ANCOVA 模型，包括比较 AMG145 剂量组和安慰剂（主要疗效指标）、依折麦布（探索性分析）的疗效差异。所有的有效性终点都采用 LOCF 分析。

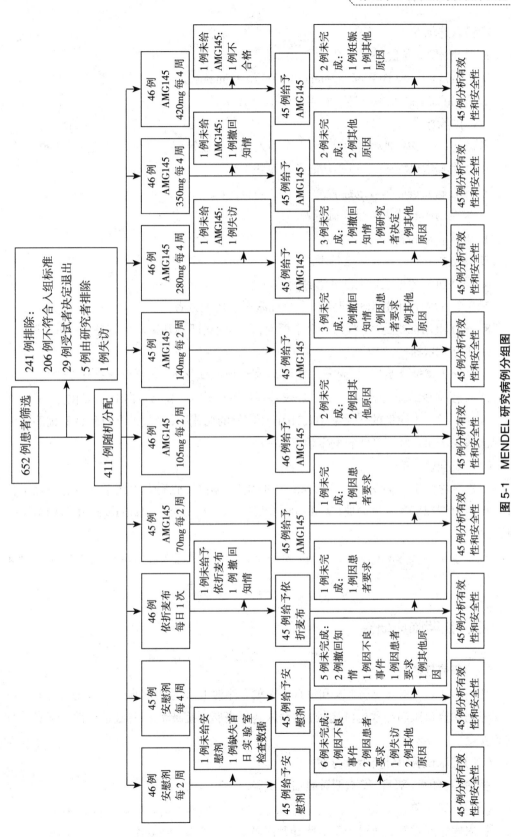

图 5-1 MENDEL 研究病例分组图

（五）入选标准

1. 性别不限，年龄 18~75 岁。

2. 2.6mmol/L ≤ LDL-C < 4.9mmol/L, TG ≤ 4.5mmol/L。

3. Framingham 冠心病风险 10 年评分小于 10%。

（六）排除标准

考虑是一个安慰剂对照的试验，本试验入选了心血管事件风险相对较低的人群：

1. 心力衰竭（NYHA 分级心功能 Ⅱ 至 Ⅳ 级）者。

2. 冠心病或冠心病等危症者。

3. 未控制的心律失常或高血压者。

4. 甲状腺疾病者。

5. 转氨酶超过正常上限 2 倍者。

6. 肌酸肌酶超过正常上限 3 倍者。

7. 3 个月内使用过调血脂药物、全身性激素或环孢素者。

8. 正在服用抗凝药物（服用抗血小板剂，例如阿司匹林和氯吡格雷是允许的）者。

（七）疗效指标

主要疗效指标是治疗 12 周末 LDL-C 较基线值的变化率，次要疗效指标是治疗 12 周末 LDL-C 较基线的变化值、非 -HDL-C 较基线值的变化率、载脂蛋白 B 的变化值、载脂蛋白 B/ 载脂蛋白 A1 比例的变化率、TC/HDL-C 比例的变化率，开放的终点包括其他脂质参数的比例变化和心血管事件的发生频率。

（八）安全性指标

不良事件的发生频率、抗 AMG145 的抗体使用频率、肌病发生频率。所有不良事件都采用医学管理事务术语词典（Medical Directory for Regulatory Activities，MedDRA）14.1 编码。

［注：本案例信息来自 www.clinicaltrials.gov 注册信息及发表在 *Lancet* 杂志的 MENDEL 研究论文细节。］

四、Ⅲ 期临床研究

（一）研究目的

评估 evolocumab 每 2 周 1 次和每月 1 次皮下注射 12 周联合口服阿托伐他汀每日 1 次与安慰剂联合口服阿托伐他汀比较，对糖尿病伴高脂血症或混合型血脂异常受试者的疗效和安全性。

（二）临床试验设计类型及方案

多中心、随机、双盲、安慰剂对照临床试验。

（三）研究对象

糖尿病伴高脂血症或混合型血脂异常患者。

（四）样本量

国际多中心试验，总体900人，其中中国450人。

（五）入选标准

1. 受试者提供了书面知情同意书。

2. 男性或女性，知情同意书签字时年龄18~80岁。

3. 2型糖尿病患者，定义为筛选前接受药物治疗的2型糖尿病≥6个月，在随机用药之前接受稳定的糖尿病治疗且预计在参加研究的过程中不会改变。稳定的糖尿病治疗定义为随机用药前2个月内没有加用新药，口服降糖药的剂量没有改变，1个月内每日胰岛素剂量未发生＞25%和＞25单位的变化。

4. LDL-C筛选之前，降血脂治疗状况（如未接受任何治疗或接受任何他汀类药物、依折麦布、胆酸螯合树脂、植物甾烷醇、普罗布考、ω-3不饱和脂肪酸或烟酸）必须保持不变≥4周。

5. 筛选时接受他汀类药物治疗的受试者筛选时空腹LDL-C必须≥2.6mmol/L（100mg/dl）。

6. 筛选时未接受他汀类药物治疗的受试者筛选时空腹LDL-C必须≥3.4mmol/L（130mg/dl）。

7. 筛选时，空腹甘油三酯≤4.5mmol/L（400mg/dl）。

（六）排除标准

1. 根据研究者的意见，受试者有医学禁忌或不适宜接受大于16周的阿托伐他汀20mg，QD单药治疗。

2. NYHA Ⅲ或Ⅳ级心力衰竭，或最近已知的左心室射血分数＜30%者。

3. 随机分组前6个月内，未控制的心律失常，定义为复发性及症状明显的室性心动过速、心房纤颤伴快速心室反应，或药物不能控制的室上性心动过速者。

4. 随机分组前6个月内，心肌梗死、不稳定型心绞痛、经皮冠状动脉介入治疗（PCI）、冠状动脉旁路移植术（CABG）或卒中者。

5. 随机分组后6个月内，计划进行心脏手术或血运重建术者。

6. 1型糖尿病或控制不良的2型糖尿病（筛选时及血脂稳定期时HbA1c＞10.0%，或者未处于稳定的2型糖尿病药物治疗。稳定的糖尿病治疗定义为随机前2个月内没有加用新药，口服降糖药的剂量没有改变，随机前1个月内每日胰岛素剂量未发生＞25%和＞25单位的变化。

7. 未控制的高血压，定义为坐位收缩压（SBP）＞160mmHg或舒张压（DBP）＞100mmHg者。

8. 20mg/d阿托伐他汀脂质稳定开始至研究结束（QM的第12周和Q2W受试者的第14周）之间，受试者不愿或不能停用下列药物或补充剂：红曲米、烟酸（＞200mg/d）、＞1 000mg/d ω-3不饱和脂肪酸（如二十二碳六烯酸DHA及二十碳五烯酸EPA，处方药及非处方药联合用药）以及除研究提供的阿托伐他汀外的所有处方调血脂药物（如贝特类药物及其衍生物、依折麦布、胆酸螯合树脂、植物甾烷醇或普罗布考)。

9. 随机前 12 个月内,受试者使用胆固醇酯转移蛋白(CETP)抑制剂,如:安塞曲匹、达塞曲匹或易塞曲匹。

10. 筛选及血脂稳定评估之前 2 个月中,使用任何下列药物:全身用环孢素、全身用类固醇[如静脉注射(IV)、肌内注射(IM)或口服(PO)给药]、维生素 A 衍生物及视黄醇衍生物治疗皮肤疾病(如维 A 酸)者(注意:多种维生素制剂中的维生素 A 是许可的)。

11. 筛选时,甲状腺功能亢进或甲状腺功能减退,分别定义为促甲状腺素(TSH)低于正常值下线(LLN)或 $> 1.5 \times$ 正常值上限(ULN)者。

12. 筛选时,中度至重度肾功能不全,定义为估计肾小球滤过率(eGFR)< 30ml/ $(\text{min} \cdot 1.73\text{m}^2)$者。

13. 筛选或血脂稳定评估时,持续性活动性肝疾病或肝功能不全,定义为谷草转氨酶(GOT)或谷丙转氨酶(GPT)$> 2 \times$ 正常值上限(按中心实验室分析测定)者。

14. 筛选或血脂稳定评估时,肌酸激酶(CK)$> 3 \times$ ULN 者。

15. 已知的活动性感染或重大血液学、肾、代谢、胃肠道或内分泌功能异常者(除糖尿病外)。

16. 随机分组前 3 个月内,发生深静脉血栓形成或肺栓塞者。

17. 女性受试者筛选前至少一个月内未使用一种或多种可接受的避孕方法(见下述),或在使用 IP(evolocumab 或安慰剂)治疗期间以及使用 IP(evolocumab 或安慰剂)治疗结束后 15 周不愿告知其伴侣其已参加本研究且不愿使用该一种或多种可接受的避孕方法,除非该女性受试者为已绝育或绝经后(见下述)。除非已经绝育或者根据以下绝经被定义为绝经后,否则该女性被认为有生育可能:≥ 55 岁妇女 12 个月自发性及连续停经;或者 < 55 岁妇女,12 个月自发性及连续性停经,伴卵泡刺激素(FSH)水平 > 40IU/L (或根据所涉及的实验室相关"绝经后范围"的定义);除非受试者已进行双侧卵巢切除术。可接受的避孕方法包括:不进行性交(节制性欲),外科节育方法(配偶行输精管切除术或双侧输卵管结扎或封闭术),使用激素避孕法(药片、注射、埋植剂或贴膜)、宫内避孕器(IUDs)或含杀精剂的二重屏障法(每个配偶必须使用一个屏障法——男性必须使用含杀精剂的避孕套,女性必须选用含杀精剂的隔膜,或含杀精剂的宫颈帽,或含杀精剂的避孕海绵)。

[注:如果治疗期间给予了会影响避孕要求的额外用药(该额外用药可能需要增加避孕方法的数量和 / 或延长末次给予方案要求治疗后的避孕时间),研究者将与受试者讨论这些改变。]

18. 在使用 IP(evolocumab 或安慰剂)治疗期间和 / 或使用 IP(evolocumab 或安慰剂)治疗结束后 15 周内,受试者发生妊娠 / 哺乳或计划妊娠 / 计划哺乳。

19. 筛选前 5 年内,患恶性肿瘤(恶性黑色素瘤、原位宫颈癌、原位乳腺癌或 1 期前列腺癌除外）者。

20. 受试者以往接受过 evolocumab 或抑制 PCSK9 的任何其他试验性治疗。

21. 当前正在另一项试验用器械或药物研究中接受治疗，或结束另一项试验用器械或药物研究以来不足 30 天，或在本研究参与期间计划接受其他试验性程序者。

22. 已知受试者对给药期间给予的任何活性物质或其赋形剂如羧甲基纤维素或阿托伐他汀有过敏。

23. 就受试者及研究者所知，受试者很可能无法完成方案要求的所有研究访视或作为研究参与者并不具有可靠性（如过去一年中酒精或其他药物滥用或患有精神病）。

24. 有其他临床重要意义的异常状况或疾病病史或证据，经研究者或申办者医学顾问考虑（如果进行了咨询），该疾病对受试者的安全性构成风险，或该疾病干扰了研究评估、程序或研究的完成。

（七）评价指标

1. 主要终点指标　评价 12 周末，evolocumab（AMG145）联合阿托伐他汀与安慰剂联合阿托伐他汀比较，对糖尿病伴高脂血症或混合型血脂异常受试者低密度脂蛋白胆固醇自基线百分比变化的影响。

2. 次要终点指标

（1）评价 12 周末，糖尿病伴高脂血症或混合型血脂异常受试者中 evolocumab 联合阿托伐他汀与安慰剂联合阿托伐他汀比较的药物安全性和耐受性。

（2）评价糖尿病伴高脂血症或混合型血脂异常受试者中 evolocumab 联合阿托伐他汀与安慰剂联合阿托伐他汀比较，对 LDL-C 自基线的变化、非 -HDL-C、ApoB100、总胆固醇、总胆固醇 /HDL-C 比、ApoB100/ApoA1、脂蛋白 a、甘油三酯、VLDL-C 和 HDL-C 自基线百分比变化的影响。

（3）评价糖尿病伴高脂血症或混合型血脂异常受试者中 evolocumab 联合阿托伐他汀与安慰剂联合阿托伐他汀比较，对达到 LDL-C < 1.81mmol/L 受试者百分比的影响。

五、Ⅳ期临床研究

（一）研究目的

通过对跟腱厚度、颈动脉内中膜厚度、抗氧化生物标记物和血脂水平等指标的观察，评价在阿托伐他汀基础上普罗布考和西洛他唑联合用药对重症高胆固醇血症患者包括跟腱厚度在内的动脉粥样硬化相关指标的影响。

（二）临床试验设计类型及方案

本试验采取多中心、随机、对照、单盲、三组平行研究设计。共分 3 组：A 组为阿托伐他汀钙片 + 普罗布考片安慰剂 + 西洛他唑片安慰剂；B 组为阿托伐他汀钙片 + 普罗布考片 + 西洛他唑片安慰剂；C 组为阿托伐他汀钙片 + 普罗布考片 + 西洛他唑片。

（三）研究对象

重症高胆固醇血症（LDL-C≥4.66mmol/L）患者。

（四）样本量

共250例，其中A组50例，B、C组各100例。

（五）入选标准

1. 已签署知情同意书的受试者。

2. 18岁≤年龄≤70岁。

3. 低密度脂蛋白胆固醇（LDL-C）≥4.66mmol/L（180mg/dl）的受试者（治疗前或治疗时的最高水平）。

4. 跟腱厚度（ATT）≥9mm的受试者。

（六）排除标准

1. 纯合子家族性高脂血症受试者。

2. 筛选前6个月内使用了普罗布考的受试者。

3. 筛选前1个月内使用了西洛他唑的受试者。

4. 筛选前1个月内使用了依折麦布的受试者。

5. 期望在试验期间使用依折麦布进行治疗的受试者。

6. 正在使用环孢素进行治疗的受试者。

7. 对普罗布考、西洛他唑有过敏史的受试者。

8. 甘油三酯（TG）大于4.52mmol/L（400mg/dl）的受试者。

9. 患糖尿病的受试者：HbA1c水平超过8.4%（NGSP）。

10. 纽约心脏病学会（NYHA）分类为Ⅲ和Ⅳ的受试者。

11. Q-Tc间期大于450毫秒（男性）或470毫秒（女性）的受试者。

12. 患严重室性心律失常（多发性室性期前收缩频繁发作）的受试者。

13. 患有心房颤动（AF）的受试者（包括阵发性房颤）。

14. 患有充血性心力衰竭或不稳定型心绞痛的受试者。

15. 在给药前28天肝和肾功能满足下列标准的受试者：GOT＞100IU/L，GPT＞100IU/L；血清肌酐＞133μmol/L（1.5mg/dl）

16. 正在参加其他临床试验的受试者。

17. 处于妊娠期间或具有妊娠可能以及哺乳期女性。

18. 不同意使用合适的避孕措施的有生育能力的女性。

19. 研究者认为由于其他原因不适合参加该试验的受试者。

（七）疗效指标

1. 主要疗效评价指标　用药后第6、12和24个月的平均跟腱厚度（ATT）与基线相比的变化率。

2. 次要疗效评价指标

（1）用药后第12和24个月的平均IMT与基线相比的变化率。

（2）各组出现心脑血管事件（包括介入治疗）的发生率：心血管死亡、心肌梗死、脑梗死、需要住院治疗的不稳定型心绞痛和心力衰竭、需要住院接受冠状动脉重建术、经皮冠状动脉介入治疗（PCI）和冠状动脉旁路移植术（CABG）。

（3）各时间点生物标志物的变化：血脂（TC、LDL-C、HDL-C、TG），氧化低密度脂蛋白（oxLDL）。

（八）安全性指标

不良事件（AE）、体格检查、生命体征、包括 Q-Tc 测量的 12 导联心电图检查和实验室检查：如血常规、尿常规和血生化、活化部分凝血酶原时间（APTT）和凝血酶原时间（PT）。

［注：本案例信息来自 www.clinicaltrials.gov 注册信息。］

六、其他类型临床研究

瑞舒伐他汀（rosuvastatin）在亚洲人群临床试验中起始剂量设计的循证研究过程如下：

瑞舒伐他汀是一种选择性、竞争性的 3-羟基-3-甲基戊二酰辅酶 A（HMG-CoA）还原酶抑制剂，它是他汀类家族的第 7 位成员，其降低低密度脂蛋白胆固醇（LDL-C）、升高高密度脂蛋白胆固醇（HDL-C）的作用优于已上市的其他他汀类药物。国外研究资料显示，瑞舒伐他汀的药动学存在明显种族差异，它在亚洲人群中的 AUC 和 C_{max} 比西方人升高约两倍。高剂量可能出现严重不良反应。因此，国外的临床治疗推荐起始剂量 10mg 和最大剂量 40mg 并不适用于亚洲人群。一项基于循证医学的研究，通过搜集瑞舒伐他汀治疗高脂血症的文献，提取剂量和主要疗效（用药后 LDL-C 下降率）等数据，建立群体药效学模型，以定量研究方法得出瑞舒伐他汀治疗亚洲高脂血症人群的起始剂量。该研究共纳入 14 个多剂量组试验（其中 9 个为西方人群试验，5 个为亚洲人群试验）用于建立群体药效学模型，22 个单剂量组试验（其中 18 个为西方人群试验，4 个为亚洲人群试验）用于模型预测。药效学模型如式 5-2：

$$E = \frac{E_{max} \times Dose^{\gamma}}{ED_{50}{}^{\gamma} + Dose^{\gamma}} + E_0 \qquad （式 5-2）$$

式中，E 为效应，即 LDL-C 下降率；E_{max} 为最大药效，反映瑞舒伐他汀与安慰剂的最大药效差值；$Dose$ 为单位体重的用药剂量（mg/kg）；ED_{50} 为达到 50% 最大药效时的用药剂量；γ（Hill 系数）为形状因子，主要影响量效曲线的斜率；E_0 为安慰剂效应。

通过循证医学研究方法，对文献数据进行桥接定量分析，建立并验证了瑞舒伐他汀治疗高脂血症的药效学模型。结果显示西方人群和亚洲人群的 E_{max} 相同，但西方人群的 ED_{50} 约为亚洲人群的两倍。因此，亚洲人群的起始剂量应该为西方人群的一半即 5mg。该研究为瑞舒伐他汀在亚洲人群临床试验中的起始剂量设计提供了可靠的循证医学证据。

第八节 调血脂创新药物研发现状

人类基因组研究结果发现有 95 个基因位点与脂质代谢相关,而这些基因位点均是潜在的药物干预靶点。一方面,由于多数他汀类药物的专利保护已经失效,其销售市场的重磅炸弹的地位正在削弱。另外一方面,临床观察结果显示,5% 服用他汀类药物或贝特类药物的患者以及 30% 服用烟酸的患者会因为疗效或安全性问题出现治疗中断。此外,很多调血脂药物的靶点已经研究了近 10 年但仍未明确。因此,调血脂创新药物的研发仍然是一个热点。

一、国际调血脂新药研发现状

(一)他汀类

在研的他汀类药物有 NCX6560 和 PDD-10588。NCX6560 是阿托伐他汀的一氧化氮释放衍生物,能够增加血管舒张(一氧化氮供体),降低 57% 的 LDL-C,目前处于临床研究阶段。PDD-10588 能够增加肝代谢,降低血浆暴露量,目前在他汀类不耐受患者中处于 II 期临床研究。

(二)PCSK9 抑制剂

PCSK9 是一类新发现的细胞内、外调节 LDL 受体表达的蛋白。PCSK9 活性与进食、餐后脂类代谢及雌激素、雄激素、生长激素控制的类脂均相关。全球已上市了人 IgG1 型单克隆抗体(alirocumab)和 IgG2 型单克隆抗体依洛尤单抗(evolocumab),其中依洛尤单抗于 2018 年在我国上市。国内目前有多家企业针对这一靶点研发了新药,正处在早期临床试验阶段。近年来,在治疗纯合子型家族性高胆固醇血症患者中,REGN-727 在单一疗法中表现出能够降低 36%~58% 的 LDL-C,与他汀类合用呈剂量相关性,在健康受试者研究中 AMG-145 表现出相似的量效关系。其他一些潜在的研究包括小分子抑制剂及 ASOs(如 BMS PCSK9Rx、SPC5001 等)。

(三)贝特类

贝特类药物对组织的 PPARs 表现出不同的特异性,主要作用于 PPAR-α。贝特类药物还表现出改善微血管及大多孔脂质体的作用,可能与调血脂作用相关。近年来,越来越多的特异性 PPAR-α 激动剂(如 FF-200)在研发中,但很多因能够增加肌肉毒性而失败,目前的趋势是开发多重 PPAR 活性物质。

(四)烟酸类

近年大量合成的无面部潮红不良反应的烟酸衍生物只有 ARI-3037MO 正在招募健康受试者进行 I 期临床研究。

(五)酰基辅酶

A- 胆固醇酰基转移酶(acyl-coenzyme A：cholesterol acyltransferase，ACAT)抑制剂：ACAT 抑制剂阿伐麦布和帕替麦布的血管内超声研究结果表明，其不能降低动脉粥样硬化进程，也不能改变颈动脉内膜中层厚度。因此导致这类药物的研发被终止。ACAT-1 选择性抑制剂 K-604 已于 2010 年在美国完成 II 期临床研究，目前正在进行进一步的研究。

(六)甘油二酯酰基转移酶(DGAT)抑制剂

甘油二酯酰基转移酶涉及脂肪、肠、肝组织中甘油三酯的合成。表达于肝及脂肪组织的 DGAT-2 可能是烟酸降低肝甘油三酯的主要机制之一。与之相反，DGAT-1 表达于肠、肝及脂肪组织。研究表明，在 DGAT-1 缺陷小鼠中给予 DGAT-1 抑制剂，能够影响甘油三酯水平，调节肝脂肪病变及肥胖症，并能够提高胰岛素抵抗。DGAT-1 抑制剂 LCQ-908 正在美国、加拿大、法国同时进行 III 期临床研究。

(七)胆固醇酯转移蛋白(cholesteryl ester transfer protein，CETP)抑制剂

CETP 是一种血浆糖蛋白，它能够把胆固醇酯从 HDL 转移到 LDL、IDL 和 VLDL，并交换甘油三酯，从而在调节血浆 HDL 水平和重塑 HDL 颗粒组成方面发挥重要作用，高活性的 CETP 可以降低 HDL 水平。一项在 15 871 例急性冠脉综合征患者中进行的 III 期临床试验(dal-OUTCOMES 试验)表明，持续服用两年 CETP 抑制剂 dalcetrapib 可以使 HDL 升高 31%~40%，同时不增加心血管事件风险。目前在美国和英国有 30 000 名冠心病患者正在进行脂质修饰的 anacetrapib 联合基础 LDL-C 治疗的 III 期临床研究。其他正在研究的小分子 CETP 抑制剂包括 evacetrapib 及 DRL-17822。evacetrapib 与 anacetrapib 有相似的作用，无论单一疗法或与他汀类合用，都能够增加 HDL-C 54%~130%，降低 14%~36% 的 LDL-C。

二、我国他汀类新药的研发现状

他汀类药物是目前公认的血脂异常标准治疗。根据药物临床试验登记与信息公示平台显示，2014 年 1 月至 2019 年 6 月，共计公示了 165 个他汀或含他汀的复方调血脂药物临床试验。他汀类药物仍然是调血脂类药物中主要的申报对象。

国内他汀类药物申报现状及存在问题如下：

1. 仿制为主缺乏创新　目前他汀类药物主要集中在注册分类 3 的仿制品种，而注册分类 1 的产品仅有 2 个复方的他汀类药物品种，分别为阿昔莫司辛伐他汀缓释片和阿昔莫司阿托伐他汀钙控释片，目前处于临床试验阶段。尚无创新的他汀类药物原料和 / 或单方制剂的申报。从他汀类药物产品申报和批准上市情况不难发现，国内他汀类药物研发多采取参照国外他汀类药物的研发和批准的思路，而且国内同种他汀类药物研发申报和批准时间多滞后于国外进口品种。

2. 简单改剂型品种大量申报　国内改剂型多采取由片剂或胶囊改为分散片等其他

剂型,并没有针对药物理化特性、临床应用需求等方面的考虑。2007 年版《药品注册管理办法》规定:"对已上市药品改变剂型但不改变给药途径的注册申请,应当采用新技术以提高药品的质量和安全性,且与原剂型比较有明显的临床应用优势。"但国内多数改剂型的研发思路,与现行法规要求并不吻合。

3. 复方调血脂药物非理性开发　近年来,国内他汀类产品出现了一些参照国外研发情况进行的复方制剂研发,但存在对复方制剂研发背景调研不充分、立题评估不准确的案例。如由他汀类药物和贝特类药物组成的某复方制剂,虽然已获得印度上市许可,适应证为治疗原发性高胆固醇血症、混合型血脂异常、高甘油三酯血症。但由于已知两类药物合用可能导致严重不良反应,而且两单方各自的说明书中已有同时应用时应慎用或"不建议合用"的表述;同时,该复方产品的安全有效性缺乏直接充分的临床试验资料的支持,故该复方未获得在国内进行临床试验的批准。

4. 品种申报不均衡　个别品种的申报过于集中,尤其体现在 2007 年以前的大量申报中。如辛伐他汀,尽管国内已有多家获准生产,但申报者仍甚多。

三、调血脂药物研发思考

(一)全新产品研发

尽管他汀家族已有不少可供选择的药物,但因为其广泛的作用机制,以及在心血管等领域的临床效益,吸引了诸多研发者仍关注此类新药的开发。但与现有他汀类药物相比,全新产品是否具有有效性更强和／或安全性更高的特点,应是此类药物研发关注的重点。同时,他汀类药物上市前后数据均提示存在肝肾毒性,后续研发需对此特别关注。目前国际上研发热点的大分子生物制剂,如何避免过敏反应,甚至是炎症因子暴发等严重不良事件的发生,仍然需要更多的证据。

(二)老药新用

新药上市后,仍会有诸多尚未清楚的有效性和安全性方面的问题。上市后深入的基础研究、真实世界研究和临床应用数据将有助于发现产品的新作用、新特点和新问题,可基于更多的研究证据,进行后续开发。此类情况通常包括新增适应证和新剂型的研发,但这两种情况均应围绕已知的产品特性和临床需求两个方面综合评估。而进入临床研发过程中,还需通过系统、规范的探索性和确证性临床试验以支持其上市。例如临床和基础研究证明,他汀类药物除了调血脂作用外,还有改善胰岛素敏感性、胰岛 B 细胞功能和糖代谢,减轻糖尿病并发症和感染的效应。流行病学研究也发现,服用他汀类药物可能会大幅降低罹患阿尔茨海默病和其他痴呆症的概率。尽管目前已有的几项临床试验尚不足以支持他汀类药物可直接增加糖尿病和阿尔茨海默病为适应证,但已经给研发部门提供了明确的研究方向。

(三)复方制剂

复方制剂的研发,尤其是目前通常采用的由两种已上市单方制剂组成的复方制剂的研发,一方面,两种调血脂药联合治疗在强化调血脂疗效的同时,有可能增加安全性风险;另一方面,组成固定组方的复方制剂并不利于临床医生根据患者病情需要进行灵活调整用药,因此,应慎重开发固定组方的复方制剂。

在考虑全新的固定复方制剂开发时,需要充分论证下列问题:各活性成分的作用机制、药动学/药效学等相互作用特点,各活性成分已知的疗效和安全性,以及目标适应证临床治疗的相关建议等。

对于参照国外已上市复方产品的研发,应重点关注国外该产品的研发上市基础,包括复方中各单药临床联合用药基础、是否符合目前临床治疗相关认识和建议,以及该复方制剂是否经过系统、规范临床试验的探索和验证等信息,不应仅仅以国外已上市这一条件作为立项研究的依据。

以血脂康为代表的复方中药在调血脂药物领域已经取得了一定成果,但在作用机制、干预靶点、制剂优化等领域还有较多的提升空间。

(四)仿制产品研发

国内企业申报的他汀类药物,主要集中在仿制产品。对于仿制药而言,其研发风险主要来自药学研究是否充分,药学研究的成功与否直接决定仿制药研发的成功与否。我国正在推广的药品一致性评价,就是要求仿制药与原研药在质量和疗效上要保持一致。

综上,目前我国他汀类药物研发仍以仿制药为主,仿制药的研发应力求高质量仿制。同时他汀类药物的研发还应更多关注创新,创新思路需结合该类药物的最新研究进展以及临床需求等多方面因素综合考虑。

(黄志军 赵水平)

参 考 文 献

[1] 中国成人血脂异常防治指南修订联合委员会. 中国成人血脂异常防治指南(2016年修订版). 中华心血管病杂志, 2016, 44(10): 833-853.

[2] 丁发明, 华尉利, 王水强. 调血脂药物临床研发和评价要素的基本考虑. 中国临床药理学杂志, 2018, 34(14): 1723-1727, 1734.

[3] 华尉利, 谢松梅, 王涛. 从药品技术指导原则的变迁看调血脂药临床研究评价策略的进展. 中国新药杂志, 2012, 21(1): 10-16.

[4] 国家食品药品监督管理总局药品审评中心. 治疗脂代谢紊乱药物临床研究指导原则[EB/OL]. [2016-07-10]. http://www.cde.org.cn/zdyz.do? method=largePage&id=149.

[5] FDA. Clinical Evaluation of Lipid-Altering Agents [EB/OL]. [2016-07-10]. http://www.fda.gov/downloads/Drugs/GuidanceComplianceRegulatoryInformation/Guidances/UCM079655.pdf.

[6] European Medicines Agency. Committee for Medicinal Products For Human Use. Note for guidance on clinical investigation of medicinal products in the treatment of lipid disorders [EB/OL]. [2016-07-10]. http://www.ema.europa.eu/docs/en_GB/document_library/Scientific_guideline/2009/09/WC500003235.pdf.

[7] 赵水平. 调血脂药物概述. 中南药学, 2011, 9(1): 68-71.

[8] 2014年中国胆固醇教育计划血脂异常防治专家组. 2014年中国胆固醇教育计划血脂异常防治专家建议. 中华心脏与心律电子杂志, 2014, 2(3): 12-16.

[9] 杨娟, 郑青山. 基于循证医学的调血脂药临床试验设计案例分析. 中国新药与临床杂志, 2013, 32(12): 950-955.

[10] 谢松梅, 王涛, 华尉利. 我国他汀类药物申报现状与分析. 中国新药杂志, 2011, 20(15): 1377-1380, 1399.

[11] 陈鲁原. 调血脂药物联合治疗的临床研究进展. 岭南心血管病杂志, 2013, 19(1): 7-11.

[12] 第二次中国临床血脂控制状况多中心协作研究组. 第二次中国临床血脂控制达标率及影响因素多中心协作研究. 中华心血管病杂志, 2007, 35(5): 420-427.

[13] 鄢盛恺, 陈文祥. 临床血脂测定的方法学与标准化进展. 中华心血管病杂志, 2004, 32(11): 1050-1053.

[14] 周迎, 田峰, 陈韵岱. 冠状动脉易损斑块的影像学研究进展. 中华心血管病杂志, 2015, 43(4): 367-370.

[15] 他汀类药物安全性评价工作组. 他汀类药物安全性评价专家共识. 中华心血管病杂志, 2014, 42(11): 890-894.

[16] KOREN M J, SCOTT R, KIM J B, et al. Efficacy, safety, and tolerability of a monoclonal antibody to proprotein convertase subtilisin/kexin type 9 as monotherapy in patients with hypercholesterolaemia (MENDEL): a randomised, double-blind, placebo-controlled, phase 2 study. Lancet. 2012, 380(9858): 1995-2006.

[17] 孙吉叶, 蔡旭东, 康秀娟, 等. 治疗高脂血症的新药研究进展. 现代药物与临床, 2012, 27(5): 435-441.

[18] 张志叶, 张华, 陈惠玲. 治疗纯合子型家族性高胆固醇血症新药米泊美生钠. 中国新药杂志, 2014, 23(9): 979-982, 988.

[19] 张旭阳, 刘冰妮, 刘登科, 等. 家族性高胆固醇血症治疗新药甲磺酸洛美他派. 中国新药杂志, 2014, 23(18): 2093-2095, 2100.

第六章

抗血栓药物临床试验

血栓性疾病是一类严重危害人类健康和生命的疾病，可累及全身各个器官和系统，其发病率、死亡率和致残率都很高。血栓性疾病的病理类型包括血栓形成和血栓栓塞两大类。血栓形成是指在一定条件下，血液有形成分在血管内形成栓子，造成血管部分或者完全堵塞、相应部位血流障碍的病理过程。血栓栓塞是血栓由形成部位脱落，在随血流移动的过程中部分或者全部堵塞某些血管，引起相应组织器官缺血、缺氧、坏死或者淤血、水肿的病理过程。根据部位的不同，机体形成的血栓可以分为3种类型：动脉血栓、静脉血栓和心脏附壁血栓。动脉血栓形成于动脉系统，前期通常为血小板激活、黏附、聚集，后期发展为纤维蛋白血栓。动脉血栓性疾病包括冠心病斑块破裂所致急性冠脉综合征、非栓塞性缺血性脑卒中和下肢动脉闭塞等疾病。静脉血栓形成于静脉系统，主要为血液在静脉内回流障碍进而凝结所致。静脉血栓性疾病包括下肢深静脉血栓形成和肺栓塞两大类。心脏附壁血栓形成机制介于动脉血栓与静脉血栓之间，更倾向于静脉血栓。心脏附壁血栓性疾病包括心房颤动所致左心房血栓、心肌病/心衰所致左心室血栓等。

血栓性疾病的发病率因人群、种族而异。《中国心血管病报告 2017》显示，我国目前有脑卒中患者约 1 300 万，冠心病患者约 1 100 万。心血管病死亡位居城乡居民总死亡原因首位，高于肿瘤及其他疾病。目前，我国急性心肌梗死的病死率高达 50%，而急性缺血性脑卒中的致残率高达 70%，严重致残率则达到了 40%。静脉血栓栓塞症则是一类被严重低估的血栓性疾病。在欧美国家的发病率约为 100/10 万，伴或不伴深静脉血栓形成的肺栓塞的发病率高达 69/10 万。国内资料显示，我国肺栓塞的发病率约为 0.1%，但由于肺栓塞发病的隐匿性，该数据通常被严重低估。此外，资料显示，我国 30 岁至 85 岁居民中房颤患病率为 0.77%，其中 80 岁以上人群中患病率达 10% 以上。房颤患者极易形成左心房血栓，是血栓栓塞性疾病的高危人群，而栓塞性脑卒中则是最为常见的表现类型。

血栓性疾病严重危害人类健康和生命安全，抗血栓药物则是治疗此类疾病的主要临床用药。根据药理学作用机制的不同，抗血栓药物主要分为三大类，包括抗血小板药物、抗凝药物及溶栓药物。抗血小板药物主要通过抑制血小板黏附、释放、聚集功能和血小板活化起到抗血栓效应。抗凝药物则通过直接或间接作用于凝血酶或者凝血反应过程中的某个凝血因子，阻断凝血级联反应的发生，起到抗血栓效应。溶栓药物又称为纤维蛋白溶解药，可激活纤溶酶而起到溶解血栓作用。

目前，抗血栓药物的研发受到国内外广泛关注，各种新型抗血栓药物层出不穷，在带给患者更多用药选择及临床获益的同时，也带来了诸如药物不良反应及如何合理、优化用药等一系列临床问题。此外，我国虽然颁布了一系列有关药物临床试验的法律条文及行业规范，但尚无针对新型抗血栓药物临床试验的详细临床试验设计、规范和要求的相关指导意见。因此，本文结合我国药物临床试验的相关法规、指导原则，重点探讨抗血栓药物注册临床试验的设计、实施、分析和评价。

第一节　血栓形成机制及抗血栓药物概述

一、血栓形成机制

血栓形成是指在一定条件下，血液有形成分在血管内形成栓子，造成血管部分或完全堵塞，相应部位血液供应障碍的病理过程。血栓栓塞是血栓由形成部位脱落，在随血流移动的过程中部分或全部堵塞某些血管，引起相应组织和/或器官缺血、缺氧、坏死及淤血、水肿的病理过程。

在血栓形成过程中，血小板系统与凝血系统起着极其重要的作用。当血管内皮细胞受损时，血管内皮下胶原暴露，血小板被激活，从而导致血小板形态变化、黏附、聚集及多种促凝血物与前体的分泌，并暴露出有大量凝血因子受体的磷脂表面，凝血因子则通过黏附在血小板凝脂表面而相互作用。凝血系统则通过复杂的酶级联反应，与血小板系统起协同作用，包括外源性凝血途径及内源性凝血途径两种方式。外源性凝血途径是指，当血管损伤时，内皮细胞表达组织因子（TF）并释放入血，组织因子与凝血因子 FⅦ或 FⅦa 在钙离子存在的条件下，形成 TF/FⅦ或 TF/FⅦa 复合物，再激活 FX。内源性凝血途径是指，当血管损伤时，内皮完整性被破坏，内皮下胶原暴露，FⅫ与带负电荷的胶原接触而激活，转变为 FⅫa，FⅫa 激活 FⅪ。在钙离子存在的条件下，FⅪa 激活 FⅨa。在 FⅨa、FⅧ：C 及血小板第 3 因子（PF3）的参与下形成复合物，激活 FX。在钙离子存在的情况下，FXa、FV 与 PF3 形成凝血活酶。凝血活酶将血液中无活性的凝血酶原转变成蛋白分解活性极强的凝血酶。在凝血酶作用下，纤维蛋白原依次裂解，释放出肽 A、肽 B，形成纤维蛋白单体，单体自动聚合，形成不稳定纤维蛋白，再经过 FⅩⅢa 的作用，形成稳定性交联纤维蛋白，导致血栓形成。

二、抗血栓药物概述

(一)抗血小板药物

血小板作为外周血的三种有形成分之一,其基本生理功能包括黏附、变形、聚集、释放和分泌颗粒内容物(如 ADP、5-HT)等。静息状态的血小板转变为生理功能的状态即为血小板的激活。血小板激活后能提供磷脂表面,加速血液凝固,最终纤维蛋白包绕血小板聚集体形成血栓。

抗血小板药物是指能抑制血小板的黏附、聚集和释放功能,阻止血栓的形成,用于防治心脑缺血性疾病、外周血栓栓塞性疾病的药物。常根据其作用机制将其分为 4 类:①抑制血小板花生四烯酸代谢的药物,包括环氧酶抑制剂、磷酸二酯酶抑制剂、TXA2 合成酶抑制剂、TP(TX A2/PGH2)受体拮抗剂等;②阻碍 ADP 介导血小板活化的药物;③血小板膜 GPⅡb/Ⅲa 受体拮抗剂;④其他种类。

1. 血小板花生四烯酸代谢抑制剂　代表药物为阿司匹林。

阿司匹林是目前唯一有大量循证医学证据,可应用于一级和二级预防领域的抗血小板药物,对于稳定型和不稳定型心绞痛、心肌梗死、缺血性脑卒中均有较好的效果。阿司匹林是 COX-1 的相对选择性抑制剂,COX-1 能将花生四烯酸转化为前列腺素 H_2,血小板和血管内皮素又将之转化为前列腺素和血栓素 A2,前者是血小板抑制剂和血管扩张剂,而后者能促进血小板凝集并收缩血管。阿司匹林对血小板产生不可逆抑制,作用可持续10 天。阿司匹林主要不良反应为胃肠毒性,发生与药物剂量有关,肠溶片是否可减少胃出血的发生,尚无充分的依据。

2. 血小板 ADP 受体拮抗剂　代表药物为氯吡格雷、替格瑞洛。

血小板 ADP 受体拮抗剂是一类与血小板的 ADP 受体特异性结合从而抑制血栓形成的一类药物。该类药物选择性地作用于血小板的 ADP 受体(P2Y1 和 P2Y12 受体),抑制血小板膜 ADP 受体的表达、结合及其活性,从而有效地抑制了血小板的聚集和血栓的形成。氯吡格雷主要通过抑制血小板膜 ADP 受体 P2Y12 的表达、结合及其活性,从而抑制纤维蛋白原与血小板膜 GPⅡb/Ⅲa 之间的附着,活化血小板腺苷酸环化酶,升高血小板内 cAMP(环磷酸腺苷)水平,从而抑制血小板的功能,还可抑制由胶原和凝血酶诱导的血小板聚集。替格瑞洛是一种新型的 ADP 受体拮抗剂,不经肝代谢即可发挥药物活性,故药物起效时间明显短于氯吡格雷。替格瑞洛与 P2Y12 为可逆性结合,一旦血浆中药物浓度下降,血小板 ADP 受体 P2Y12 再度暴露于血小板表面,从而使得血小板生物活性迅速恢复。

3. 血小板膜 GPⅡb/Ⅲa 受体拮抗剂　代表药物为替罗非班和阿昔单抗。

GPⅡb/Ⅲa 与纤维蛋白原的结合是血小板聚集共同的终末途径,因此,血小板膜 GPⅡb/Ⅲa 受体拮抗剂可有效地预防血小板介导的血栓形成。此类药物有单克隆抗体和合成制剂两大类,前者为阿昔单抗,后者包括替罗非班和埃替巴肽,因其口服制剂出现较多副作用，现均为静脉给药。

4. 磷酸二酯酶抑制剂　代表药物为西洛他唑（cilostazol）。

西洛他唑是磷酸二酯酶Ⅲ（PDE Ⅲ）抑制剂，可抑制 PDE 活性和阻碍环磷酸腺苷（cAMP）降解及转化，具有抗血小板、保护内皮细胞、促进血管增生等药理学作用，可预防动脉粥样硬化和血栓形成及血管阻塞。

5. 其他抗血小板药物　包括盐酸沙格雷酯、前列环素等，临床上应用较少。

（二）抗凝药物

根据作用机制不同，目前临床中应用的抗凝药物主要分为间接凝血酶抑制剂、直接凝血酶抑制剂、维生素 K 抑制剂、Ⅹa 因子抑制剂等几类。

1. 间接凝血酶抑制剂　普通肝素、低分子肝素。

普通肝素和低分子肝素是目前使用最广的两类抗凝药物，广泛应用于急性冠脉综合征患者、ST 段抬高心肌梗死患者溶栓过程中（采用 r-tPA 药物溶栓）及冠脉 PCI 手术过程中抗凝。

2. 直接凝血酶抑制剂　包括比伐芦定和达比加群酯。

直接凝血酶抑制剂与凝血酶可逆性结合，且结合速度很快，半衰期短，作用不受患者年龄、性别和肾功能影响。该类药物对正常凝血功能影响小，出血风险较小，安全性较高，在临床上主要用于预防缺血性卒中，同时也可用于预防其他动脉栓塞性疾病及 PCI 术后再发缺血等。

比伐芦定（bivalirudin）是凝血酶直接的、特异的、可逆性抑制剂。它可与游离型或与结合型凝血酶催化位点和底物识别位点发生特异性结合，从而直接抑制凝血酶的活性。比伐芦定可替代肝素，安全、有效地用于 PCI 术中抗凝。

达比加群酯：达比加群酯为前体药物，口服后经非特异性酯酶转化为活性代谢产物——达比加群。作为一种直接凝血酶抑制剂，达比加群以浓度依赖方式特异性阻断凝血酶活性，不仅可与游离型Ⅱa 因子结合，还可与血栓结合型Ⅱa 因子结合，从而能够阻断凝血瀑布反应的最后步骤。

3. 维生素 K 抑制剂　华法林。

华法林通过抑制肝环氧化还原酶，使无活性的氧化型维生素 K 无法还原为有活性的还原型维生素 K，干扰维生素 K 依赖性凝血因子Ⅱ、Ⅶ、Ⅸ、Ⅹ的羧化，使这些凝血因子仅停留在前体阶段，从而达到抗凝的效果。临床上主要用于心房颤动患者、瓣膜病患者、肺栓塞患者及深静脉血栓患者的抗凝治疗。

4. Ⅹa 因子抑制剂　利伐沙班。

利伐沙班口服吸收迅速，起效快，主要从凝血瀑布反应的上游通过抑制因子Ⅹa 减少凝血酶的产生而达到抗血栓作用，与常用药物及食物间的相互作用很小，无须调整剂量和用药监控。在房颤患者中，其抗凝效果不劣于华法林，且安全性明显高于华法林。

（三）溶栓药物

溶栓药是一种能溶解血栓，使动脉或静脉再通的药物。它可以用于治疗急性 ST 段抬高心肌梗死、缺血型脑卒中及急性肺动脉栓塞等疾病。几乎所有的溶栓药都是丝氨酸蛋白酶,能将纤溶酶原转变为纤溶酶,而纤溶酶可以降解纤维蛋白酶原和纤维蛋白,从而能溶解血凝块。自从1958年首次报道应用静脉链激酶治疗急性心肌梗死患者以来各种新的溶栓药便不断涌现,目前已发展至第3代产品。

第1代溶栓药主要包括链激酶、尿激酶,它们无纤维蛋白特异性,会引起全身纤溶状态,溶栓速度慢,开通效率低,容易引起出血,现已少用。

第2代溶栓药主要有组织型纤溶酶原激活剂、重组葡激酶及其衍生物和单链尿激酶型纤溶酶原激活剂等。第2代溶栓药具有纤维蛋白选择性,不会引起循环系统纤维蛋白原和纤溶酶原耗竭,因而不会出现全身纤溶状态,但第2代溶栓药半衰期短,需短时间大量给药,出血风险相对较高。

第3代溶栓药是针对第1代、第2代溶栓药的弊端进行改造而开发出来的,主要有瑞替普酶、替尼普酶、孟替普酶、去氨普酶等。第3代溶栓药都是利用基因工程技术依据不同目的构建的各种突变体、嵌合体和双特异性制剂,它们的共同特征是:快速溶栓,开通率高,在血浆中半衰期长,适合单次或多次快速静脉注射,可在医院外静脉注射,不需因体重而调整剂量等。

三、不同抗血栓药物的适用人群

引起血栓性疾病的病理生理机制包括血小板活化增加、血液高凝状态及纤维蛋白溶解异常,因而血栓性疾病的预防和治疗就针对以上三个环节,即抗血小板、抗凝和溶栓。根据血栓形成部位、原发病性质以及患者个体状况,抗血栓治疗方法的选择有所侧重,强调个体化原则。

(一)抗血小板治疗

主要适用于动脉性血栓患者,包括高血压病患者、冠心病患者(包括稳定型心绞痛、既往心肌梗死、急性冠脉综合征和冠脉PCI术后患者)、缺血性脑卒中患者、短暂性脑缺血发作、糖尿病患者及外周动脉疾病患者。

(二)抗凝治疗

主要适用于静脉性血栓或心脏血栓患者,包括心房颤动患者、肺栓塞患者、瓣膜病患者、瓣膜置换术后患者及部分缺血性脑卒中患者(主要为心房颤动血栓脱落所致脑栓塞患者)。此外,急性冠脉综合征患者及冠脉PCI手术过程中也需使用抗凝治疗。

(三)溶栓治疗

溶栓治疗能迅速溶解新鲜血栓,再通血管,及早恢复受损脏器功能,主要适用于急性动脉血管栓塞患者,包括急性ST段抬高心肌梗死、急性缺血性脑卒中及急性大面积肺栓塞患者等。

第二节 相关法律及技术规范要点

抗血栓药物的临床研究,指新型抗血栓药物开发研究后期的临床药理学研究,以认识新型抗血栓药物用于人体的安全性和有效性。由于我国一直未制定对于在我国注册新的抗血栓药物开展临床研究的相关技术指导原则,因此,所有的抗血栓药物临床试验均需遵循我国《新药审批办法》中的相关规定;而且还必须符合人用药品注册技术规定国际协调会议(ICH-GCP)、我国《药品管理法》及其实施条例、《药品注册管理办法》和《药物临床试验质量管理规范》等药品临床研究的一般原则,同时也要遵循已发布的其他相关临床研究技术指导原则,如《化学药物临床药动学研究技术指导原则》《化学药物和生物制品临床试验的生物统计学技术指导原则》《化学药物临床试验报告的结构与内容技术指导原则》等相关法律法规及行业规范的要求。目前,国内外并无专门指导开展抗血栓药物临床试验的相关文件或指南,但由于抗血栓药物主要用于冠心病、脑卒中及深静脉血栓等临床疾病,因此,开展临床试验时可以参照欧洲药品管理局(EMA)2015年颁布的《静脉血栓栓塞疾病治疗药物的临床研究指导原则》、2016年颁布的《急性冠脉综合征治疗新药临床研究指导原则》以及2018年国家药品监督管理局颁布的《急性缺血性脑卒中治疗药物临床试验技术指导原则》等技术规范中有关抗血栓药物的内容。

总体来讲,关于抗血栓药物临床试验的要点主要如下:

1. 研究目的 研究者必须周密考虑试验目的及要解决的问题,充分权衡对受试者和公众健康预期的受益和风险。针对抗血栓药物需要完成临床药理学研究、探索性和确证性临床试验两大类研究。前者主要包括耐受性研究、药动学研究、药效学研究。进行药动学研究需注意由于抗血栓药物通常与其他药物合并使用,因此应进行药物相互作用研究。后者主要指药物临床试验的Ⅱ期和Ⅲ期,目的是探索药物的疗效强度和剂量范围等,随后对药物的疗效和不良反应在确证性临床研究中进行确认,并进行获益/风险的评估。

2. 研究设计 根据研究目的来进行研究设计,包括合适的受试人群、是否采用随机、是否设有对照组、是否采用盲法(包括单盲还是双盲)以及研究周期等。所有的研究设计都应该紧紧围绕研究目的。此外,在前期安全性及有效性尚不明确的情况下,开展抗血栓药物临床研究时应尽量避免入选出血风险较高的受试者。

3. 有效性评价 抗血栓药物临床试验药效学研究应描述抗血栓药物的特点、起效时间、对血小板聚集的抑制率、对凝血系统的影响等。对于探索性及确证性试验有效性评价的基本内容则通常以心脑血管事件作为主要研究终点,包括全因死亡、心血管疾病相关死亡、脑卒中相关死亡、VTE相关死亡、急性心肌梗死、急性缺血性脑卒中、急性肺栓塞及深静脉血栓复发率等。对于溶栓药物,除了上述指标外,还通常需进行造影检查,以了解相关血管血流恢复情况。

4. 安全性评价　对于抗血栓药物的安全性评价要求较高。抗血小板药物及抗凝药物均需长期服用，出血和全因死亡是有关其安全性评价最重要的两项指标。溶栓药物虽为一过性使用，但是单次使用剂量大，因此，其出血风险也是主要的安全性评价指标。

第三节　临床试验设计

一、临床试验设计概述

与其他的药物临床试验相比，抗血栓药物的临床试验有其共同点，也有其不同之处。共同点在于试验流程都基本相同，也都应遵守药物临床试验的基本原则和方法，各项临床试验和生物等效性试验必须有科学的设计，以保证新药临床研究的合理性、科学性、准确性和可靠性；而不同点则主要表现在试验对象、疗程、疗效判断指标和方法以及安全性评价等方面存在差异。

所有新药的临床试验都分为四期，抗血栓药物也不例外。Ⅰ期临床试验是在人体进行的新药试验的起始期，主要是观察药物的安全性，确定用于临床的安全有效剂量和给药方案，包括药物耐受性试验，药动学和生物利用度研究的小规模临床试验。Ⅱ期临床试验是通过随机对照临床试验评价药物的疗效和安全性。Ⅲ期临床试验为扩大临床试验，是多中心的，在较大的范围内进一步评价新药的疗效、适应证、不良反应、药物相互作用等。Ⅳ期临床试验为上市后的监察，目的是对已在临床广泛应用的新药进行社会性的考察，着重于新药的不良反应监察，其次为研究和鉴定药物的远期疗效和新的适应证。

二、临床前研究

(一)研究目的

抗血栓药物临床前研究包括药效学研究、一般药理学研究、药动学研究和药物毒理学研究等四个方面的内容，主要目的是为了了解药物的药理/毒理作用及药动学/药效学资料，为进行人体临床试验积累经验和数据。

(二)研究对象

常用家兔和大鼠，也可选用犬、小鼠、豚鼠等实验动物。通常实验对象为雄性，以避免周期性影响。

(三)样本量确定

临床前研究样本量可根据既往文献数据进行计算，或者按照临床前研究的一般原则，家兔每组至少5只，其他动物每组10只。

（四）建模

1. 抗血小板药物

（1）血小板功能测定（体内给药）

1）血小板聚集性：用比浊法或其他方法观察血小板聚集性。聚集诱导剂有腺苷二磷酸（ADP）、胶原、花生四烯酸（AA）、凝血酶、血小板激活因子（PAF）等。

2）选择至少3种诱导剂，观察最大聚集率。诱导剂的聚集率应在50%以上。

3）血小板黏附性：常用玻球法（用黏附仪测定）或玻柱法。

4）血小板释放产物的测定：根据药物的不同作用，选择以下释放物质中的1~2种进行测定，包括5-羟色胺、血色素 A_2、腺苷三磷酸（ATP）、β-血小板球蛋白及血小板因子4（PF4）等。

（2）血小板依赖性血栓形成试验（体内给药）

1）动静脉旁路丝线上血栓形成法：可采用大鼠或兔，测血栓干重和湿重。

2）主动脉旁路聚乙烯管内血栓形成法：可用大鼠测定聚乙烯管内血栓形成所需时间。

3）电流损伤颈动脉内膜法：常用大鼠。检验有无血栓形成，并测血栓形成时间。

4）激光损伤微血管法：常用小鼠肠系膜血管。记录栓塞形成时间，第一个栓子出现时间和15分钟内栓子的数目。

5）静脉注射血小板聚集诱导剂法：血小板聚集诱导剂至少用一种。常用小鼠，观察呼吸窘迫症状和死亡率，也可用大鼠和家兔。

2. 抗凝药物

（1）正常动物凝血指标测定（体内给药）：全血凝固时间（CT）、复钙时间（RT）或全血浆凝固时间、部分凝血活酶时间（APTT）、凝血酶原时间（PT）、凝血酶时间（TT）、血浆纤维蛋白原含量。

（2）静脉血栓形成实验

1）手术结扎静脉法：观察有无血栓形成以及血栓的干重及湿重。

2）手术结扎静脉兼注射凝血因子法：称血栓干重和湿重。

3）Chandler体外血栓形成法：动物体内给药后取血，观察血栓形成的干重和湿重。

3. 溶栓药物

（1）正常动物纤维蛋白溶解活性测定（体内给药）：血浆优球蛋白溶解时间（ELT）、血浆纤维蛋白原含量、纤维蛋白裂解产物（FDP）。

（2）体内血栓溶解实验

1）动静脉旁路血栓法：血栓形成后给药，测血栓干重和湿重。

2）^{125}I标记血块注入静脉形成血栓法：同位素计数测血栓大小。

3）冠状动脉血栓形成法：用损伤麻醉狗冠状动脉内皮的方法或从冠状动脉内注入血栓块法，对心电图进行监测，给药前后做冠脉造影，以了解溶栓效果。实验结束后，将动物处死，进行组织学检查，以观察心肌损伤程度。

4)颈动脉血栓形成法:用电刺激损伤麻醉大鼠颈动脉以形成血栓。测定血栓远端的温度,观察血栓形成时间。

5)股动脉血栓形成法:给麻醉狗股动脉内注入血栓块,或电刺激形成血栓。给药前后进行动脉造影,并取血测定纤维蛋白溶解活性,进行给药前后及组间比较。

（五）对照药物

上述实验均应选用阳性药物进行对照。抗血小板药物可选用阿司匹林或氯吡格雷;静脉抗凝药物可选用肝素,口服抗凝药物可选用华法林;溶栓药物可选用尿激酶或阿替普酶。

（六）注意事项

实验时要注意动物的种属差异。例如肾上腺素只能诱导人和猫的血小板聚集;大鼠血小板无PAF受体,PAF不能使其血小板聚集。

三、Ⅰ期临床试验

（一）研究目的

抗血栓药物的Ⅰ期临床试验主要是观察健康志愿者对该种新型抗血栓药物的耐受程度,并且通过药动学研究,了解新型药物在健康人体中的吸收、分布和消除的相关规律,为药物的Ⅱ期临床试验提供安全有效的合理试验方案。一般来讲,Ⅰ期临床试验主要包括药物的耐受性试验与药动学研究,内容包括四个部分:单次给药耐受性研究、连续给药耐受性研究、单次给药药动学研究和多次给药药动学研究。对于1类创新药物,还需要增加食物相互作用、药物相互作用、物料平衡等研究。对于3类仿制药物,则完成与原研药的生物等效性研究即可。

（二）试验方法

1. 耐受性试验 耐受性试验包括单次给药耐受性试验和连续给药耐受性试验,主要目的是研究人体对抗血栓药物的最大耐受剂量。研究对象均为健康受试者。一般采用无对照开放试验,必要时设安慰剂对照组进行随机双盲对照试验。

（1）样本量确定:从初试最小剂量到最大剂量之间一般分为5组,每组6~8人,最大剂量组8~10人。由最小剂量组开始试验,在确定前一个受试剂量安全的前提下进行下一个受试剂量试验,且不得在同一受试者中进行剂量递增的连续耐受性试验。

（2）给药剂量:最小剂量一般为同类药物临床治疗量的1/10,也可参考改良的Blackwell方法计算初始剂量。最大剂量可采用同类药临床单次治疗量。当最大剂量组仍无不良反应时,试验即可结束。当剂量递增到出现第一个轻微不良反应时,虽未达到最大剂量,亦应结束试验。

（3）观察指标:应密切监测受试者生命体征的基本指标如血压、心率、体温、呼吸等的变化,同时还应连续观察受试者皮肤、呼吸系统、心血管系统、血液系统、消化系统及中枢神经系统的相关反应以及其他未预料到的反应。试验过程中,应动态监测受试者的三大常规、电解质、肝肾功能、血小板功能、凝血功能及心电图等实验室指标的变化。

2. 药动学研究　药动学研究的目的主要是通过单次给药药动学研究和连续给药药动学研究，阐明抗血栓药物的药动学参数，了解药物在人体的吸收、分布及消除的规律。如果为3类药物，则通过对比药动学参数证实生物等效性。

（1）单次给药药动学研究

1）实验设计：一般采用三交叉拉丁方设计（具体见表6-1）。全部受试者随机进入3个试验组，每组受试者每次试验时分别接受不同剂量的试验药，3次试验后，每名受试者均按拉丁方设计的顺序接受过高、中、低三个剂量，两次试验间隔均应超过5个半衰期，一般间隔7~10天。

表6-1　三交叉拉丁方案

随机分组	第一次试验剂量	第二次试验剂量	第三次试验剂量
第一组	低	中	高
第二组	中	高	低
第三组	高	低	中

2）研究对象：健康受试者。

3）样本量确定：一般选择8~10名健康受试者。给药剂量一般选择单次给药耐受性试验中全组受试者均能耐受的高、中、低3个剂量，其中，中剂量应与准备进行临床Ⅱ期试验的剂量相同或接近，3个剂量之间应呈等比或等差关系。

4）观察指标：除了与耐受性试验相同的观察指标以外，药动学研究还要根据制剂的特点设计采集服药后不同时间点的血标本，以检测血浆药物浓度。必要时还要采集尿液标本和唾液标本。

（2）连续给药药动学研究：受试者选择8~10名健康男性青年志愿者。全部受试者试验前1日入住Ⅰ期病房，晚餐后禁食12小时。试验当天空腹给药，给药后2小时进标准早餐。选择准备进行Ⅱ期试验的剂量，每日1次或2次，间隔12小时，连续给药7天。受试者于给药前24小时、给药后24小时、给药后72小时（第四天）及给药7天后（第八天即停药后24小时）进行全部检查，包括三项常规、电解质、肝肾功能、血小板功能、凝血功能及心电图等。此外，还需采集服药后不同时间点的血标本，以检测血浆药物浓度。必要时还要采集尿液标本和唾液标本。

3. 食物的影响　抗血栓药物在体内的代谢可能受到食物的影响。部分食物能增强华法林的抗凝作用。葡萄柚中含有香豆素类化合物，并且可以抑制肝有关药物代谢酶的活性，从而减少华法林的代谢，增强其抗凝作用。此外，芒果、鱼油、大蒜及生姜均可增强华法林的抗凝作用。部分食物则减弱华法林的抗凝作用。鳄梨可以诱导肝相关药物代谢酶活性，促进华法林代谢，同时还能干扰肠道对华法林的吸收，从而减弱华法林的抗凝作用。此外,豆奶、海藻、人参及西洋参等均能减弱华法林的抗凝作用。部分含维生素 K 丰富的食物也能够使华法林的抗凝作用下降,如绿叶蔬菜、甘蓝、胡萝卜、蛋黄及猪肝等。

4. 药物相互作用　具有高心血管事件风险的患者中经常合并使用各种药物,例如抗血小板药和口服抗凝血药。不同抗血栓药物的联合用药可能导致出血不良反应增加。此外,抗血栓药物与其他类药物之间也存在相互作用,可能增强有效性,但也可能增加不良反应。特定药物相互作用研究取决于新药的药动学和药效学特性。研究时还需注意影响抗血栓药物吸收、代谢以及可能通过影响凝血系统而导致的药物相互作用。

四、Ⅱ、Ⅲ期临床试验

(一)研究目的

Ⅱ期临床试验的主要目的是对新型抗血栓药物的有效性和安全性进行初步评价,并且探索抗血栓药物的合理剂量,同时为Ⅲ期临床试验的试验设计提供依据。Ⅲ期临床试验是扩大临床试验,其目的是进一步评价新药的有效性和安全性,明确药物的治疗作用,并为药物注册提供数据支持。

(二)试验方法

试验周期如下:

(1)清洗期:不同类型的抗血栓药物临床试验对清洗期要求不同。对于抗血小板药物和抗凝药物的临床试验,如果患者既往长期服用其他类型的抗血小板或抗凝药物,则必须包括一定时间的清洗期,以尽量排除先前服用的药物对试验药的影响。通常采取单盲的方法,给患者服用安慰剂。清洗期的长短取决于所用药物的半衰期。对于溶栓药物的临床试验,由于病情的特殊性及紧迫性,一般没有清洗期。

(2)治疗期:不同类型的抗血栓药物临床试验对治疗期要求不同。一般情况下,Ⅱ期、Ⅲ期临床试验采用随机、盲法、对照临床试验。所有受试者随机分配入试验组和对照组,试验组采用试验药品,即新型抗血栓药物,另一组用已知有效药物,即标准药物作为阳性对照,或用无药理效应的安慰剂作为阴性对照。如果为阳性药物,可选择优效性检验或非劣效检验,如果选择安慰剂对照,则需进行优效性检验。

临床试验的持续时间应该根据各自药物的特点决定。对于抗血小板和抗凝药物的Ⅲ期临床研究,由于此类药物多用于冠心病或缺血性脑卒中等慢性心脑血管疾病患者,研究终点一般设计为全因死亡或心、脑血管死亡 / 事件,因此研究周期较长,一般应在 1 年以上,可以延长至 3~5 年,甚至终身。对于溶栓药物的Ⅲ期临床研究,由于此类药物一般用于急性心肌梗死、急性缺血性脑卒中或急性肺栓塞等急性疾病患者,研究终点一般设计为血管再通率及短期心、脑血管疾病预后(如 30 天内死亡率),不良事件则主要观察短期内出血风险,因此,研究周期较短,一般在 1 个月以内。

(三)研究对象

抗血栓药物研究的人群范围主要包括各种血栓性疾病患者,如急性冠脉综合征、急性缺血性脑卒中、急性肺栓塞、心房颤动及深静脉血栓等。对于Ⅱ期、Ⅲ期临床试验，应根据不同的抗血栓药物种类、不同的试验目的，选择相应的受试人群。此外，研究者对每一个临床试验选择的受试对象均须制定详细的入选标准、排除标准和剔除标准，并在试验中严格执行。

（四）样本量的确定

抗血栓药物Ⅱ期临床试验的样本量应不低于 200 例，其中试验药和对照药至少各为 100 例。但实际操作中，根据非劣效或优效性检验计算出来的样本量往往大于法规给出的样本量。同时操作时要考虑 20% 的脱落率，以保证入组足够的病例数。

进行抗血栓药物Ⅲ期临床试验时，根据我国《药品注册管理办法》，试验组例数应不少于 300 例。与Ⅱ期临床药物试验类似，在实际操作中，根据非劣效或优效性检验计算出来的样本量往往大于法规给出的样本量。在选择试验药和对照药差异的界值时，一般来自于权威研究文献或 meta 分析的结果。实际操作时，至少会考虑 20% 的脱落率。目前，尚无相关法规具体规定对照组的例数，可根据试验药适应证多少、患者来源多寡来考虑，如单一适应证，一般可考虑试验组 100 例、设对照组 100 例（1∶1），试验组另 200 例不设对照，进行无对照开放试验，如果有 2 种以上主要适应证时，可考虑试验组与对照组各 200 例（1∶1），试验组 100 例不设对照，若有条件，试验组 300 例全部设对照当然最好。若国家药品监督管理局根据品种的具体情况明确规定了对照组的例数要求，则按规定例数进行对照试验。小样本临床试验中试验药与对照药的比例以 1∶1 为宜。

五、Ⅳ期临床试验

Ⅳ期临床试验，又称上市后临床试验，即在新药上市后，临床广泛使用的最初一段时间内，对新药的药效、适应证、不良反应、合理治疗方案等进行临床观察，进一步考察新药的有效性和安全性。Ⅳ期临床试验包括 4 个方面的内容：①扩大临床试验。针对主要适应证进行临床试验，积累科学资料，对新药的安全有效性提供进一步评价报告；②特殊对象的临床试验。针对新药上市前按规定未能进行临床试验的人群，如小儿、孕妇、哺乳期妇女、老人及肝肾功能不全患者等，设计临床试验方案，对药物的安全有效性作出评价；③补充临床试验。针对药物审批时提出的要求补充临床试验；④不良反应考察。针对一些不易在Ⅱ、Ⅲ期临床试验中被发现的药物不良反应在上市后继续进行考察。

1. 研究目的　评价新型抗血栓药物上市后广泛应用条件下药物的有效性和安全性。

2. 研究设计　一般不要求设对照组，但还是推荐根据随机对照原则进行临床试验设计。

3. 研究对象　进行抗血栓药物Ⅳ期临床试验时，研究对象应在药物适应证的范围下尽量扩大，务必尽可能地反映临床用药的真实情况。入选人群应包括不同性别、种族、年龄、合并疾病。必要时，还应包括部分无药物使用禁忌证的特殊人群，如高龄老年人（年龄＞75岁）、肾功能不全人群及低体重人群等。

4. 样本量的确定 根据我国药品监督部门的相关规定，Ⅳ期临床试验试验组的病例数最少为2 000例。实际操作时，试验设计应充分考虑试验药和对照药（如果存在）的差异，以及可能存在的脱落情况，酌情增加样本量。在选择试验药和对照药差异的界值时，建议参考权威研究文献或相关meta分析的结果。

5. 研究指标 抗血栓药物的Ⅳ期临床试验可选择与Ⅱ、Ⅲ期临床试验相类似的监测指标，亦可以某些临床事件的发生作为主要及次要观察终点。不同于Ⅱ、Ⅲ期临床，Ⅳ期临床试验还包括了部分特殊研究人群，如小儿、孕妇、哺乳期妇女、老人及肝肾功能不全患者等，因此，还应根据这些特殊人群的特殊临床情况选择合适的复合研究指标。

第四节 有效性评价

不同类型的抗血栓药物有效性评价的原则和方法各不相同。对于抗血小板药物而言，测定血小板功能是评价其抗血小板效果的常用办法。血小板功能试验包括血小板黏附试验、血小板聚集试验、血浆血小板蛋白和血小板因子4项测定等。目前最常用的方法是血小板聚集试验。对于抗凝药物而言，测定凝血功能是评价其抗凝效果的金指标。对于溶栓药物而言，检测罪犯血管的再灌注率则是评价其疗效的金指标。随着现代医疗的发展，抗血栓药物的有效性评价理念也慢慢发生了变化。由于抗血小板药物和抗凝药物往往需要长期服用，因此，在进行各种临床血生化检查评估其药物疗效的同时，更加注重通过患者服药后长期预后相关指标的变化，如全因死亡、心源性死亡及心、脑血管事件等，来进行药物的有效性评价。而对于溶栓药物，则通过患者短期预后相关指标，如院内死亡率等，来进行药物的有效性评价。有效性评价的一般原则如下：

（一）抗血小板药物

对于急性冠脉综合征的患者，临床上目前通常采用全因死亡、心血管死亡、新发心肌梗死、支架内血栓形成及靶血管再重建率等指标来评价其有效性。然而，在无急性心肌梗死的不稳定型心绞痛患者和施行血管重建手术的患者，30天至6个月的死亡率只有3%~5%，欲证明某种抗血小板药在死亡率方面有显著性差异是非常困难的，此时可采用死亡和非致命性心肌梗死作为主要终点。另外可将几项事件合并作为复合终点，如在不稳定型心绞痛患者，观察死亡、非致命性心肌梗死与需急性血管重建率，或死亡、非致命性心肌梗死与难以控制的心绞痛的发生率。复合终点中各事件的重要性并不一致，有些事件的判别带有主观成分，如难以控制的心绞痛和需急性血管重建率。

实验室监测指标为血小板黏附、聚集和释放（包括合成），在血小板膜表面和血浆出现一系列激活标志物，如GMP-140（P-选择素），并可伴有血小板数量的变化。流式细胞仪也被用来观察血小板的活化状态。

血小板膜糖蛋白Ⅱb/Ⅲa拮抗剂阻断引起血小板聚集的最后通路,对它的作用评价主要采用血小板聚集功能,以抑制率80%左右较为理想,还应观察血小板计数、出血时间。

(二)抗凝药物

抗凝药物常用于心房颤动患者及深静脉血栓患者血栓预防。因此,临床上一般使用对临床终点事件的预防来衡量抗凝药物的有效性。主要有效性指标包括:总死亡率、心源性死亡率、脑卒中/全身血栓栓塞事件发生率及急性心肌梗死发生率等。此外,还可使用抗凝药物的相关实验室监测指标来体现其有效性。目前,除常规的凝血四项外,近年研究中常测定凝血酶原片段1+2、凝血酶-抗凝血酶Ⅲ复合物(凝血酶形成)和纤维蛋白肽A(凝血酶活性)等血浆标志物,作为抗凝血药的疗效指标。

(三)溶栓药物

溶栓药物的主要疗效指标为血管再通率。临床上,急性心肌梗死患者中评价纤溶药再通率一般以90分钟冠脉造影为"金指标",GUSTO试验证明TIMI Ⅲ级的预后明显不同于TIMI Ⅱ级,现多采用TIMI Ⅲ级作为纤溶再通的标准。如观察纤溶治疗后血管有无再闭塞,常规应做3次冠脉造影,第一次肯定为血管完全闭塞,第二次为纤溶后血管开通达TIMI Ⅲ级,第三次确定血管是否发生再闭塞。而对再梗死的观察则无须冠脉造影,心肌酶学指标是必需的。又如对心肌缺血的观察,动态心电图指标要比患者感觉更加可靠。观察指标时间点的规定也很重要,如链激酶纤溶治疗存在追赶现象,虽90分钟冠脉造影链激酶溶栓再通率低于t-PA,但至3小时这种差别已不明显。对再闭塞的观察也应规定时间,纤溶后再闭塞的发生率随时间增加而增高(5%~30%)。

此外,还可以相关临床事件作为溶栓药物有效性的观测指标,如溶栓后30天全因死亡、心血管死亡、再梗死、脑卒中等;另外视研究目的不同,可观察冠脉造影下梗死相关血管再通、溶栓对心脏功能的影响、再梗死、其他出血并发症等。复合终点可定义为各种原因导致的死亡加脑卒中。

第五节 安全性评价

一、安全性评价的一般原则

在临床试验过程中,应仔细记录所有不良事件。对于大规模试验的结果,可以考虑安全性报告的分层,最重要的分层应是出血和全因死亡。应对死亡患者,尤其是在治疗期间或未能按照方案完成研究的患者(尤其是由于不良事件/药物反应或缺乏疗效而退出)进行详细评估。应对高风险组患者,如器官功能障碍、年龄较大、体重极端的患者,安全性予以特殊考虑。此外,应提供任何有关意外用药过量的临床表现和治疗措施的信息,还应特别注意评估潜在的药物不良反应。

二、常见抗血栓药物的安全性评价

(一)抗血小板药物的安全性评价

大多数人对抗血小板药物的耐受性良好,不良反应通常较轻且短暂,包括恶心、呕吐、头晕、头痛、耳鸣、过敏等。部分患者使用阿司匹林后可能出现上腹不适,严重者可能出现胃溃疡。极少数患者使用氯吡格雷后可能出现中性粒细胞减少,使用替格瑞洛后出现呼吸困难、心动过缓等不适。单用一种抗血小板药物出血发生率低,但是两种抗血小板药物合用后,出血风险明显增加。出血性疾病及明显出血倾向,被列为使用抗血小板药物的禁忌证。

在随机对照试验中,两种抗血小板药物合用发生出血的风险为1%~3%。出血是抗血小板药物最严重的不良反应。抗血小板药物诱发的出血呈现明显的剂量依赖性,且往往发生于合并有出血基础疾病患者。轻者表现为皮下出血点及瘀斑、牙龈出血、鼻出血、结膜出血等,严重者可出现黑便、呕血、咯血、血尿,甚至可以发生颅内出血。出血发生的风险主要与患者年龄、性别及存在的基础疾病有关。易患因素包括:①高龄患者(尤其大于80岁),女性多见;②体型瘦小、虚弱者;③存在消化道溃疡、肾结石、出血倾向及颅内血管畸形等患者容易出现出血并发症。抗血小板药物临床试验在设计时应充分考虑上述人群的风险获益。

(二)抗凝药物的安全性评价

不同种类的抗凝药物的安全性存在显著差异。传统抗凝药物中,肝素、依诺肝素发生出血的风险较低,华法林出现出血的风险较高。一些新型的抗凝药物如比伐芦定、利伐沙班、达比加群酯等药物的出血风险则进一步下降。研究发现,在进行冠脉PCI手术时,联合使用比伐芦定与替罗非班,其出血的风险低于使用肝素抗凝。而对于房颤、肺栓塞等需长期服用口服抗凝药物的患者,利伐沙班、达比加群酯等药物的出血风险明显低于华法林,且无须监测凝血功能。抗凝药物进行临床试验时需要注意:①严格掌握适应证;②应避免超剂量使用;③部分药物在使用过程中需严密监测凝血功能;④如非必要,应避免用于出血高危患者,如肝及肾功能不全、年龄80岁以上老年人等。

(三)溶栓药物的安全性评价

相比于其他两类抗栓药物,使用溶栓药物发生出血的风险较高。使用rt-PA类溶栓药物后,各种类型出血的总风险为21.1%,颅内出血风险为0.8%。一项纳入16项研究2 115例肺栓塞受试者的荟萃分析发现,使用溶栓药物患者发生出血的风险是使用抗凝药物患者的近3倍。因此,考虑到溶栓治疗的时效性及可能存在的出血风险,溶栓药物临床试验时应严格把握其适应证和禁忌证。

三、抗血栓药物常见的不良事件

基于抗血栓药物作用机制以及其他药物中所见的潜在安全性信息,特定靶器官安全性监测应当反映非临床和临床研究结果。特别注意以下方面:

(一)出血

出血是抗血栓药物最常见和最严重的不良反应。出血可以发生在任何部位,严重的大出血或者特殊部位的出血甚至可以导致患者死亡。出血可能存在临床症状,如皮下出血点或瘀斑、牙龈出血、鼻出血、黑便及血尿等,也可能只是隐性失血。因此,受试者需定期监测三项常规、凝血功能等指标,当出现不明原因的血细胞比容下降,血压下降及不明症状时,应引起注意。抗血栓药物的主要安全性观察指标为出血。对于临床试验中出血的评价有多种方法:TIMI 分级法、GUSTO 分级法以及 BARC 分型。建议采用 BARC 分型来评估出血风险的大小。

(二)血液系统

部分抗血栓药物可以引起血液系统异常。如肝素、氯吡格雷、替罗非班等均可引起血小板减少,甚至血小板耗竭导致严重出血,同时还可能并发血栓栓塞综合征。氯吡格雷还可引起严重的中性粒细胞减少或粒细胞缺乏。

(三)肝

由于大多数抗血栓药物经由肝代谢,因此,在使用过程中,必须监测肝功能变化。尤其是使用抗凝药物和溶栓药物时,如果患者合并存在肝功能异常,则发生出血的风险明显升高。

(四)肾

抗血栓药物对肾毒性作用报道较少。但是,肾功能不全时,使用抗血栓药物需谨慎。轻度肾功能不全使用抗血栓药物往往无须调整剂量。对于中、重度肾功能不全患者,使用替格瑞洛、磺达肝癸钠、利伐沙班等抗血栓药物时需谨慎。

四、死亡率和心血管发病率的长期效应

在短期、小样本的研究中,非心血管发病率和死亡率在研究间可能并不一样(即使是显示阴性效应时),因此要观察对死亡率和心血管发病率的长期效应。不同性别和年龄组足够多的患者群应持续暴露于药物至少一年,但最好为更长时间。患者人群应当代表了经常给予抗血栓药物的临床疾病,如冠心病、脑梗死、心房颤动和肺栓塞等。应当有充分的安全性数据以排除新药对死亡率的任何可疑不利影响。当药物属于新的作用机制时,这个要求可以获得特异相关性的结果。来自临床项目的关于死亡率和心血管发病率的有效数据应当进行彻底分析,也应考虑临床前数据及来自其他相同类别或不同类别抗血栓药物的结果。一种新的抗血栓药物仅在对死亡率和发病率没有不利影响时才能注册。否

则,将强制要求进行额外的研究来阐明药物对这些参数的影响。

五、药物安全性和疗效监察委员会

观察周期为多年的Ⅲ期和Ⅳ期抗血栓药物临床试验,建议成立一个药物安全性和疗效监察委员会,以定期审查收集的数据。根据这些数据,委员会应就研究的继续进行给予意见,并从安全性方面考虑是否有必要修改研究方案。对于所有死亡事件应该进行报告,包括药物毒性导致的死亡(说明毒性的性质)、心肌梗死、脑梗死或其他血栓性疾病导致的死亡、猝死、其他死亡事件(具体说明)。而对于重要的非致死事件也应该进行单独的分析:确诊或疑似药物中毒(具体说明);心肌梗死、脑梗死或其他血栓性事件;其他心血管状况的发生或恶化,例如心绞痛、高血压、心电图基线改变、充血性心力衰竭、血栓性静脉炎、心律失常、周围血管病变;非心血管疾病的发生或恶化,如糖尿病、白内障、高尿酸血症、肝胆疾病、肾病等。

第六节 特殊人群中进行的研究

一、特殊人群用药问题

特殊人群是指老年人、肝肾功能减退者、妊娠期及哺乳期妇女、新生儿及儿童等处于特殊病理或生理状态下的人群。药物在特殊人群体内过程,即药物的吸收、分布、代谢和排泄过程有可能发生变化,因此,特殊人群对药物疗效及毒副作用反应差异较大,药物不良反应发生率高,不同于一般人群。抗血栓药物主要应用于治疗和预防冠心病、心房颤动、脑梗死、肺栓塞及深静脉血栓等血管栓塞性疾病。这些疾病可发生于各年龄阶段人群,尤其多见于老年人群。然而,老年患者往往合并存在其他疾病,需同时使用其他治疗药物,容易导致用药依从性下降,甚至多种药物之间可能发生药物相互作用,进而导致抗血栓药物疗效减退或出血等主要并发症发生率升高。而在肝肾功能减退人群中,由于药物代谢障碍、排泄减少,或患者本身存在的凝血功能减退,出血等抗血栓药物的主要并发症的发生率也将增加。因此,针对这部分患者开展针对性的抗血栓药物临床试验是十分必要的。

二、特殊人群开展药物临床试验的原则

(一)老年人群

老年人群定义为等于或大于65岁的患者。老年人群胃酸分泌减少,胃肠蠕动减慢,胃肠道血流量下降,导致其对药物的消化吸收减少。而且,老年人白蛋白减少,药物的血

浆蛋白结合率下降,使得游离药物浓度较高。此外,由于老年人群肝血流量和有功能的肝细胞数目减少、肝微粒体酶系统活性降低以及肾单位、肾血流量、肾小球滤过率和肾小管分泌功能的显著下降,导致药物代谢、排泄时间延长。因此,老年人群的药动学和青年成人可能截然不同,确定老年人群的药动学与青年成人的差异就显得尤为重要。

抗血栓药物的正式药动学研究可在健康的老年人群或在需要用该药物治疗的志愿患者中进行。初始的药动学研究是在恒定的条件下,在小样本的老年与年轻的受试者或患者之间探寻差异的预试验。此外,还需要有充分样本量的大型、单剂量药动学研究,其目的是得出老年和年轻受试者或患者之间有统计学差异。如果发现了巨大的(具有潜在医学意义)年龄相关的差异,在初始的药动学研究后需进行一个多剂量、样本量充分的药动学研究,使得在稳定状态下老年人与年轻人之间能显示出统计学差异。

老年人群比青年成人更可能同时服用其他药物,而且,老年人群内环境稳定功能减退,以及多药联合使用导致的药动学改变,也使得老年人群更容易发生药物不良反应,因此,在老年人群做药物 - 药物相互作用研究有特别意义。对于主要在肝代谢的抗血栓药物,需测定肝酶诱导剂及肝酶抑制剂的药效。而对于由细胞色素 P-450 酶代谢的药物,则很有必要观察与已知酶抑制剂(如大环内酯类抗生素)合用时的不良反应。

理论上,进入某种药物Ⅲ期临床试验的人群要能够充分代表即将接受该药物治疗的人群。因此,抗血栓药物临床试验需要在包括老年人的所有年龄层中开展,而且需要包含年龄在 75 岁以上的患者,并且临床方案不应包括人为规定的年龄上限切点,也不能够排除伴随其他疾病的患者。只有通过观察这些患者,才能观察到药物 - 疾病的相互作用,才能充分反映真实世界的临床情况,避免过多的选择偏倚。所有的临床资料都必须观察是否存在与年龄相关的差异,如不良反应发生率、疗效和剂量 - 效应关系。如果这些一般观察分析显示有重要的差异性,那就需要更深入的评估。

(二)肾功能不全人群

药物进入体内后,通过排泄或者代谢排出体外。尽管药物在体内的消除有多种途径,但是,大多数药物是以原型药物的形式,通过肾排泄和 / 或肝(和 / 或小肠)代谢来消除。大多数抗血栓药物主要通过肾排泄消除,肾功能损害可能会导致其药动学发生一定程度的改变。肾损害患者所致改变多为药物或其代谢产物经肾排泄减少,但也可发生肾代谢方面的变化。在肾功能严重损害的患者中,这些变化更为显著,即使肾消除途径不是药物消除的主要途径时也可以观察到这些变化。

在抗血栓药物的Ⅲ期临床试验中,参加试验的受试者为更具代表性的目标人群,需建立药物在某个给药剂量(或者给药剂量范围)下的安全性和有效性。通常情况下,显著肾功能损害的患者是被明确排除在受试人群之外的。然而,可以纳入肾功能在一定范围内的受试者,通过群体药动学评估肾功能降低对药物的影响。对于抗血栓药物而言,建议在肾功能损害患者中进行药动学研究的主要目的是确定试验药物的药动学是否发生较大程度的改变,以至于需要对在Ⅲ期临床试验中确定的给药剂量进行调整。

如果有证据显示单剂量研究可以准确描述抗血栓药物或其活性代谢物的药动学特

性,仅进行单剂量研究就可满足要求。当在拟研究患者进行的研究中显示抗血栓药物或其活性代谢产物在浓度方面存在线性和非时间依赖性药动学时,就可进行单剂量研究。当抗血栓药物或其活性代谢产物表现为非线性或者时间依赖性药动学时,则需要进行多剂量研究。

对于抗血栓药物而言,还可能应用于接受透析治疗的终末期肾病患者。因此,还应进行透析和非透析(透析间隙)情况下的药动学研究,以确定透析对抗血栓药物及其潜在活性代谢产物清除的影响,进而明确透析后是否应该调整抗血栓药物的剂量。

(三)肝功能不全人群

大量研究已经证实,肝疾病可以改变药物吸收和处置,也可以改变其有效性和安全性。肝病还可以改变肾功能,即使肝不是主要的排泄途径时,也可造成药物及其代谢产物在体内的蓄积。目前,临床上尚没有有效地预测药物药动学的肝功能指标。因此,一般说来,在肝功能受损患者中谨慎进行相关的药物临床研究有助于确定肝功能不全患者的起始剂量。但是,对于抗血栓药物而言,由于大部分药物的代谢均与肝有关,一旦肝功能受损,药物排泄和代谢活动发生改变,可能导致药物蓄积,增加出血风险。而且,肝是人体产生凝血因子的主要场所,肝功能损伤患者凝血因子生成减少,本身就存在较高的出血倾向,此时合用抗血栓药物将可能导致大出血等严重临床问题危害患者生命,因此,不建议在肝功能受损患者中进行抗血栓药物临床试验。

第七节　临床研究实例介绍

本节结合上述理论知识,进行抗血栓药物临床研究实例介绍。结合案例进一步介绍抗血栓药物的临床试验设计。

一、化学药物Ⅰ期临床研究

(一)单次给药耐受性研究

1. 研究目的　研究中国健康志愿者单剂量静脉推注依非巴特注射液 90μg/kg、180μg/kg 和 270μg/kg 的安全性和耐受性。

2. 临床试验设计类型及方案　采用单中心、随机、单盲、安慰剂对照设计。分 3 个依次递增的依非巴特注射液剂量组:90μg/kg、180μg/kg 和 270μg/kg。从最低剂量组开始,对各剂量组依次进行研究,每两组间至少间隔 7 天。90μg/kg 组先入选 4 名受试者用药,观察评估后继续以下剂量组,其余每一剂量组各随机分配 4 名受试者,其中 3 人使用依非巴特注射液,另有 1 人使用相应的安慰剂。在整个研究期间对不良事件进行评估。

3. 研究对象　健康中国受试者。

4. 入选标准　①健康男性、女性受试者(男、女各半);②年龄:21~27 岁(含 21、

27岁);③体重:51~77kg,其中要求男性体重≥50kg,女性体重≥45kg,且体重指数在19~24kg/m²;④受试者在试验前经病史、心电图、生命体征、血尿常规、肝肾功能、凝血功能等检查判定身体健康;⑤受试者有能力理解和签署知情同意书,必须在进行任何筛选评估前,获得受试者的知情同意。

5. 排除标准 ①受试者既往有急慢性病史、依非巴特或类似化学结构药物的过敏史或重大过敏史、药物滥用史、嗜烟嗜酒史者;②血压大于200/110mmHg、血小板小于100×10⁹/L等情况者;③有出血病史,在本研究开始前30天内出现过异常出血者;④女性受试者在孕期或哺乳期;⑤试验前3个月内用过已知对肝、肾及造血系统有损害的药物者;⑥试验前3周内服用其他药物(尤其是其他血小板糖蛋白Ⅱb/Ⅲa受体拮抗剂)者;⑦试验前3个月内献血者;⑧试验前3个月内参加其他临床试验者;⑨试验前24小时内饮酒者;⑩研究人员认为受试者未必能完成本研究或未必能遵守本研究的要求(由于管理方面的原因或其他原因)。

6. 样本量 90μg/kg组入选3名受试者接受试验药物,安慰剂组入选1名受试者,剩余8名受试者随机分配到其余两组中,每组4名受试者,均为3名受试者接受试验药物,1名受试者接受安慰剂。

7. 评估指标 本研究评估安全性指标,包括不良事件、异常的实验室检查值、体格检查、生命体征(血压和心率)和心电图。

(二)单次给药药动学研究

1. 研究目的 研究中国健康志愿者空腹时静脉推注依非巴特注射液90μg/kg、180μg/kg和270μg/kg后的药动学情况。

2. 临床试验设计类型及方案 研究采用剂量递增顺序试验设计。入选12名受试者采用剂量递增顺序试验设计。试验期间禁服茶、咖啡及含有咖啡因和醇类的饮料,并禁止吸烟。试验日早晨所有受试者禁食,室温条件下给依非巴特注射液90μg/kg、180μg/kg和270μg/kg,静脉推注,推注时间3分钟。给药结束后继续禁食4小时,2小时后可适量饮水。在推注前(0小时),推注结束即刻,推注结束后5分钟、10分钟、20分钟、30分钟、45分钟及1小时、1.5小时、2小时、3小时、4小时、6小时、8小时、10小时、12小时分别于给药对侧上肢肘窝静脉取静脉血5ml测血药浓度。经7天清洗期后按同样方式进行下一剂量组试验。试验期间全程观察受试者生命体征和不良事件的发生情况。

3. 入选标准 ①健康男性、女性受试者(男、女各半);②年龄:21~27岁(含21、27岁);③体重:51~77kg,其中要求男性体重≥50kg,女性体重≥45kg,且体重指数在19~24kg/m²;④受试者在试验前经病史、心电图、生命体征、血尿常规、肝肾功能、凝血功能等检查判定身体健康;⑤受试者有能力理解和签署知情同意书,必须在进行任何筛选评估前,获得受试者的知情同意。

4. 排除标准 ①受试者既往有急慢性病史、依非巴特或类似化学结构药物的过敏史或重大过敏史、药物滥用史、嗜烟嗜酒史;②血压大于200/110mmHg、血小板小于100×10⁹/L等情况;③有出血病史,在本研究开始前30天内出现过异常出血;④女性受试者在孕期或哺乳期；⑤试验前 3 个月内用过已知对肝、肾及造血系统有损害的药物；⑥试验前 3 周内服用其他药物（尤其是其他血小板糖蛋白 Ⅱ b/ Ⅲ a 受体拮抗剂）；⑦试验前 3 个月内献血；⑧试验前 3 个月内参加其他临床试验；⑨试验前 24 小时内饮酒；⑩研究人员认为受试者未必能完成本研究或未必能遵守本研究的要求（由于管理方面的原因或其他原因）。

5. 评估指标

（1）药动学指标：采集给药对侧上肢肘窝静脉的静脉血 5ml 测血药浓度。计算所有受试者在使用依非巴特 90μg/kg、180μg/kg 和 270μg/kg 后的药动学参数 AUC_{last}、$AUC_{0\sim\infty}$、C_{max}、T_{max}、$t_{1/2}$、Cl/F、V_z/F、K_e、A_e、$f_e\%$、Cl_r。评价单次静脉推注依非巴特 90μg/kg、180μg/kg 和 270μg/kg 后药动学参数与剂量之间的关系。

（2）安全性指标：试验期间对所有受试者进行一般体格检查、血压、心率、呼吸、血常规、PT 及 12 导联心电图检测，以监测临床和实验室不良事件，评估依非巴特的安全性和耐受性。

（三）持续给药耐受性和药动学研究

1. 研究目的 评估在健康的中国志愿者中以 2.0μg/（kg·min）持续静脉滴注依非巴特 18 小时的安全性和耐受性；估算稳态下静脉推注依非巴特注射液 180μg/kg 的药动学情况。

2. 临床试验设计类型及方案 单次给药药动学试验结束后，经过 1 个清洗期，12 名受试者在室温条件下接受静脉推注依非巴特注射液 180μg/kg，推注时间 3 分钟，随即按 2.0μg/（kg·min）剂量持续静脉滴注 18 小时（用微量注射泵输入），在推注前（0 小时），推注结束即刻，滴注期间 0.5 小时、1 小时、2 小时、6 小时、12 小时、18 小时以及滴注结束后 5 分钟、10 分钟、20 分钟、30 分钟、45 分钟和 1 小时、1.5 小时、2 小时、3 小时、4 小时、6 小时、8 小时、10 小时、12 小时分别于给药对侧上肢肘窝静脉取静脉血 5ml。试验期间全程观察受试者生命体征和不良事件的发生情况。

3. 研究对象 健康受试者。

4. 样本量 12 人（男、女各半）。

5. 入选标准 ①健康男性、女性受试者（男、女各半）；②年龄：21~27 岁（含 21、27 岁）；③体重：51~77kg，其中要求男性体重 ≥ 50kg，女性体重 ≥ 45kg，且体重指数在 19~24kg/m²；④受试者在试验前经病史、心电图、生命体征、血尿常规、肝肾功能、凝血功能等检查判定身体健康；⑤受试者有能力理解和签署知情同意书，必须在进行任何筛选评估前，获得受试者的知情同意。

6. 排除标准 ①受试者既往有急慢性病史、依非巴特或类似化学结构药物的过敏史或重大过敏史、药物滥用史、嗜烟嗜酒史；②血压大于 200/110mmHg、血小板小于 100×10^9/L 等情况者；③有出血病史，在本研究开始前 30 天内出现过异常出血者；④女性受试者在孕期或哺乳期；⑤试验前 3 个月内用过已知对肝、肾及造血系统有损害的药物者；⑥试验前 3 周内服用其他药物（尤其是其他血小板糖蛋白 Ⅱ b/ Ⅲ a 受体拮抗剂）者；

⑦试验前 3 个月内献血；⑧试验前 3 个月内参加其他临床试验者；⑨试验前 24 小时内饮酒；⑩研究人员认为受试者未必能完成本研究或未必能遵守本研究的要求（由于管理方面的原因或其他原因）者。

7. 评估指标

（1）药动学指标：采集给药对侧上肢肘窝静脉的静脉血 5ml 测血药浓度。计算所有受试者在使用依非巴特 90μg/kg、180μg/kg 和 270μg/kg 后的药动学参数 AUC_{last}、$AUC_{0\sim\infty}$、C_{max}、T_{max}、$t_{1/2}$、Cl/F、V_z/F、K_e、A_e、$f_e\%$、Cl_r。评价单次静脉推注依非巴特 90μg/kg、180μg/kg 和 270μg/kg 后药动学参数与剂量之间的关系。

（2）安全性指标：试验期间对所有受试者进行一般体格检查、血压、心率、呼吸、血常规、PT 及 12 导联心电图检测，以监测临床和实验室不良事件，评估依非巴特的安全性和耐受性。

（四）生物等效性研究

1. 研究目的 研究健康男性志愿者空腹状态下口服 ×× 公司研制的硫酸氢氯吡格雷片（受试制剂，规格：75mg）与 Sanofi Winthrop Industrie 生产的硫酸氢氯吡格雷片（参比制剂，波立维，规格：75mg）的相对生物利用度，评价不同规格的两种制剂之间的生物等效性。

2. 临床试验设计类型及方案 本研究为随机、开放、四周期、两序列、重复交叉、单中心试验，两个周期研究之间清洗期为 7 天。受试者随机分为两组，交叉给予两种不同规格的氯吡格雷 75mg。

3. 研究对象 健康男性志愿者。

4. 样本量 72 人。

5. 入选标准 ①年龄大于 18 周岁（含 18 周岁），且小于 75 周岁（含 75 周岁）；②体重指数在 19~26kg/m²（包括 19kg/m² 和 26kg/m²）；③在未来 6 个月内无生育计划且愿意采取有效避孕措施；④试验前签署知情同意书，并对试验内容、过程及可能出现的不良反应充分了解。

6. 排除标准 ①体格检查、临床实验室检查、心电图检查有临床意义异常，或其他临床发现显示有临床意义的疾病，包括但不限于肿瘤、胃肠道、肾、肝、肺病患者，以及心脑血管、内分泌、免疫和精神 - 神经系统疾病者。②肝炎（包括乙型肝炎和丙型肝炎）、梅毒及艾滋病筛选阳性者。③对氯吡格雷或者其辅料（包括乳糖）有过敏史，对乳糖不耐受或吸收不良者。④有吸毒或酗酒史（每周饮用 14 个单位的酒精，1 单位 = 啤酒 360ml、酒精量为 40% 的烈酒 45ml 或葡萄酒 150ml）者。⑤在服用研究药物前三个月内献血或大量失血（＞450ml）者。⑥患有出血性疾病或任何增加出血性风险的疾病，如消化性溃疡或颅内出血等。⑦在服用研究药物前 28 天服用了 CYP3A4 的底物、诱导剂或抑制剂者。⑧在服用研究药物前 14 天内服用了任何处方药、非处方药、任何维生素产品或中药者。⑨在服用研究药物前 3 天内吃过葡萄、柚子等影响 CYP3A4 代谢的水果或相关产品者。⑩在服用研究药物前 48 小时内摄取了巧克力、任何含咖啡因的食物或饮料者。⑪ 在服用研究药物前 24 小时内服用过任何含酒精的制品者。⑫ 在服用研究药物前一个月内服用过其他研究药物或参加了药物临床试验者。⑬ 血小板计数小于 $150 \times 10^9/L$ 者。⑭ 喝牛奶易导致腹泻者。

7. 评估指标　研究的主要终点指标为受试者空腹口服受试制剂和参比制剂 24 小时后血浆中氯吡格雷的 C_{max}、AUC_{0-t}、$AUC_{0-\infty}$。采用 LC-MS-MS 法测定给药后 24 小时氯吡格雷片口服后活性代谢产物的血药浓度。当试验制剂与参比制剂间 AUC_{0-t} 的 90% 置信区间在 80%~125% 等效区间内，C_{max} 的 90% 置信区间在 75%~133% 等效区间内，T_{max} 经非参数法检验无差异时认为两制剂生物等效。

研究的次要终点指标为安全性评价，包括受试者空腹口服受试制剂和参比制剂 24 小时后坐位生命体征测量结果、体格检查结果、不良事件发生率、实验室检查值和心电图检查结果。

二、化学药物 Ⅱ 期临床研究

(一)研究目的

评价依非巴特注射液联合肝素、阿司匹林和氯吡格雷用于冠状动脉内支架置入患者的临床疗效。

(二)研究设计类型

随机、对照、单盲、平行分组、多中心研究。

1. 试验组　依非巴特注射液；用法：静脉推注；用药时程：肾功能正常患者成人剂量为在 PCI 即将开始之前静脉推注 180μg/kg，继以 2.0μg/(kg·min)持续滴注，在推注后 10 分钟给予 180μg/kg 第二次推注。静脉输注持续到治疗后 18~24 小时。对于估计肌酐清除率 < 50ml/min，或肌酐清除率不可知而血清肌酸酐 < 176.8μmol/L 的患者，其推荐成人剂量为在 PCI 即将开始之前静脉推注 180μg/kg，立即继以 1.0μg/(kg·min)持续滴注，并在推注后 10 分钟给予 180μg/kg 的第二次推注。

2. 对照组　替罗非班注射液；用法：静脉注射；用药时程：于术前即刻用注射器 3 分钟内静脉注射替罗非班注射液 10.0μg/kg，随后以 0.10μg/(kg·min)的速度用输液泵输注替罗非班注射液，持续 24~36 小时。

(三)研究对象

需植入支架的急性冠脉综合征患者。

(四)预计样本量

本研究为非劣效研究，对主要疗效指标采用非劣效检验，考虑到脱落等因素，本研究计划入组 240 例，试验组与对照组各 120 例。

(五)病例入选标准

1. 年龄 18~75 岁，性别不限。

2. 准备接受冠状动脉内支架置入的患者，可包括不稳定型心绞痛及非 ST 段抬高心肌梗死的患者。

3. 病变情况可包括单支、双支及三支病变，单支血管治疗可达完全性血运重建者，同一患者不可重复入选。支架可选用普通支架或药物涂层支架。

4. 临床试验开始前，由医生向患者或其家属说明试验的目的、方法、试验过程、相关的治疗方法、可能的受益及风险，患者或家属能理解并签署知情同意书。

（六）排除标准

1. 对依非巴特、盐酸替罗非班氯化钠注射液、肝素、阿司匹林、氯吡格雷以及支架或支架成分过敏或不能耐受者（包括肝素诱发血小板减少）。

2. 计划受孕的育龄妇女及孕妇、哺乳期妇女。

3. 发病 1 周内的 ST 段抬高心肌梗死患者。

4. 入组前 12 小时内使用过低分子肝素的患者。

5. 入组前 24 小时内使用过静脉溶栓药物的患者。

6. 对抗凝治疗有禁忌或增加出血风险的患者，包括过去或目前有异常出血的患者（包括入组前 3 个月内有如下出血史的患者：胃肠道出血史、肉眼血尿、大便常规隐血试验阳性），有凝血性疾病、血小板功能障碍或血小板减少症的患者，入组前持续性收缩压 $\geq 180mmHg$ 或舒张压 $\geq 110mmHg$ 的患者，有任何出血性脑卒中史、其他颅内病变史、试验前一年内暂时性脑缺血发作史者，入组前 2 周内心肺复苏史者，入组前 1 周内发生严重外伤者，入组前 1 个月内行外科大手术者（包括冠脉搭桥术、任何眼科手术、不能压迫止血的组织活检等），有动静脉畸形、动脉瘤、主动脉夹层及急性心包炎者，入组前 3 个月内发生活动性消化性溃疡者，有明显视网膜病变患者。

7. 无保护左主干患者。

8. 急性肺水肿（超过 50% 肺野可闻及湿啰音）、严重的充血性心力衰竭（NYHA 心功能Ⅲ/Ⅳ级）患者。

9. 入组前仰卧位、坐位及站位收缩压持续小于 95mmHg 者。

10. 超声心动图提示有明显心脏瓣膜病、肥厚性心肌病、限制性心肌病及先天性心脏病患者。

11. 未控制的糖尿病患者（如糖尿病酮症酸中毒）。

12. 目前有酗酒或其他药物滥用史者。

13. 合并有严重的其他系统疾病，且预期寿命小于 1 年者。

14. 3 个月内参加过其他临床研究的患者。

15. 存在重要实验室指标异常的患者，包括：肌酐 $> 180\mu mol/L$、血红蛋白 $< 110g/L$ 或血细胞比容 $< 34\%$、血小板计数 $< 100 \times 10^9/L$ 者。

16. 患者无能力表达自己的主诉，如精神病及严重神经官能症患者。

17. 研究者认为患者存在任何不适合入组的情况。

（七）疗效指标

比较试验组与对照组术后 30 天内全因死亡、心肌梗死（包括围手术期心肌梗死）、支架内急性/亚急性血栓的发生率。

（八）安全性指标

生命体征、三项常规、肝肾功能、血糖血脂、电解质、心肌酶学、心电图等。

三、化学药物Ⅲ期临床研究

（一）研究目的

1. 主要目的　比较依度沙班与华法林在脑卒中和全身栓子事件（SEE）综合因素的主要终点。将比较每个依度沙班治疗组相对于华法林的非劣效性。如果依度沙班高剂量用药方案确定为非劣效性，则将确定依度沙班高剂量方案相对于华法林的优越性。

2. 次要目的

（1）比较依度沙班与华法林的脑卒中、SEE和所有病因死亡率临床预后的综合因素，以及其中每项单独的预后。

（2）比较依度沙班与华法林的重大心血管不良事件（MACE）。本项Ⅲ期研究将其定义为非致命性心肌梗死、非致命性脑卒中、非致命性SEE和心血管原因出血造成的死亡，以及其中每项单独的事件。

（3）比较依度沙班与华法林的大出血，以及大出血加上临床相关的非大出血。

3. 其他目的

（1）比较依度沙班与华法林的净临床预后，其定义为脑卒中、SEE、大出血和所有病因死亡率的综合预后。

（2）比较依度沙班与华法林的心血管原因所致的住院，其中包括出血的住院治疗。

（3）比较依度沙班与华法林的脑卒中严重程度（发生脑卒中后1个月，进行修订Rankin量表评估）。

（4）比较依度沙班与华法林的脑卒中和SEE数量。

（5）比较依度沙班与华法林脑卒中、SEE和暂时性脑缺血事件的综合因素，以及其中每项单独的事件。

（6）比较依度沙班与华法林的静脉血栓栓塞事件，其中包括肺栓塞和深静脉血栓。

（7）评估利依度沙班对比华法林的安全性，包括：所有出血、新发骨折、所有其他临床和实验室安全性评估，其中包括肝酶和胆红素异常。

（8）依据国际标准化率（INR）范围（INR < 2.0、2.0 ≤ INR ≤ 3.0、INR > 3.0）检查使用华法林治疗的受试者在服用研究药物时的治疗时间范围（TTR）。

（9）评估依度沙班人群药动学。人群药动学评估的特定目标包括：评估各种暴露（例如，稳态最小浓度、最大浓度和曲线下面积）与效果（脑卒中/SEE和MACE的发生率）之间可能的关系；评估暴露量与出血之间的关系，从而证实Ⅱ期临床试验中观察到的稳态最小浓度与出血之间的相关性；在依据人口统计资料和背景特点、脑卒中危险因素、目标同时服用药物和其他危险因素划分的各亚组中，评估暴露量、效果和安全性之间的关系，从而判定是否有任何特定亚组应当调整依度沙班的用量。

（10）比较依度沙班与华法林的 D-二聚体水平。

（11）在各种遗传定义的受试者亚组中，评估依度沙班的安全性和有效性。

（二）研究设计类型

事件驱动、Ⅲ期、国际多中心、随机、双盲、双模拟、平行研究。

研究药物的疗程将取决于受试者进入研究的时间，以及申办者依据研究累计所需数量主要终点事件的时间而设定的共同研究结束日期（CSED）和受试者进行其 CSED 就诊的时间（CSED，×××× 年 ×× 月 ×× 日）。所有随机分配的受试者，包括暂时中断或提前终止研究药物的受试者，都将在 CSED 后 30 天内完成 CSED 访视。受试者将一直服用研究药物直至此次就诊，除非他们在此次就诊之前已经提前终止研究药物。所有在 CSED 访视 30 天内或 CSED 访视当天服用最后一剂研究药物的随机分配受试者，包括在研究期间的任何时候暂时中断或终止研究药物的受试者，都会在 CSED 就诊后 30 天至 37 天内，通过追踪电话进行随访来收集数据。

中断研究药物治疗的受试者在每次中断研究药物治疗期都有一个"第一剂"和一个"最后一剂"，但只能有一个"首剂"（第一次无中断研究药物治疗期的第一剂）和一个"末剂"（最后一次无中断研究药物治疗期的最后一剂）。

符合条件的受试者将依据随机分配时的 $CHADS_2$ 危险性评分进行分层。分层 1：$CHADS_2$ 危险性评分为 2 和 3；分层 2：$CHADS_2$ 危险性评分为 4、5 和 6。

预计大约 70% 受试者的 $CHADS_2$ 评分为 2 或 3，30% 受试者的 $CHADS_2$ 更高。

在每个 $CHADS_2$ 分层内，受试者将依据需要调整依度沙班剂量的因素进一步分层。在这个第二次分层后，将通过交互式语音回复系统（IVRS）随机分派受试者，研究按 1∶1∶1 的比率将受试者分到三个治疗组。

研究将包括以下三个随机治疗组。①华法林组（治疗组：每日 1 次，调整剂量以维持 INR 为 2.0 至 3.0）；②依度沙班高剂量组［治疗组：中度肾损害（肌酐清除率 ≥ 30ml/min 和 ≤ 50ml/min）、低体重（≤ 60kg）和 / 或同时服用维拉帕米或奎尼丁，剂量从每日 1 次 60mg 调整至每日 1 次 30mg］；③依度沙班低剂量组［治疗组：中度肾损害（肌酐清除率 ≥ 30ml/min 和 ≤ 50ml/min）、低体重（≤ 60kg）和 / 或同时服用维拉帕米或奎尼丁，剂量从每日 1 次 30mg 调整至每日 1 次 15mg］。

在两个依度沙班治疗组，有中度肾损害（肌酐清除率 ≥ 30ml/min 和 ≤ 50ml/min）或低体重（≤ 60kg），和同时服用药物维拉帕米或奎尼丁的受试者的用药方案将减半。出现多种因素需要调整依度沙班剂量的受试者，依度沙班剂量用药方案将减半，仅出现一种因素需要调整依度沙班剂量的受试者亦是如此。

所有剂量调整将通过 IVRS 实施。研究者须使用适当的 IVRS 选项并提供有关受试者的体重、肌酐清除率及同时服用药物的信息。IVRS 将根据研究者提供的受试者信息，提供适当的药物试剂盒编号。

低体重（≤ 60kg）及中度肾损害的受试者，随机分配的依度沙班的剂量用药方案将永久性减量。即使受试者体重增加或肌酐清除率改善,依度沙班剂量用药方案仍保持减半。

随机分配后,如果受试者体重降至 ≤ 60kg(通过相隔至少一周的重复测量确认),和体重变动大于受试者基线体重的 10%,则依度沙班用药方案将永久性减少。即使受试者随后体重增加,依度沙班剂量用药方案仍保持减半。

随机分配后,如果受试者的肌酐清除率 ≤ 50ml/min 且 ≥ 30ml/min(通过相隔至少一周的重复测量确定),和肌酐清除率变动大于受试者基线的 20%,则依度沙班剂量用药方案将永久性减少。即使受试者的肌酐清除率随后改善,依度沙班剂量用药方案仍保持减半。

同时或单独服用维拉帕米和奎尼丁的受试者均可在服用研究药物的任何时间对依度沙班进行剂量调整(增加或减少)。依度沙班用药方案可以减少(每日 1 次 60mg 调整至每日 1 次 30mg,或每日 1 次 30mg 调整至每日 1 次 15mg)。相反,受试者不在合并用药的任何时间,依度沙班剂量用药方案将恢复至每日 1 次 30mg(低剂量组)或每日 1 次 60mg(高剂量组)的常规剂量用药方案。

这是一项实践驱动的研究。研究将持续进行到依度沙班高剂量与华法林治疗组的综合修订意向性治疗(mITT)分析集出现 448 个主要终点(综合脑卒中和 SEE)事件,以及依度沙班低剂量与华法林治疗组的综合 mITT 分析集出现 448 个主要终点事件。mITT 分析集包括接受至少一剂研究药物的所有随机分配的受试者,分析将使用"治疗期间"(事件发生在任何"第一剂"后,直到且包括相应"最后一剂"之日后 3 天)。CSED 访视后发生的事件不包括在统计学分析中,但将单独总结供充分表达。如果受试者发生多次脑卒中 /SEE,则只有第一次事件将计入研究所需的主要终点事件数量。

依据预计的事件积累,申办者将在预计的 CSED 之前大约 6 个月,向研究者发送"停止随机分配"信。在该日之前大约 3 个月,申办者将宣布 CSED(×××× 年 ×× 月 ×× 日)。因此,将在 CSED 之前大约 6 个月,随机分配参加研究的最后一名受试者。研究药物的预计平均疗程大约为 24 个月。

每名受试者服用研究药物的疗程将取决于:①受试者进入研究的时间,以及申办者设定的 CSED,其设定依据是预计研究积累所需数量的终点事件和时间;②在 CSED 之后 30 天内,受试者进行其 CSED 随访的时间。

(三)研究对象

心房颤动患者。

(四)预计样本量

这是一项事件驱动的研究,目的是在终点事件分析集中,收集预先指定数量的主要终点事件(每种组合 448 个事件:华法林组加依度沙班高剂量组和华法林组加依度沙班低剂量组)。假设在患心房颤动(AF)的受试者中,至少一种依度沙班用药方案在降低脑卒中与 SEE 综合终点的危险性方面不劣于华法林。样本大小的理论基础和假设如下:

1. 经修订的主要终点的预计、盲法、累计事件率约为每受试者年 1.7%。

2. 危险度的非劣效性界限　1.38。

3. 检验非劣效性的效力　单一比较为 84% 以及 > 90% 的效力来拒绝三个非劣效性无效假设中的至少一个。

4. 检验显著性程度(配对比较)　0.05/3。

5. 所需事件数量　每种治疗方案配对组合 448 个事件,以比较非劣效性。

6. 通过预期疗程为 24 个月,经修订的推测样本大小　每组约 6 833 名受试者。

7. 可能必须依据实际相比预期事件率,调整样本大小和疗程。

（五）剂型、剂量和给药途径

依度沙班(15mg 及 30mg 强度和相应的安慰剂)将用聚氯乙烯 / 锡箔板包装供应。盲态下的华法林(1mg 和 2.5mg 药片)及相应的安慰剂将由申办者用锡箔板包装供应。

（六）入选标准

1. 年龄 ≥ 21 岁的男性或者女性受试者。

2. 能够提供书面知情同意。

3. 心房颤动病史依据最近 12 个月内的任何心电记录(常规 12 导联心电图、24 小时动态心电图、心内心电图或起搏器或植入性心脏除颤器探询)证实,并存在在研究持续期间进行抗凝治疗的指征和计划:患心房颤动的受试者包括患阵发性、持续性或永久性房颤的受试者,且无论受试者曾经使用或未使用过维生素 K 拮抗剂(VKA,包括华法林)的受试者(预计大约 40% 的受试者未曾使用维生素 K 拮抗剂)。

4. 受试者的 $CHADS_2$ 指数评分至少 ≥ 2。进行 $CHADS_2$ 评分时,心脏衰竭、高血压、年龄 ≥ 75 岁或糖尿病病史各得 1 分,脑卒中或 TIA 病史得 2 分。

（七）排除标准

1. 继发于其他可逆性疾病(如甲状腺功能亢进、心脏或胸腔外科手术、肺炎、严重贫血)的暂时性心房颤动者。

2. 因风湿性心脏病患中度或严重二尖瓣狭窄、未切除的心房黏液瘤或有机械心脏瓣膜的受试者(有生物心脏瓣膜和 / 或进行过瓣膜修复术的受试者可以入选)。

3. 左心耳封堵术病史的受试者。

4. 存在心脏内团块或左心室血栓的受试者。

5. 若计划通过药理、射频消融或手术治疗来成功恢复受试者的正常窦性心律并保持该窦性心律,而考虑停用长期抗凝治疗的受试者。

6. 有任何抗凝血药物禁忌证的受试者。

7. 有高出血风险的受试者,例如有自发性颅内、眼内、脊柱、后腹腔或关节内出血病史;最近一年内有显著胃肠道出血或活动性溃疡;最近 10 天内受到严重创伤、进行过大手术或深部器官组织活检;活动性感染性心内膜炎;未控制的高血压(血压超过 170/100mmHg);或出血性疾病,包括已知或怀疑遗传性或后天性出血或凝血障碍。

8. 接受双重抗血小板治疗(如阿司匹林加噻氯匹定或氯吡格雷等),或预期接受此治疗的受试者，除非其中一种抗血小板药物于随机分配之前及在使用研究药物时可安全停用。

9. 长期使用环孢素治疗的受试者。

10. 使用禁止同时服用的药物（纤溶剂、除了用于连结到研究药物的其他非本研究应用抗凝血药物、长期使用非阿司匹林 NSAIDs 每周 ≥ 4 天，及本研究设定的有效人 P 糖蛋白抑制剂）的受试者。

11. 在最近 30 天内，患急性心肌梗死（MI）、脑卒中、急性冠脉综合征或经皮冠状动脉介入治疗的受试者。

12. 患活动性肝病或肝酶 / 胆红素持续（至少相隔一周反复评估予以确认）升高的受试者：谷丙转氨酶或谷草转氨酶 ≥ 2 倍的正常上线；总胆红素 ≥ 1.5 倍的正常上线（但是，因已知 Gilbert 综合征而使总胆红素升高的受试者可以入选）。

13. 严重的肾功能不全（肌酐清除率 < 30ml/min）的受试者。

14. 随机分配之前有乙型肝炎抗原或丙型肝炎抗体阳性病史者。

15. 由研究者判定，任何其他的临床相关实验异常。

16. 已知病史且人类免疫缺乏病毒（HIV）为阳性的受试者。

17. 血红蛋白 < 100g/L 或血小板计数小于 100×10^9/L 或白细胞计数小于 3×10^9/L 的受试者。

18. 准备在研究期间进行预计有出血情况发生的侵入性检查（除例行内视镜检查之外）或手术的受试者。

19. 在随机分配之前 30 天内接受任何研究性药物或装置，或准备在研究期间接受此类研究性治疗的受试者。

20. 曾经在依度沙班研究中随机分配过的受试者。

21. 有生育能力的女性，包括：有输卵管结扎史的女性；停经不足 2 年的女性。

22. 有下列诊断或者情况的受试者：活动性恶性肿瘤（在最近 5 年内诊断），但得到充分治疗的非黑素瘤皮肤癌或其他非侵入性或原位癌（例如子宫原位癌）除外；最近 5 年内进行抗癌治疗（药物、放射线和 / 或手术治疗）；明显的活动性疾病或感染；预期寿命 < 12 个月。

23. 可能不遵守研究方案（如态度不合作、无法返回复诊和 / 或研究者认为可能无法完成研究的其他情况）的受试者。

24. 由研究者判断，在最近 12 个月内有药物或酒精依赖的受试者。

25. 研究者认为，参与研究时出现令其受害风险加大的任何状况的受试者。

（八）疗效指标

1. **主要疗效指标** 脑卒中和全身血栓事件（SEE）综合因素。

2. **次要疗效指标**

（1）脑卒中、全身血栓事件和所有病因死亡率综合因素。

（2）MACE：综合非致命性 MI、非致命性脑卒中、非致命性 SEE 和心血管病因或出血导致的死亡。

3. 其他疗效指标

（1）由于心血管情况住院治疗，包括由于出血住院治疗。

（2）脑卒中的严重程度（在发生脑卒中后一个月，进行修订 Rankin 量表评估）。

（3）脑卒中、SEE 和 TIA 综合因素。

（4）脑卒中和 SEE 的发生次数（一名受试者可以发生多次脑卒中和 SEE）。

（5）静脉血栓事件：包括肺动脉血栓和深静脉血栓。

（九）安全性指标

1. 主要安全性指标　大出血。

2. 次要安全性指标　和临床相关的，重要的非大出血。

3. 其他安全性指标

（1）所有出血。

（2）新发骨折。

（3）所有其他临床和实验室安全性评估，其中包括肝酶和胆红素异常。

4. 其他评估

（1）脑卒中、SEE 大出血和所有病因死亡率综合因素。

（2）依度沙班人群药动学。

（3）D- 二聚体。

四、化学药物Ⅳ期临床研究

（一）研究目的

1. 主要目的　通过评估 1 年随访期间的出血事件和其他严重不良事件（SAEs），描述替格瑞洛在中国急性冠脉综合征（ACS）患者中的安全性和耐受性。

2. 次要目的

（1）通过评估 1 年随访期间的主要心血管（CV）事件（包括 CV 死亡、心肌梗死、卒中）的发生率，描述替格瑞洛在中国 ACS 患者中的疗效。

（2）观察在不同的亚组中探索致命性 / 危及生命的出血和主要出血的发生率，包括：男性与女性、年龄 < 75 岁与年龄 ≥ 75 岁、联合使用糖蛋白Ⅱb/Ⅲa 受体抑制剂与不联合使用糖蛋白Ⅱb/Ⅲa 受体抑制剂。

（3）接受侵入性治疗的受试者与接受药物治疗的受试者。

（二）研究设计类型

多中心、单治疗组、开放性的Ⅳ期临床研究，在中国急性冠脉综合征患者中评估替格瑞洛使用的安全性，以及描述主要心血管事件的发生率。

（三）研究对象

急性冠脉综合征患者。

（四）给药方式

替格瑞洛 180mg 负荷剂量口服，之后 90mg 每日 2 次口服。

（五）入选标准

1. 启动任何研究特定程序前签署知情同意书。

2. 年满 18 周岁的男性或女性。

3. 华裔受试者。

4. 育龄期妇女（如未行化学绝育或手术绝育的女性或未绝经的妇女）在入选时必须尿妊娠试验阴性，且愿意使用 2 种可靠的避孕方法，其中一种必须是屏障法。

5. 非 ST 抬高或 ST 抬高型 ACS 指示事件。受试者必须因胸痛和可能的 ACS 而住院，并证实休息时心肌缺血症状 ≥ 10 分钟 [心肌缺血证据包括：2 个或以上相邻导联 ST 段压低 ≥ 0.1mV、2 个或以上相邻导联一过性 ST 段抬高 ≥ 0.1mV 以及至少一次心肌损伤标志物（肌钙蛋白或肌酸激酶同工酶）高于实验室正常值上限并与临床指示事件相关]。

6. 2 个或以上相邻导联持续 ST 段抬高 ≥ 0.1mV 并计划行直接冠脉 PCI 术。

7. 新发或假定新发的左束支传导阻滞并计划行直接 PCI 术。

（六）排除标准

1. 参与研究设计和 / 或实施的相关人员。

2. 以往曾入选本研究。

3. 在最近 30 天内参与其他研究药物的临床研究者。

4. 有禁忌证或其他原因而不能使用替格瑞洛（如药物过敏、活动性出血、中度或重度肝病、既往颅内出血史、既往 6 个月内胃肠道出血、30 天内大手术）者。

5. 凝血功能障碍者。

6. 尿酸性肾病者。

7. 指示事件是 PCI 的急性并发症者。

8. 受试者在入选后 7 天内计划行急诊冠状动脉搭桥术（CABG）者。

9. 入选前 30 天内接受过口服抗凝药物治疗或不能停药（即患者需要长期治疗）者。

10. 入选前 24 小时接受过纤维蛋白溶解治疗，或入选后计划行纤维蛋白溶解治疗（如因 ST 段抬高心肌梗死或急性肺栓塞）者。

11. 无法停止非选择性非甾体抗炎药和前列环素治疗者。

12. 对阿司匹林或替格瑞洛有不耐受或过敏史者。

13. 心动过缓事件的风险增加（如已知病态窦房结综合征且未置入起搏器、Ⅱ度房室传导阻滞、Ⅲ度房室传导阻滞或既往记载怀疑因心动过缓导致晕厥）者。

14. 受试者需要透析者。

15. 血小板计数低于 $100 \times 10^9/L$ 者。

16. 血红蛋白水平低于 100g/L 者。

17. 最近（给药 30 天内）献过血者。

18. 妊娠或哺乳者。

19. 研究治疗开始的 14 天合并口服或静脉使用强效 CYP3A 抑制剂（如：酮康唑、伊曲康唑、伏立康唑、泰利霉素、克拉霉素、萘发扎酮、利托那韦、奈非那韦、茚地那韦、阿扎那韦及每日饮用 1L 以上的葡萄柚汁）、治疗指数窄的 CYP3A 底物（如：环孢素、奎尼丁）或强效 CYP3A 诱导剂（如：利福平 / 异福酰胺、苯妥英钠、卡马西平）治疗，或在研究期间不能停药者。

20. 其他研究者认为可能对受试者带来风险或影响研究结果的情况（如心源性休克或严重的血流动力学不稳定、活动性癌症、不依从的风险、失访的风险）。

（七）疗效指标

1. 主要疗效指标

（1）接受替格瑞洛治疗的中国 ACS 患者，1 年随访期间的致命 / 危及生命的出血的发生率。

（2）接受替格瑞洛治疗的中国 ACS 患者，1 年随访期间的主要出血的发生率。

（3）接受替格瑞洛治疗的中国 ACS 患者，1 年随访期间的主要出血与次要出血的发生率。

（4）接受替格瑞洛治疗的中国 ACS 患者，1 年随访期间的主要出血与次要出血 + 轻微出血的发生率。

（5）接受替格瑞洛治疗的中国 ACS 患者，1 年随访期间的出血之外其他严重不良事件的发生率。

2. 其他疗效指标　接受替格瑞洛治疗的中国 ACS 患者，1 年随访期间的主要心血管事件的发生率。

3. 疗效评估　可疑的临床疗效终点事件将记录在临床试验观察表（CRF）中。根据每次访视时对受试者进行标准化问卷调查，或研究者可能收到的作为标准医学实践一部分的信息，来确认这些事件。安全性终点事件将按类似的方法进行确认。

对于每一个可疑的终点事件，需要时，研究者应收集额外的相关原始信息，确认是否出现了安全性或疗效终点事件，并将结果记录在 CRF 上。

（1）心血管死亡：研究者应记录所有入选后报告的死亡事件，并将其按 CV 或非 CV 进行分类。

（2）心肌梗死：心肌梗死的诊断依据是出现急性心肌梗死特征性的心肌坏死生物标志物并伴下列至少一项：休息时复发性心肌缺血症状 ≥ 20 分钟；ECG 上出现新的病理性 Q 波；在 2 个或以上相邻导联中出现新发或推测为新发的提示为缺血的 ECG 改变（ST 段抬高、ST 段压低或 T 波倒置）。

（3）卒中：卒中的定义为由于缺血性或出血性中枢神经系统事件导致的神经功能缺损，并在起病至少 24 小时后仍有残余症状或导致死亡。卒中包括：

1）缺血性卒中：缺血性卒中指的是影响中枢神经系统血液灌注的血栓或栓子（而最初不是由于出血引起的）而导致的中枢神经系统组织的梗死，并在起病至少 24 小时后仍有残余症状或导致死亡。在这种情况下，该卒中事件应记录为伴有出血性变化的缺血性卒中,而不应记录为出血性卒中事件。

2)出血性卒中:出血性卒中指的是颅内出血导致的局灶性或整体性大脑或脊髓功能障碍急性发作,颅内出血经影像学[如计算机断层扫描(CT)或磁共振成像(MRI)]证实,可发生在脑实质、硬膜下、硬膜外或蛛网膜下腔,并在起病至少24小时后仍有残余症状或导致死亡。通过腰穿、神经外科手术或活检得到的出血性卒中的证据也可证实这一诊断。

3)未知/未进行影像学检查:如果卒中的类别无法通过影像学检查或其他方法(腰穿、神经外科手术或活检)确定,但经判断符合上述卒中定义的,则在本研究中归为缺血性卒中。

(八)安全性指标

1. 体格检查　应对受试者进行体格检查,且应包含下列内容:一般情况、呼吸系统、心血管系统、腹部。

2. 实验室检查　白细胞、血小板、血红蛋白、血细胞比容、白蛋白、总胆红素、谷丙转氨酶、谷草转氨酶、碱性磷酸酶、肌酐和尿酸。

3. 其他出血性事件的评估　对于所有的出血事件,研究者应将该出血事件的具体信息完整填写在CRF上。此外,出血事件应作为不良事件或严重不良事件报告(如符合严重不良事件的标准)。致命性/危及生命的出血和其他主要出血事件是主要终点的重要组成部分。

(1)致命性/危及生命的出血事件定义为符合下列1个或多个标准

1)致命性。

2)颅内出血。

3)伴心包压塞的心包内出血。

4)由于出血所导致的低血容量休克或严重低血压需要升压药或手术。

5)临床显著或明显出血导致血红蛋白下降大于50g/L。

6)因出血而输血4个单位或以上(全血或浓缩红细胞)。

(2)其他主要出血事件定义为符合下列1个或多个标准

1)显著的功能丧失(如眼出血伴永久性失明)。

2)临床显著或明显出血有关的血红蛋白下降30~50g/L。

3)因出血而输血2~3个单位(全血或浓缩红细胞)。

(3)次要出血是指需要医学干预止血或治疗的出血事件(如需要到医院进行填塞治疗的鼻出血)。

(4)轻微出血是指其他无须干预或治疗的出血事件(如擦伤、牙龈出血、注射部位渗血等)。

4. 不良事件　不良事件是指在使用研究药物期间或用药后出现不良的医学事件或原有医学事件恶化,无论是否与研究药物有因果关系。

不良事件可以是症状,例如恶心、胸痛,可以是体征,例如心动过速、肝脏肿大,也可以是异常的检查结果，例如实验室检查、心电图检查。

在临床研究中，不良事件包括受试者在签署知情同意书后的任何时间发生的不良医学事件，包括筛选期或清洗期，即使还没有开始研究治疗。

（1）严重不良事件的定义：严重不良事件是使用任何剂量的研究药物或发生在研究任何阶段，满足下列一项或以上标准的不良事件。导致死亡、即刻危及生命、需要住院或延长此次住院时间、导致永久的或显著的残疾/功能不全或丧失维持正常生活功能的能力、先天性畸形或出生缺陷、重要的医学事件，可能对受试者造成危害，或需要医疗干预以避免以上结果的出现。

（2）严重不良事件的报告：所有严重不良事件必须报告，无论是否与研究药物或研究操作有关。所有严重不良事件应记录在 CRF 中。

如果在研究过程中发现任何严重不良事件，研究者或其他研究机构相关人员都必须在知晓后 24 小时内立即通知研究申办公司。

指定的研究申办公司将和研究者协作以确保受试者安全数据输入中心及时获得所有的相应信息：1 个日历日内报告导致致命性和危及生命的不良事件；其他严重不良事件必须在 5 个日历日内报告。

对于没有重要或相关信息的致命性或危及生命的不良事件，需要立即进行积极随访。研究者或其他研究机构人员应在知晓后 24 小时内立即通知申办方代表有关之前已报告的严重不良事件的任何随访信息。

（王建安　黄　伟）

参 考 文 献

[1] 中华医学会心血管病学分会, 中华医学会心电生理和起搏分会, 中国医师协会循证医学专业委员会. 心房颤动抗凝治疗中国专家共识. 中华内科杂志, 2012, 51(11): 916-921.

[2] KOTSIA A, BRILAKIS E S, HELD C, et al. Extent of coronary artery disease and outcomes after ticagrelor administration in patients with an acute coronary syndrome: Insights from the platelet inhibition and patient Outcomes(PLATO)trial. Am Heart J, 2014, 168(1): 68-75.

[3] HALPERIN J L, HANKEY G J, WOJDYLA D M, et al. Efficacy and safety of rivaroxaban compared with warfarin among elderly patients with nonvalvular atrial fibrillation in the Rivaroxaban Once Daily, Oral, Direct Factor Ⅹa Inhibition Compared With Vitamin K Antagonism for Prevention of Stroke and Embolism Trial in Atrial Fibrillation(ROCKET AF). Circulation, 2014, 130(2): 138-146.

[4] GARCIA D A, WALLENTIN L, LOPES R D, et al. Apixaban versus warfarin in patients with atrial fibrillation according to prior warfarin use: results from the Apixaban for Reduction in Stroke and Other Thromboembolic Events in Atrial Fibrillation trial. Am Heart J, 2013, 166(3): 549-558.

[5] GIUGLIANO R P, RUFF C T, ROST N S, et al. Cerebrovascular events in 21105 patients with atrial fibrillation randomized to edoxaban versus warfarin: Effective Anticoagulation with Factor Ⅹa Next

Generation in Atrial Fibrillation-Thrombolysis in Myocardial Infarction 48. Stroke, 2014, 45（8）: 2372-2378.

[6] 中华医学会心血管病学分会, 中华心血管病杂志编辑委员会. 抗血小板治疗中国专家共识. 中华心血管病杂志, 2013, 41（3）: 183-194.

[7] 中华医学会心血管病学分会, 中华心血管病杂志编辑委员会. 急性ST段抬高心肌梗死诊断和治疗指南. 中华心血管病杂志, 2010, 38（8）: 675-687.

[8] 中华人民共和国卫生部药政局. 新药（西药）临床前研究指导原则汇编（药学、药理学、毒理学）. 北京: 人民卫生出版社, 1993.

[9] 杨浦得. 设计临床药物试验的主要原则. 中国临床康复, 2006, 44（10）: 127-129.

[10] 邱枫. 依非巴特注射液在中国健康人体中的药动学及安全性. 中国医院药学杂志, 2014, 34（14）: 1151-1156.

第七章

心肌营养代谢药物临床试验

　　随着人们生活水平的不断提高和饮食结构的改变，高血压、高血脂、高血糖"三高症"的群体日益扩大，导致了心血管及循环系统药物市场的持续扩大，新药和仿制药频频上市，以满足我国心血管疾病临床用药需求。心肌营养代谢药物是临床上常用的一类心血管疾病药物。这类药物能改善心脏和全身血流动力学，具有营养心肌、保护心肌、降低心肌氧耗、优化能量代谢等作用。该类药物安全性高、毒副作用小，广泛应用于冠心病、心绞痛、急性心肌梗死、心力衰竭和心脏手术的辅助治疗，目前较常用的有磷酸肌酸、二磷酸果糖、曲美他嗪、腺苷三磷酸二钠 - 氯化镁、环磷腺苷、二丁酰环磷腺苷钙、泛癸利酮等。

第一节　心血管病与心肌营养代谢药物选择

一、心血管病

　　心血管病是威胁人类健康的主要疾病之一。据世界卫生组织（WHO）报道，全球每年约有 1 700 多万人死于心脑血管疾病，其中急性心肌梗死、脑梗死占据了 50%。随着我国社会经济的快速发展，心血管病在我国广大城市和农村发病率明显上升。2012 年卫生部心血管病防治研究中心发布的《中国心血管病报告》，显示我国心血管病（冠心病、脑卒中、心力衰竭、高血压）现患人数约 2.9 亿，每 10 个成年人中有 2 人患心血管病。现患脑卒中人数至少 700 万，心肌梗死人数 250 万，心力衰竭人数 450 万，肺源性心脏病人数500 万，风湿性心脏病人数 250 万，先天性心脏病人数 200 万。心血管病死亡率呈上升趋势。估计每年约 350 万人死于心血管病，约每 10 秒钟因心血管病死亡 1 人。

二、心肌营养代谢药物概述

心肌营养代谢药物是在心肌缺血受损的情况下，起到不同程度保护作用的药物。该类药物在不改变心率、血压和冠脉血流的前提下，通过改善心肌细胞的能量代谢过程，使心肌细胞获得更多的能量代谢物质，实现其生理功能需要。改善心肌代谢要以促进糖代谢和抑制脂肪酸代谢为主，这些药物大部分尚处在实验阶段，少数已进行了大规模的临床试验。亦有部分药物为能量代谢辅助因子，如辅酶和镁等，以及补充天然营养素，包括氨基酸类、维生素类、ATP 和腺苷等物质。

改善心肌代谢药物的分类如下：

1. 葡萄糖、胰岛素和钾溶液（GIK）　GIK 增加心肌葡萄糖供应，促进葡萄糖摄取和糖原合成，减轻由于心肌糖原贮备枯竭所致的心肌收缩功能损害。

2. 1,6- 二磷酸果糖　1,6- 二磷酸果糖（fructose-1,6-diphosphate，FDP）和常规抗心衰药物合用能产生良好的协调作用，可以作为常规治疗心力衰竭的补充和辅助。其作用机制是 1,6- 二磷酸果糖可调节糖代谢中若干酶的活性，恢复及改善分子水平的细胞代谢。1,6- 二磷酸果糖为高能营养性药物，当机体细胞在缺氧情况下，能加强细胞内高能基团的重建，促进葡萄糖代谢产生 ATP，调节缺氧细胞的能量代谢，保护缺氧心肌。

3. 曲美他嗪　曲美他嗪（trimetazidine，TMZ）主要通过选择性抑制线粒体 β 氧化中长链 3- 酮酰辅酶 A 硫解酶的作用，增加葡萄糖、糖原和乳酸来源的丙酮酸氧化，减少游离脂肪酸作为细胞能量的利用，优化心肌能量代谢，减轻缺血损伤并改善缺血时心脏功能，并可保护腺苷三磷酸生成过程，减轻细胞内酸中毒及钙超载，从而保持细胞内的稳态平衡，提高心肌细胞的缺血阈值，改善心脏功能。

4. 左卡尼汀　左卡尼汀（levocarnitine）可以促进脂肪酸氧化供能，并可调节心肌糖、脂肪代谢，使心肌从无氧代谢为主的方式重新回到以脂肪酸氧化为主，使心肌能量代谢得以恢复，同时减少脂肪的摄取和氧化。心肌缺血时脂肪氧化受到干扰，左卡尼汀是机体能量代谢中必需的体内天然物质，其主要功能是促进脂类代谢。

5. 米屈肼　米屈肼（mildronate，又称 THP，MET-88）是卡尼汀的结构类似物。米屈肼作用部位在线粒体，可在细胞水平改善心肌能量代谢。米屈肼能竞争抑制丁酸甜菜碱羟化酶，从而抑制卡尼汀的生物合成，直接抑制卡尼汀依赖的脂肪酸在线粒体的转运。抑制卡尼汀的生物合成可减少细胞内游离卡尼汀的浓度，防止由异丙肾上腺素诱导的酰基卡尼汀堆积。动物实验表明，米屈肼可改善充血性心力衰竭引起的大鼠心脏舒张功能的紊乱。

6. 烟酸　烟酸（niacin）及其衍生物能迅速降低血浆游离脂肪酸浓度，增加心肌摄取葡萄糖和乳酸。

7. 卡尼汀脂酰转移酶-Ⅰ抑制剂　卡尼汀脂酰转移酶-Ⅰ抑制剂是线粒体游离脂肪酸氧化的第一个特异步骤。抑制卡尼汀脂酰转移酶-Ⅰ的药物和增加糖酵解量的药物可能有助于治疗心绞痛。

三、适用范围

心肌营养代谢药物广泛应用于心肌缺血性疾病,如冠心病、心绞痛、急性心肌梗死、心力衰竭和心脏手术的辅助治疗等。

第二节　相关法律及技术规范要点

心肌营养代谢药物的临床试验除遵循人用药品注册技术规定国际协调会议(ICH-GCP)、我国《药品管理法》及其实施条例、《药品注册管理办法》和《药物临床试验质量管理规范》等药品临床研究的一般原则,同时也要遵循已发布的其他相关临床研究技术指导原则,如《化学药物临床药代动力学研究技术指导原则》《化学药物和生物制品临床试验的生物统计学技术指导原则》《化学药物临床试验报告的结构与内容技术指导原则》等。目前大部分心肌营养代谢药物还缺乏大型临床试验研究,我国目前尚未有专门用于心肌营养代谢药物的临床试验指导原则。

第三节　临床试验设计

与其他用于心血管疾病药物的临床研究相比,用于心肌营养代谢药物的研究原则上没有区别。在筛选期后,研究随机分组前必须有一个膳食导入期。试验的入选标准和入选方法的可靠性应当经过验证,还应考虑到目标人群和检测准确性等因素。在研究单药治疗时,原有的心肌营养治疗应在该阶段开始时撤药,并需要充分的洗脱。应记录膳食供给、食品及运动习惯,并在整个试验期间维持不变。

一、探索性研究试验设计

剂量探索研究一般应该遵循随机化、安慰剂对照、双盲的原则,且至少研究3种剂量以便建立临床有效的剂量范围及最佳剂量。对于大多数剂量探索研究,一般采用固定剂量的平行组设计方法。剂量组的设置应该能显示不同剂量之间营养心肌效应的差别。在老年人和高风险患者中,剂量调整方案应该清晰阐明。

二、确证性研究试验设计

（一）单药治疗

在确证性试验中大多数采用活性对照，因为安慰剂对照不再适用于该领域的大型研究。应当根据药理学分类和适应证来选择合适的对照。对照药的疗效和安全性应该已经明确，具备与试验药同样的适应证。在同一种类药物内进行比较时，应注意对照药的剂量是否合适。非劣效性试验界值的设定和临床差异性均应综合考虑。

确证性试验中，剂量的调整方案须根据在目标人群中进行的剂量探索试验来确定。研究周期取决于其预期结果、剂量滴定和达到最大效果的时间，但应该至少持续 3~12 个月。应根据试验方案所确定的用药原则调整剂量，并且每个剂量水平的治疗持续时间应当足够长，以便在进一步改变剂量前评估应答效应。

以临床获益为终点的试验，应该选择已显示临床获益的心肌营养代谢药物进行比较研究。这些研究通常需要较长时间。

（二）心肌营养代谢药物的联合治疗

心肌营养代谢药物的联合用药应当在任一单药均无充分有效反应的患者中进行研究，采用安慰剂为对照。反应率应根据要求的效应进行定义并符合当前公认的标准。在新药仅用于与现有药物联合用药的情况下，目标人群预期由现有药物标准剂量单药治疗控制不充分的患者组成。

第四节　临床有效性和安全性评价

一、有效性评价

心肌营养代谢药物在临床上，主要是起到辅助治疗的作用。因此，其在辅助治疗不同疾病时，应根据疾病自身的特点确定疗效评价指标。如心肌营养代谢药物辅助治疗慢性心力衰竭，那么就应该根据慢性心力衰竭的治疗疗效标准来评价心肌营养代谢药物是否具有辅助治疗作用。

二、安全性评价

临床试验期间发生的所有不良事件必须完整记录，并分别分析不良事件/反应、脱落、治疗期间死亡的患者以及临床试验结果。

基于药物作用机制以及其他药物中所见的潜在安全性信号，特定靶器官安全性监测应当反映非临床和临床研究结果。特别注意以下方面：

（一）肝

应注意药物性肝炎的症状和体征，并常规检测肝酶、胆红素和其他肝脏生化指标，并分别根据平均改变及数值大于 1 倍和大于 3 倍正常参考值上限的患者数量进行分析。除非是禁忌证，应当提交既往有肝损伤，特别是肝硬化患者的信息。

（二）肌肉

不同种类的心肌营养代谢药物均被发现有肌酸激酶（CK）升高及肌肉相应症状。应当特别注意肌病的症状和体征。常规检测 CK 水平，并分别根据平均改变及数值 > 1 倍、> 3 倍、> 5 倍和 > 10 倍正常参考值上限的患者数量进行分析。由于严重肌病罕见，因此，应考虑上市后监测 CK 和肌肉症状。

（三）肾

临床试验中必须监测肾功能和蛋白尿。

（四）死亡率和心血管发病率的长期效应

在短期、小样本的研究中，非心血管发病率和死亡率在研究间可能并不一样（即使是显示阴性效应时），因此要观察对死亡率和心血管发病率的长期效应。不同性别和年龄组足够多的患者群应持续暴露于药物至少一年，但最好更长时间。患者人群应当代表了经常给予心肌营养代谢药物的临床疾病，例如糖尿病、缺血性心脏病和高血压。应当有充分的安全性数据以排除新药对死亡率的任何可疑不利影响。当药物属于新的作用机制时，这个要求可以获得特异相关性的结果。来自临床项目的关于死亡率和心血管发病率的有效数据应当进行彻底分析，也应考虑临床前数据及来自其他相同类别或不同类别心肌营养代谢药物的结果。一种新的心肌营养代谢药物仅在对死亡率和发病率没有不利影响时才能注册。否则，将强制要求进行额外的研究来阐明药物对这些参数的影响。

第五节　特殊人群中进行的研究

一、肝功能不全人群

肝脏是药物代谢的重要器官，因此肝脏损害可能会对这些药物经肝脏的代谢和排泄产生影响。对于前药或其他需经肝脏代谢活化者，可使活性代谢物的生成减少，从而导致疗效的降低；对于经肝脏代谢灭活的药物，可使其代谢受阻，原型药物的浓度明显升高，导致药物蓄积，甚至出现严重的不良反应。

肝功能受损对口服且存在首关效应的药物影响较大，可使血药浓度增加、生物利用度增加，同时药物血浆蛋白结合率降低，游离型药物浓度增加，从而增加药效甚至引起毒性效应。由于肝药酶量明显减少或活性降低，使通过肝药酶代谢消除的药物代谢速率和程度明显减退，使原型药浓度升高，消除半衰期延长，从而增加药效引起毒性效应。肝内淤胆型肝病，由于胆汁流通不畅而影响药物从胆汁排泄，将使主要从胆汁排泄的药物的消除受到影响。

二、肾功能不全人群

对于主要经肾脏排泄机制消除的药物,肾脏损害可能改变药物的药动学和药效,与肾功能正常的人相比,需改变药物的给药方案。

肾损害引起的最明显变化是药物或其代谢物经肾脏分泌的降低,或肾排泄的降低。肾损害也可引起药物吸收、肝代谢、血浆蛋白结合及药物分布的变化。这些变化在严重肾损害的患者可能特别突出,甚至于在不以肾脏为主要排泄途径的药物中也可观察到这种情况。

对可能导致患者肾功能损害的药物,如药物和/或其活性代谢物的治疗指数小、药物和/或其活性代谢物主要通过肾脏消除,这类药物由于肾损害可能明显改变药物和/或其活性/毒性代谢物的药动学特性,必须通过调整剂量来保证肾功能不全患者用药的安全和有效时,需考虑在肾功能损害患者中进行药动学研究,以指导合理用药。该类研究可在Ⅲ、Ⅳ期临床试验期间进行。

三、老年人群

与正常成年人不同,老年人由于胃酸分泌减少,消化道运动功能减退,消化道血流减慢,体内水分减少,脂肪成分比例增加,血浆蛋白含量减少,肾单位、肾血流量、肾小球滤过率均下降,肝血流量减少,功能性肝细胞减少等改变,以上因素均可导致药物在老年人体内吸收、分布、代谢、排泄发生相应改变。当拟治疗疾病是一种典型的老年病或拟治疗人群中包含相当数量的老年患者时,需要进行老年人药动学研究,根据其药动学特点选择恰当的药物,并调整给药剂量或给药间隔。老年人的药动学研究可选择老年健康志愿者或患者,酌情在四个阶段的临床试验期间进行。

四、儿科人群

儿童胃液的 pH 低,胃肠蠕动慢,各组织水分的含量高,血浆蛋白含量低,血脑屏障处于发育阶段,对药物代谢能力较弱,儿童的生长发育对药物的吸收、分布、代谢、排泄这四个过程均有影响,药物在儿童与成人的药动学特性存在较大差异。所以,当拟治疗疾病是一种典型的儿科疾病或拟治疗人群中包含儿科人群时,应在儿科人群中进行药动学研究。另外,不同年龄阶段的儿童其生长、发育有其各自的特点,其药动学特点也各不相同。因此,进行儿童药动学研究时,应考虑拟观察疾病、人群、药物本身特点等情况酌情选取不同发育阶段的儿童进行。根据所研究药物的特点、所治疗的疾病类型、安全性以及可选择的其他治疗方法的疗效和安全性等因素,研究可在Ⅰ～Ⅳ期临床试验期间进行。受试者多为目标适应证的患儿。由于在儿科人群多次取血比较困难,因此可考虑使用群体药动学研究方法。

第六节 药物相互作用研究

药物相互作用的研究应当通过一般的联合药物治疗临床研究以及特定的临床研究进行。药物各成分和活性代谢产物的作用在试验设计时应加以考虑。不同心肌营养代谢药物联合应用可能增强其有效性,但也可能增加不良反应,特别是由于药动学和/或药效学的相互作用导致肌病发生和/或肝功能障碍。这同样适用于心肌营养代谢药物与已知可能导致肝、肌肉和肾脏等器官损伤的非心肌营养代谢药物联合用药的情况,特别是在具有高心血管事件风险患者中经常合并使用的药物,例如抗血小板药和口服抗凝血药。特定药物相互作用研究取决于新药的药动学和药效学特性。影响其吸收(如抗酸药)和代谢(如环孢素、细胞色素 P-450 酶抑制剂)以及与维生素 K 和口服避孕药/激素替代治疗(HRT)的药物相互作用研究也应加以考虑。

第七节 临床研究实例介绍

本节结合上述理论知识,结合具体案例进一步介绍心肌营养代谢药物的临床试验设计。

一、Ⅰ期药物临床研究

维生素 B_3 酰胺膳食补充剂对妊娠高血压综合征影响的剂量递增安全性研究。招募 5 名孕周在 24~36 周的妊娠高血压综合征孕妇。给予妊娠高血压综合征孕妇 500mg/d 的维生素 B_3 酰胺膳食补充剂,持续 2 周或直到分娩。收集孕妇服药前外周静脉血及服药后外周静脉血(每周采集 2 次)。评价肝功能情况及测量烟酰胺代谢产物等。在证实 500mg/d 安全的情况下,继续招募 5 名孕周在 24~36 周的妊娠高血压综合征孕妇。给予妊娠高血压综合征孕妇 1 000mg/d 的维生素 B_3 酰胺膳食补充剂,持续 2 周或直到分娩。评价在 1 000mg/d 的维生素 B_3 酰胺膳食补充剂的安全性情况。

二、Ⅱ期/Ⅲ期药物临床研究

(一)研究对象

慢性心力衰竭患者(包括左心衰竭和右心衰竭)。

(二)入选标准

1. 年龄 ≥ 18 周岁,男女不限。

2. 临床诊断为慢性左心或右心心力衰竭（既往有由冠心病、高血压、扩张型心肌病引起的左心衰竭病史或 2003 年威尼斯 WHO 会议诊断分类的第一大类肺动脉高血压引起的右心衰竭以及第二大类左心疾病引起的右心衰竭）。

3. 此次因心力衰竭住院治疗，预期住院时间超过 7 天。

4. NYHA 心功能分级 Ⅱ ~ Ⅳ 级（Ⅱ级例数 < 20%，难治性终末期心衰患者除外）。

5. 超声心动图提示 LVEF ≤ 45%（左心衰）。

6. CI < 2.5L/(min·m²) 或 CO < 4L/min（右心衰）。

7. 签署知情同意书。

（三）排除标准

1. 既往有由瓣膜性心脏病、机械性梗阻、心包疾病、心肌淀粉样变引起的心衰病史者。

2. 血流动力学不稳定、终末期心脏移植和需静脉给予血管活性药物加强治疗的心功能Ⅳ级患者。

3. 入院三天内出院者。

4. 合并严重脑卒中（危及生命）者。

5. 合并急性心肌梗死或急性肺栓塞者。

6. 合并尿毒症未透析（血 Cr > 442μmol/L）者。

7. 合并 COPD 者。

8. 合并严重贫血（Hb ≤ 60g/L）者。

9. 1 个月内合并应用其他代谢改善类药物（如盐酸曲美他嗪片、1,6- 二磷酸果糖等）者。

10. 合并其他严重疾病，预期寿命 < 12 个月者。

11. 3 个月内参加过或正在参加其他药物临床试验者。

12. 1 个月内曾经接受过左卡尼汀治疗者。

13. 对左卡尼汀及其衍生物过敏者。

14. 合并应用其他有已知心脏毒性的药物者。

15. 有癫痫病史者。

16. 药物、酒精滥用者。

17. 3 个月内接受 PCI、CABG、血管重建者。

18. 研究者认为不能入选的各种心律失常者。

19. 妊娠哺乳期妇女，未采取可靠避孕措施的育龄期妇女。

20. 未签署知情同意书者。

（四）退出标准

1. 出现严重无法耐受的药物相关不良反应者。

2. 严重违反本试验方案者。

3. 决定退出试验（即使无任何不良反应）的受试者。

4. 在研究任何一阶段,研究者认为受试者出现不适合继续参加本研究的严重事件(如心搏骤停、脑卒中)者。

(五)药品编盲

编码:随机分配表由电脑程序产生随机数字;随机数字序号顺序连接。随机表顺序连接。随机表顺序号为药物编号,以 A、B 作为药物分组符号。药物按此编码分配封装后,此随机分配表作为盲底,一式两份,分别存放于两个地点。

规程:①申办者依据生物统计专家设计的随机编码表,对药物设盲;②试验开始后由监查员经常性核查实施情况,发现破盲现象时,及时处理,及时汇报;③在研究数据全部录入并锁定后,由保存盲底的单位药物临床试验机构工作人员做第一级解盲,指明每个受试者属于 A 组或 B 组,递交生物统计专家进行统计分析;④统计分析完成后,由统计分析人员写出统计分析总报告、分报告,最后由药物临床试验机构工作人员做二级解盲,将A、B 两组转换为试验组与对照组,并递交组长单位的研究者撰写总结报告。

紧急揭盲:①揭盲条件。研究中受试者发生不明原因的紧急情况,必须查明受试者用药种类,或受试者要求退出试验、要求知晓用药种类时。②揭盲登记。由主要研究者拆阅相应编号的应急信件,详细记录拆阅日期和理由,投诉者必须签字。③揭盲处理。应急信件一经拆阅,相应病例应当脱落。

(六)药品包装

模拟:采用包装模拟技术,即试验药品和安慰剂统一装安瓿瓶中,药品及安慰剂都用试验专用标签严密覆盖;药品标签注明临床试验批件号、药品编号、有效日期、使用方法和注意事项等。

包装:分为内包装和外包装,内包装为安瓿,外包装为白色纸盒;规格:左卡尼汀注射液或左卡尼汀注射液安慰剂 60 支 / 盒。纸盒及安瓿外均贴有药物临床研究专用标签。

(七)应急信件 / 紧急揭盲卡

应急信件的准备是为了在发生严重不良事件时,可以打开应急信件,及时抢救,而不致引起全面破盲。应急信件上印有"左卡尼汀注射液随机、双盲临床研究"字样,并注明药物编号。应急事件样稿如下:

1. 双盲临床研究紧急揭盲记录随机编号:××

2. 研究项目:左卡尼汀注射液随机双盲临床有效性研究

3. 申办单位:×× 公司

4. 临床研究负责单位:××

5. 使用该随机编号的受试者被随机分入:××

6. 实验组:左卡尼汀注射液

7. 安慰剂:左卡尼汀注射液安慰剂

8. 紧急揭盲原因:××

9. 研究中心名称:××

10. 研究中心研究者签名：×× 时间：××

11. 研究中心主要研究者签名：×× 时间：××

注：揭盲后该病例需退出临床研究。

（八）药品发放

登记：每个中心的全部药物存放在一处，专人管理，统一登记发放与回收情况。

顺序：每个研究中心应根据筛选后合格受试者的就诊顺序，由观察医生按时间顺序依次在网络随机中心领取受试者的随机编号和药物编号，并由实验中心药品管理处分发相应药物编号的试验药物。

发放：患者按 1：1 比例随机分入试验组（左卡尼汀注射液）和对照组（左卡尼汀注射液安慰剂）。所有试验药品均附有一份相应编号的应急信件，应急信件保存在参加单位的主要研究者处。

观察医生应按每位患者药物编号使用药品，不得选择药品。随机编号和药物编号在研究过程中保持不变。提供给每位受试者一个随机编号和足够研究过程中使用的试验药品。研究者应及时、准确填写药品发放登记表。

保存：研究药物由各研究中心统一保存、管理、发放，研究药物遮光、密封保存。

余药：由于受试者未能按时用药、中途退出或改变治疗方案等情况，造成药物有剩余的，一律回收，并作详细登记。

（九）给药方案

符合入选标准而不符合排除标准的受试者，研究者根据"慢性心力衰竭诊断治疗指南"，由研究者根据患者具体情况决定采用洋地黄、利尿剂、血管扩张剂、ACEI、β 受体拮抗剂、波生坦、西地那非、伐地那非等基础药物治疗。

根据随机分组，试验组在基础治疗上，按左卡尼汀每次 3g（即左卡尼汀注射液每次 15ml）给药，每日 2 次，将左卡尼汀注射液加入 100ml 生理盐水或 5% 葡萄糖溶液中静脉滴注；对照组在基础治疗上，按每次 15ml，每日 2 次，将安慰剂加入 100ml 生理盐水或 5% 葡萄糖溶液中静脉滴注。连续用药 7 天。

（十）合并用药

研究期间允许使用洋地黄、利尿剂、血管扩张剂、ACEI、β 受体拮抗剂、波生坦、西地那非、伐地那非等基础药物治疗。

禁止使用盐酸曲美他嗪片、1,6- 二磷酸果糖（FDP）、极化液（葡萄糖 - 胰岛素 - 钾盐，GIK）、米屈肼（THP，卡尼汀结构类似物）、维生素类（维生素 C、维生素 B）等心肌能量代谢改善剂，以及已明确能损害心功能的药物，如化疗药。

研究期间任何合并用药治疗都要记录在病例记录中，要注名药品的名称、剂量及使用时间。病例记录的样表见表 7-1。

表 7-1　病例记录样表

	基线	用药结束后24 小时内	用药结束后第（30±3）天
知情同意	×		
病史	×		
主要症状	×	×	
体格检查	×	×	
体重	×	×	
实验室检查（血尿常规、血生化、凝血 4 项）	×	×	
尿妊娠试验（选做）	×	×	
hs-CRP	×	×	
肌钙蛋白 I（cTn I）	×	×	
NT-proBNP	×	×	
血浆左卡尼汀水平	×	×	
ECG	×	×	
超声心动图	×	×	
动态心电图	×	×	
6 分钟步行距离试验	×	×	
右心导管检查 *1	×		
心功能分级	×	×	×
不良事件		×	×
合并用药	住院期间的每日用药情况		
心血管事件 *3			×

（十一）研究实施步骤

筛选：首先筛选出符合入选标准的患者，获得知情同意并签署知情同意书后，即对受试者进行病史采集、全面的体格检查、实验室检查、特殊检查和伴随用药的确认。受试者所进行的体格检查、症状、治疗史和人口统计学特征都以研究报告形式记载。

随机治疗：受试者将被随机分配到试验组或对照组。在受试者入组后按方案使用左卡尼汀注射液或安慰剂，每日 2 次，连续用药 7 天。

1. 观察指标与观察时间

（1）在试验前采集病史（症状、治疗史和人口统计学）和进行体格检查。入选前、用药结束后 24 小时内各测 1 次体重。

（2）实验室检查：入选前、用药结束后 24 小时内各做 1 次。

1）血常规（Hb、HCT、RBC、WBC、PLT、LY）。

2）血液生化（GOT、Cr、BUN、TIil、K、Na、Cl、Glu、UA）。

3）凝血 4 项（PT、APTT、TT、INR）。

4）尿常规（尿蛋白、尿糖、尿白细胞、尿红细胞、尿潜血）。

5）血浆左卡尼汀水平（酰基卡尼汀 / 游离卡尼汀）。

6）血浆 N 端脑利钠肽原（NT-proBNP）。

7）血清高敏 C- 反应蛋白（hs-CRP）。

8）肌钙蛋白 I（cTn I）。

9）尿妊娠试验（育龄期妇女）。

2. 特殊检查

（1）入选前、用药结束后 24 小时内各做 1 次。

1）心电图（ECG）。

2）超声心动图：LVEF、LVESV、LVEDV、LVEDD、RVESV、RVEDV、LA、RA。

3）24 小时动态心电图。

4）6 分钟步行距离试验（6MWT）。

（2）右心衰竭受试者在入选前做 1 次。

右心导管检查（RAP、mPAP、CO、PVR、SaO_2、PCWP）

用药结束后 1 个月随访。

3. 随访期限为用药结束后第（30±3）天（1 个月），此次随访主要内容包括：

（1）是否症状恶化（NYHA 心功能分级加重）。

（2）是否因心衰加重需增加药物剂量或增加新的治疗。

（3）是否因心衰或其他原因需再次住院。

（4）是否死亡。

（5）评估所有不良事件的结局和询问有无发生新的不良事件。如在该阶段发生新的不良事件，须报告该不良反应的合并用药情况。

即使患者已结束本试验，对所有严重不良事件和研究者认为可能与药物有关的非严重不良事件都应该继续随访，直至该事件已解决或研究者判断该事件已转为"慢性"或"稳定"为止。注意：对于严重不良事件（SAE），应遵循严重不良事件相关规定的程序。

（十二）疗效评价

1. 主要观察终点 心功能分级。主要以显效、有效、无效三级标准评价用药结束（24 小时内）与基线的心功能改变，并计算其总有效率。

显效：心功能改善二级。

有效：心功能改善一级。

无效：未达到有效标准者。

2. 次要观察终点 主要观察用药结束后(24小时内)与基线(用药前)以下指标的改善:

(1)6分钟步行距离(6MWT):操作和评价方法以6分钟步行试验指南(ATS,2002)为标准。

(2)随访1个月内主要心血管事件发生率。

(3)症状恶化(NYHA心功能分级加重)。

(4)因心衰加重需增加药物剂量或增加新的治疗。

(5)因心衰或其他原因需再次住院。

(6)死亡。

(7)超声心动图指标(LVEF)。

(8)NT-proBNP。

(9)血浆左卡尼汀水平(酰基卡尼汀/游离卡尼汀)。

(十三)安全性评价标准

所有受试者,无论完成试验与否都会被纳入安全性分析评价。评价研究期间的安全性临床参数(包括疾病相关指标与药物相关不良反应)。

1. 胃肠道反应 恶心、呕吐、腹泻。

2. 癫痫。

3. 实验室检查1次。

4. 1个月内心血管事件。

不良事件的记录要求和严重不良事件的报告方法及处理措施:在临床试验中严密进行安全性观察,尤其注意不良事件和严重不良事件,并采取必要的措施以保障受试者不受损害,如已发生不良事件和严重不良事件,应立即采取适当的医疗措施。发生严重不良事件,同时立即向研究组长单位报告:24小时内报告有关省、自治区、直辖市药品监督管理部门和国家药品监督管理局,通知申办者,并及时向伦理委员会报告。

(十四)不良事件

1. 定义 "不良事件"(AE)是患者或临床试验受试者接受一种药品后出现的不良医学事件,但并不一定与治疗有因果关系;因此,不良事件可能是任何不适和没意识到的体征(例如异常的实验室检查结果)、症状或疾病。①任何不良事件,不管严重与否,不管是否与治疗药物有关,必须在病例报告表上加以记录;②因任何不良事件而出组的患者,研究者应随访,直至恢复,并加以记录,在病例报告表中,应注明不良事件发生和恢复日期。

2. 相关性评估 由研究者进行评估,不良事件与试验用药的相关性,依照如下所列:

(1)肯定相关:有服用试验药物证据;不良事件的出现与服用药物的事件顺序是可信的;不良事件的产生由试验药物解释较其他原因更合理;撤药反应阳性;重复用药试验阳性;不良事件模式与既往对这种或这类药物的了解一致。

(2)可能相关:有服用试验药物证据;不良事件的出现与服用试验药物的时间顺序是

可信的；不良事件的产生可能由试验药物导致，也可能由其他原因所致；撤药反应阳性。

（3）可能无关：有服用试验药物证据；不良事件更可能由其他原因导致；撤药反应为阴性或模棱两可，重复用药试验阴性或模棱两可。

（4）肯定无关：患者未服用试验药物；或不良事件的出现与服用试验药物的时间顺序不可信；或有其他显著的原因可导致不良事件。

（5）无法判定。

3. 严重性评价　不良事件的强度或严重性分为以下三级：

轻度：易于耐受，受试者偶尔能感受到。

中度：十分不适以致妨碍日常活动，受试者自觉症状明显，但可忍受，无须停药。

重度：干扰了每天正常的活动，受试者自觉症状显著，不能忍受，需要停药。

4. 严重不良事件（SAE）、非预期不良反应（UADR）　严重不良事件是临床试验过程中发生需住院治疗、延长住院时间、伤残、影响工作能力、危及生命或死亡、导致先天畸形等事件。有下列情形之一者为严重不良事件：

（1）引起死亡。

（2）致畸、致癌或出生缺陷。

（3）对生命有危险并能够导致人体永久的或显著的伤残。

（4）对器官功能产生永久损伤。

（5）导致住院或住院时间延长。

"非预期不良反应"是指不良反应的性质和严重程度与药品说明书或上市批文不一致，或者根据药物的特性无法预料的不良反应。

5. 严重不良事件的报告　临床试验过程中所发生的任何"严重不良事件"或"非预期不良反应"，不论是否与药物有关，研究者必须：

（1）在获知后 24 小时内以电话或传真或 E-mail 方式通知省、自治区、直辖市药品监督管理部门和国家药品监督管理局、本单位伦理委员会及研究组长单位负责人。

（2）在 3 天内对每例严重不良事件的资料进行详细收集并填写"严重不良事件报告表"，并将填写完整的 SAE 报告表送交给临床监查员和主要研究者及伦理委员会备案。

（3）临床试验发生的不良事件如果是严重的，该事件的摘要必须在 7 天内书面提交给国家药品监督管理局。若不良事件是严重的，但不威胁生命，须在 15 天内报告。

6. 报告内容　观察者应在严重不良事件报告中提供如下材料：

（1）观察者姓名和中心编码。

（2）患者的姓名首字母及一般资料（包括年龄、出生日期、婚姻状况和体重等）。

（3）SAE 的详细内容、事件的描述包括位置、严重性以及严重性的判断标准。

（4）发生的日期。

（5）停止的日期或反应的持续时间。

（6）治疗（包括住院）。

（7）与试验药物的关系。

（8）患者的结局：恢复或留有后遗症。

（9）校正药物治疗。

（10）对试验用药的措施，如放弃治疗、继续治疗等。

（11）对危及生命事件，应提供死亡的原因以及与之可能的关系。

（12）尸检的发现。

（13）药物编号。

（14）所有药物或试验用药的适应证。

（15）剂型和药物浓度。

（16）日剂量和用药方案。

（17）用药途径。

（18）其他治疗：对合并用药（包括非处方药）和非药物治疗，研究者应提供可能产品相应的资料。

（19）其他资料：任何有助于了解事件的材料，如病史（包括过敏、药物或酒精依赖等，以及家族史）、特殊检查等。

（十五）数据的统计分析

1. 统计分析数据的选择

（1）全分析集（full analysis set）：对所有经随机化分组，并至少注射过一次药品的全部病例，将其中未能观察到全部治疗过程的病例资料，用最后一次观察数据结转到试验最终结果，对疗效进行意向性分析。

（2）符合方案数据分析（per-protocol population）：所有符合试验方案、依从性好、试验期间未用禁用药品、完成 CRF 规定填写内容的病例，或注射试验用药品数量在 80% 以上者，对其疗效进行统计分析。

（3）安全性分析集（safety analysis set）：所有经随机划分组，只要注射过一次研究药物并进行了至少一次安全性评估的患者。

2. 统计分析计划　统计分析将采用 SAS6.12 统计分析软件进行计算。

所有的统计检验均采用双侧检验，$P \leq 0.05$ 将被认为所检验的差别有统计学意义。

不同治疗组各次就诊的计量资料将采用均数 ± 标准差进行统计描述。与筛选期基础值进行比较，采用配对 t 检验比较组内前后差异。

不同治疗组各次就诊的计数资料采用频数（构成比）、百分数进行统计描述。

脱落分析：两组总脱落率和由于不良事件而脱率的比较采用 χ^2 检验进行组间比较。

基础值的均衡性分析：对两组基线指标（人口学指标等）采用方差分析后 χ^2 检验进行组间比较来检验两组基线的均衡性。

有效性分析：用考虑中心因素的 CMH 卡方方法进行组间比较，重复测定方差分析法，计算有效率差值的 95% 可信区间。

安全性分析：采用 χ^2 检验比较两组不良反应发生率，并列表描述本次试验所发生的不良反应。实验室检验结果在治疗后为异常且有临床意义的病例在试验前后正常 / 异常的变化情况。

（十六）临床试验的质量控制

研究开始前，召开研究者会议使研究者们熟悉方案。

研究开始前进行研究启动访视。目的是保证研究基地中与研究相关的工作人员熟悉方案和相关研究过程。

研究过程中，申请试验单位将指派临床监查员定期对研究医院进行现场监察访问，以保证研究方案的所有内容都得到严格遵守和填写研究资料的正确。

参加研究的人员必须经过统一培训，统一记录方式与判断标准。

整个临床试验过程均应在严格的盲法下进行。

研究者应按病例报告表填写要求，如实、详细、认真记录 CRF 中各项内容，以确保病例报告表内容真实、可靠。

实验室检查的异常判断标准，以检查单位的正常参考范围为准。

临床试验中所有观察结果和发现都应加以核实，以保证数据的可靠性，确保临床试验中各项结论来源于原始数据。在临床试验和数据处理阶段均有相应的数据管理措施。

针对可能发生的脱落，积极采取措施，控制病例脱落率在 20% 以内。

（十七）伦理学要求和患者知情同意书

临床试验必须遵循《赫尔辛基宣言》和中国有关临床试验研究规范、法规。在试验开始之前，须经本试验研究组长单位临床试验机构伦理委员会批准认定该试验方案后方可实施。

每一位患者入选本研究前，研究医师有责任以书面文字形式向其或其指定代表完整、全面地介绍本研究的目的、程序和可能的风险。应该让患者知道他们有权随时退出本研究。入选前必须给每位患者一份书面的患者知情同意书（以附录形式包含于方案中）。研究医师有责任在每位患者进入研究之前获得知情同意书，并以研究档案保留其中。

（十八）数据管理、资料保存

1. 病例报告表的填写和移交　病例报告表由研究者填写，每个入选病例必须完成病例报告表。完成的病例报告表由临床监查员审查后，第二联移交数据管理局，进行数据录入与管理工作。

2. 数据的录入与修改　数据录入与管理由数据管理员负责。数据管理员采用 SPSS 软件编制数据录入程序，进行数据录入与管理。为保证数据的准确性，应由两个数据管理员独立进行双份录入并校对。

对病例报告表中存在的疑问，数据管理员将产生疑问解答表（DRQ），并通过临床监查员向研究者发出询问，研究者应尽快解答并返回，数据管理员根据研究者的回答进行数据修改、确认与录入，必要时可以再次发出 DRQ。

3. 资料保存　为保证国家药品监督管理局和申办者的评价与监督，研究者应保存所有研究资料，包括对所有参加受试者的确认（能有效地核对不同的记录资料，如 CRF 和医院原始记录),所有原始的有签名的患者知情同意书,所有 CRF,药品分发的详细记录等,并保存 5 年。

（方宁远　郭成贤）

参 考 文 献

[1] 周宏灏, 袁洪. 药物临床试验. 北京: 人民卫生出版社, 2011.

[2] 史蒂文·朱利叶斯. 药物早期临床研究. 阳国平, 译. 长沙: 湖南科学技术出版社, 2016.

[3] 夏培元, 修玉清, 马昌金. 药物临床试验实施与质量管理. 北京: 人民军医出版社, 2009.

第八章

心血管相关中药临床试验

中国劳动人民几千年来在与疾病作斗争的过程中,通过实践,不断认识,逐渐积累了丰富的中医中药知识。近年来,有关中药的临床试验不断引起人们的重视。我国最早于1987年制定了《20个病证的中药临床研究指导原则(试行)》,此后经数次修订形成目前的《中药新药临床研究指导原则(试行)》,该指导原则分为总论和各论两部分,各论列举了18个系统88种病证。总论描述了中药新药临床研究的一般原则,与化学药物基本一致,均按照不同阶段研究目的设计不同试验,均需遵循随机、对照、盲法等基本原则。但中药有自身的特殊性,与化学药物相比,存在如下区别:①中医理论体系不同。支持化学药物新药临床试验的医学基础理论是现代医药学知识体系,它在疾病的病因、病理、诊疗标准、医疗常规、检测指标、检测方法等方面通常有较一致的认识和规范,较多地使用定量分析,有较高程度的标准化。而支持中药新药临床试验的医学基础理论是中医药知识体系,与现代医药学比较,在证候诊断、证候疗效判定方面标准化程度有待提高,观测指标不少是定性的,属受试者自我感觉,难以定量判定。②化学药物由于剂型以及使用剂量等方面特点,易于制作安慰剂,便于设盲,而中药在制作合格的安慰剂方面存在一定难度。③在效应评价体系上,中药临床试验有一部分与化学药物相同,还有一部分属于"软指标"评价,通常缺乏统一标准,而这部分恰恰是反映中药特性的关键指标。④中药新药临床研究分期与化学药物基本相同,但也存在其特殊性,如中药新药通常无法进行药动学研究(除非是单药),只需完成人体耐受性研究。

第一节 相关法律及技术规范要点

1985年我国卫生行政管理部门根据《中华人民共和国药品管理法》制定颁布了《新药审批办法》,使我国的新药研制开发步入了更为正规的法制与科学化的轨道。《新药审批办法》对新药的临床试验提出了严格、具体、规范的要求,使中药新药的临床试验面临着如何按照《新药审批办法》的规定,尽快提高试验水平的问题。为此,我国卫生行政管理部门组织专家着手编写《中药新药临床研究指导原则（试行）》，于 1987 年发布了《20 个病证的中药临床研究指导原则（试行）》，1988 年发布了《29 个病证的新药（中药）临床研究指导原则（试行）》。经过几年的使用后，我国卫生行政管理部门又组织专家对之前的 45 个病症的指导原则进行了修订，同时新起草审定了 31 个病症的中药新药临床研究指导原则，于 1993 年发布了《中药新药临床研究指导原则》第一辑。1995 年和 1997 年分别编写了第二辑、第三辑。第二辑包括以内科病为主的 57 种疾病，第三辑包括妇科、儿科、外科、皮肤科、骨科、耳鼻喉科、眼科等的 88 种疾病。2002 年，我国卫生行政管理部门又发布了该指导原则的修订版，该版指导原则在第二章中，针对冠心病心绞痛、高血压病、心力衰竭和高脂血症的临床研究指导原则分别进行了详细叙述，系统介绍了心血管疾病药物临床试验设计应遵循的科学原则和方法，同时也推荐了某些标准规定的技术性参考用书。

此后，我国于 2011 年颁布了《中药、天然药物治疗冠心病心绞痛临床研究技术指导原则》，用于指导中药、天然药物治疗冠心病心绞痛临床研究的试验设计。其中提到，研究者应根据法规与技术要求，结合中药、天然药物的组方特点、临床前研究结果，确定临床试验目的。根据试验目的，依据临床研究一般原则，结合试验药物及冠心病心绞痛的适应证特点，确定药物的安全性、有效性观察重点，进行临床试验设计。

第二节　抗高血压中药新药临床试验

我国传统医学并没有高血压这一名称，但是历代医家根据临床表现、疾病转归及常见并发症，把其归属于"头痛""眩晕""肝阳""肝风"等范畴，并认为本病的发生主要与情志失调、饮食不节、内伤虚损、先天禀赋有关。如《素问·至真要大论》记载："诸风掉眩，皆属于肝。"汉代张仲景进一步拓展对本病的认识，如《金匮要略·痰饮咳嗽病脉证并治》记载"心下有痰饮……目眩，苓桂术甘汤主之""心下有支饮，其人苦冒眩，泽泻汤主之"，认为痰饮是眩晕发病的重要原因之一，并提出要"从痰""从饮"辨证论治眩晕。朱丹溪受其启发，进一步强调"因痰致眩"，提出了"无痰则不作眩"的论点，《丹溪心法》记载："头眩，痰挟气虚并火……无痰则不作眩，痰因火动。"《诸病源候论·风头眩候》记载："风头眩者，由血气虚，风邪入脑，而引且系故也。"首次提出了风邪可致眩晕的观点。《证治汇补·上窍门·眩晕》记载："以肝上连且系而应于风，故眩为肝风，然亦有因火、因痰、因虚、因暑、因湿者。"指出风、火、痰、虚、暑、湿六种邪气可导致眩晕。虞传则强调"血瘀致眩"。清代医家叶天士提出了"阳化内风"的观点，并认识到眩晕、肝风、中风之间有内在的关联。

高血压的发生与多种因素有关，长期精神紧张或忧思郁怒，肝气郁滞，郁久化火，火盛伤阴，肝失濡养；或劳伤过度，年老肾亏，肾水不足，水不涵木，均可引发高血压。高血压辨证重在肝、肾、心三脏，是以风、火、痰、瘀为标，肝肾亏虚为本。阳亢为标，阴虚为本。病程的演变往往是阳亢与阴虚同时互见，或偏于阳亢，或偏于阴虚，其间并有挟风、挟痰、挟瘀之兼证相伴随。

中药用于治疗高血压已有悠久历史,如中医治疗高血压病讲究辨证治疗,对症下药,中医治疗不在于单纯地降低血压,而是要调整机体虚补实泻,调整阴阳平衡,以养阴平肝为主要大法,并根据风、火、痰、瘀等病理因素的不同,分别施以息风、清火、化痰、祛瘀的方法。从而从根本上解除高血压病发病的原因。近年来抗高血压中药新药研发也取得了一定进展,不断进入临床试验阶段,针对不同证候的高血压患者进行降压或者辅助降压治疗。总体来讲,抗高血压中药新药临床试验是在相关抗高血压化学药物临床研究以及中药新药临床研究相关指导原则的基础上,结合高血压中医证候特点进行设计的。

一、高血压中医证候诊断类型

1. 肝火亢盛证
(1)主症:眩晕、头痛、急躁易怒。
(2)次症:面红、目赤、口干、口苦、便秘、溲赤、舌红、苔黄、脉弦数。

2. 阴虚阳亢证
(1)主症:眩晕、头痛、腰酸、膝软、五心烦热。
(2)次症:心悸、失眠、耳鸣、健忘、舌红、少苔、脉弦细而数。

3. 痰湿壅盛证
(1)主症:眩晕、头痛、头如裹、胸闷、呕吐痰涎。
(2)次症:心悸、失眠、口淡、食少、舌胖、苔腻、脉滑。

4. 阴阳两虚证
(1)主症:眩晕、头痛、腰痛、膝软、畏寒肢冷。
(2)次症:耳鸣、心悸、气短、夜尿频、舌淡、脉沉细弱。

相关症状均可按照轻、中、重度进行分级(表8-1)。

表8-1 高血压症状分级量化标准

症状	轻	中	重
眩晕	头晕眼花,时作时止	视物旋转,不能行走	眩晕欲仆,不能站立
头痛	轻微头痛,时作时止	头痛可忍,持续不止	头痛难忍,上冲额顶
急躁易怒	心烦偶躁	心烦急躁,遇事易怒	烦躁易怒,不能自止
腰酸	晨起腰酸,捶打可止	持续腰酸,劳作加重	腰酸如折,休息不止
膝软	微觉膝软乏力	膝软不任重物	膝软不欲行走
五心烦热	晚间手足心热	心烦手足心灼热	烦热不欲衣被
头如裹	微觉头沉	头重似蒙布	头重如戴帽而紧

续表

症状	轻	中	重
胸闷	轻微胸闷	胸闷明显,时见太息	胸闷如窒
呕吐痰涎	恶心偶见痰涎清稀	干呕时吐痰涎如唾	呕吐痰涎量多
畏寒肢冷	微畏寒	畏寒肢冷明显	畏寒肢冷,欲加衣被
面赤	面微红赤	面赤明显	面赤如妆
目赤	轻微目赤	目赤明显	目赤如鸠眼
口干	口微干	口干少津	口干时饮水
口苦	晨起口苦	口苦食不知味	口苦而涩
便秘	大便干,每日一行	大便秘结,两日一行	大便艰难,数日一行
溲赤	小便稍黄	小便黄而少	小便黄赤不利
心悸	偶见轻微心悸	心悸阵作	心悸怔忡
失眠	睡眠稍有减少	时见失眠	不能入睡
耳鸣	耳鸣轻微	耳鸣重听,时作时止	耳鸣不止,听力减退
健忘	偶见忘事,尚可记起	时见忘事,不易想起	转瞬即见遗忘,不能回忆
口淡	口中轻微无味	口淡较重	口淡不欲饮食
食少	饮食稍有减少	饮食减少	饮食明显减少
气短	活动后气短	未活动亦气短	气短较重
夜尿频	夜尿1次	夜尿2~3次	夜尿3次以上

二、临床试验设计要点

关于抗高血压中药新药的临床试验需按照国家药品监督管理部门颁布的相关法规、指导意见,同时参照本章前言所述中药的特点进行设计。

通常来讲,中药降压药物的设计主要分为两种:一种是降压疗效的确证研究,通常以有明确降压作用的西药作为对照药物,判断研究药物对于降低血压以及改善证候的作用;另一种是辅助降压作用,也就是证候改善的确证研究,通常给药组为研究药物联合一种降压明确的西药,对照组为安慰剂联合西药,目的主要是评价高血压相应证候是否改善。

此外，在研究中也需要根据试验目的考虑具体试验分期设计、是否需要随机和盲法、试验质量控制、不良反应观察、随访方案等。需注意的是由于中药降压效果缓慢，对于给药时间的设计可能区别于化学类药物，在设计临床研究时建议根据药物特点制定给药时长。

三、受试者入选及排除标准

抗高血压中药临床试验受试人群除考虑血压水平外，还需根据药物类型选择相应证候。例如一项由罗布麻叶、槐花、野菊花等组成的抗高血压中药新药以平肝安神、清热利水为主，临床主要用于肝火旺盛所致的眩晕、头痛、面部烘热或面目红赤、烦躁易怒、口苦而渴、脉弦等。因此在受试者选择上需入选具有上述证候的高血压患者；天麻钩藤饮作为中药平肝息风的基本方，具有平肝潜阳、补益肝肾的作用，因此应纳入肝肾失调的高血压患者；复方七芍降压片具有改善血液黏滞度的作用，因此更适用于合并高脂血症的高血压患者。

四、观察指标

（一）受试者需观察如下指标

1. 相关症状　表8-1中罗列的症状都需要进行询问，并给予评价。
2. 相关体征　血压、面红、目赤、舌、脉、体温、脉搏、呼吸。
3. 相关检查　血常规、尿常规、肝肾功能、心电图、心脏超声、眼底检查等，还可根据药物情况，评价血脂、血糖、肾素-血管紧张素等。
4. 动态血压数量要求达到病例总数的1/3。

（二）有效性评价

1. 抗高血压新药临床研究疗效判定标准（表8-2）

表8-2　抗高血压新药临床研究疗效判定标准

	血压疗效判定标准	证候疗效判定标准
显效	①舒张压下降10mmHg以上，并达到正常范围；②舒张压虽未降至正常但已下降20mmHg或以上	临床症状、体征明显改善，证候积分减少≥70%
有效	①舒张压下降不及10mmHg，但已达到正常范围；②舒张压较治疗前下降10~19mmHg，但未达到正常范围；③收缩压较治疗前下降30mmHg以上。须具备其中1项	临床症状、体征均有好转，证候积分减少≥30%
无效	未达到以上标准者	临床症状、体征无明显改善，甚或加重，证候积分减少不足30%

2. 关于中药降压药物的有效性评价的说明

（1）抗高血压中药新药积分标准及评价：一般来讲，证候积分由相应专家依据药物特性进行制定，通常主症根据轻中重度分别赋予 2 分、4 分、6 分，次症根据轻中重度分别赋予 1 分、2 分、3 分，如果没有相应症状则为 0 分。

（2）有效性指标的选择：如果研究目的为评价中药新药的降压疗效，血压疗效及证候疗效均应作为主要疗效指标；如果研究目的为评价中药新药的辅助降压疗效，则应以证候疗效改善作为主要疗效指标，血压疗效可作为次要疗效指标。

（3）长期疗效评价：中药降压不如西药速度快、作用强，但其作用是多靶点的，在靶器官保护方面具有独特的优势。因此除了依据血压进行有效性评价外，对于抗高血压药物更重要的评价是靶器官损害以及心血管并发症及死亡率的情况。具体详见本书第二章有效性评价部分。

五、安全性评价

抗高血压中药临床试验受试人群需评价一般化学药物的安全性指标，如一般体检项目，血、尿、便常规检查，心、肝、肾功能检查。还需根据药物类型进行全面考虑。

六、临床研究实例介绍

（一）评价中药新药降压疗效的研究

1. 研究目的　评价复方罗布麻叶降压胶囊治疗肝火旺盛证高血压的有效性及安全性。

2. 临床试验设计类型及方案　采用随机、盲法、安慰剂的研究设计。2 周清洗期（服用安慰剂）之后，符合入选标准、不符合排除标准的受试者 1∶1 随机分配至下列两组中的某一组，共服用 28 天：

（1）试验组 A：复方罗布麻叶降压胶囊，每日 1 次。

（2）安慰剂组 B：模拟复方罗布麻叶降压胶囊，每日 1 次。

3. 研究对象　肝火旺盛证高血压患者。

4. 肝火旺盛辨证及积分标准

主症：眩晕、头痛、急躁易怒。根据严重程度，分别给予无症状、轻、中、重度记 0 分、2 分、4 分、6 分。

次症：面红，目赤，口干，口苦，便秘，溲赤，舌红苔黄，脉弦数。根据严重程度，分别给予无症状、轻、中、重度记 0 分、1 分、2 分、3 分。

诊断标准：见以上主症 2 项以上，次症 2 项以上并结合舌脉即可确诊。

5. 样本量　144 例。

6. 入选标准

（1）符合中医肝火旺盛证诊断标准者。

（2）符合西医轻中度高血压诊断标准者，即血压（140~159）/（90~99）mmHg。

（3）年龄18~75岁（包括18及75周岁）者，性别不限。

（4）了解并签署知情同意书，志愿受试并合作者。

7. 排除标准

（1）隐蔽性高血压及发作性高血压，肾实质疾病及假性原发性高血压。

（2）影响高血压的病因和并存疾病（顺从性差、降压药使用不当、应用拮抗降压的药物、生活方式改变不佳、容量负荷过重、慢性疼痛、长期焦虑等）。

（3）妊娠期妇女或准备妊娠的妇女。

（4）酗酒或吸毒者。

（5）合并精神疾病者。

（6）过敏体质或对本药过敏者。

（7）合并心血管、脑血管、肝、肾和造血系统等严重原发性疾病，精神病患者。

（8）病情危重，难以对新药有效性和安全性做出确切评价者。

（9）不能合作或正在参加其他药物试验者。

8. 有效性评价

（1）主要疗效指标：治疗28天后降压显效、有效比例。

（2）次要疗效指标：治疗28天后中医证候改善显效、有效比例。

9. 安全性评价　不良事件，包括用药后临床症状的异常表现以及体格检查、实验室检查、心电图等具有临床意义的改变。

（二）评价中药新药辅助降压疗效的研究

1. 研究目的　评价复方罗布麻叶降压胶囊辅助治疗肝火旺盛证高血压的有效性及安全性。

2. 临床试验设计类型及方案　采用随机、盲法、安慰剂的研究设计。2周清洗期（服用安慰剂）之后，符合入选标准、不符合排除标准的受试者1∶1随机分配至下列两组中的某一组，共服用28天：

（1）试验组A：复方罗布麻叶降压胶囊及20mg氨氯地平片，每日1次。

（2）安慰剂组B：模拟复方罗布麻叶降压胶囊及20mg氨氯地平片，每日1次。

3. 研究对象　肝火旺盛证高血压患者。

4. 肝火旺盛辨证及积分标准

主症：眩晕、头痛、急躁易怒。根据严重程度，分别给予无症状、轻、中、重度记0分、2分、4分、6分。

次症：面红，目赤，口干，口苦，便秘，溲赤，舌红苔黄，脉弦数。根据严重程度，分别给予无症状、轻、中、重度记0分、1分、2分、3分。

诊断标准：见以上主症2项以上，次症2项以上并结合舌脉即可确诊。

5. 样本量　144例。

6. 入选标准

（1）符合中医肝火旺盛证诊断标准者。

（2）符合西医轻中度高血压诊断标准者，即血压（140~159）/（90~99）mmHg。

（3）年龄 18~75 岁（包括 18 及 75 周岁）者，性别不限。

（4）了解并签署知情同意书，志愿受试并合作者。

7. 排除标准

（1）隐蔽性高血压及发作性高血压，肾实质疾病及假性原发性高血压。

（2）影响高血压的病因和并存疾病（顺从性差、降压药使用不当、应用拮抗降压的药物、生活方式改变不佳、容量负荷过重、慢性疼痛、长期焦虑等）。

（3）妊娠期妇女或准备妊娠的妇女。

（4）酗酒或吸毒者。

（5）合并精神疾病者。

（6）过敏体质或对本药过敏者。

（7）合并心血管、脑血管、肝、肾和造血系统等严重原发性疾病，精神病患者。

（8）病情危重，难以对新药有效性和安全性做出确切评价者。

（9）患者不能合作或正在参加其他药物试验者。

8. 有效性评价

（1）主要疗效指标：治疗 28 天后中医证候改善显效、有效比例。

（2）次要疗效指标：治疗 28 天后降压显效、有效比例。

9. 安全性评价　不良事件，包括用药后临床症状的异常表现以及体格检查、实验室检查、心电图等具有临床意义的改变。

第三节　抗心律失常中药新药临床试验

祖国医学将心律失常归为"心悸""怔忡""脉结代"等范畴。中医对心悸怔忡之病证有着较为全面的认识和阐述。在《黄帝内经》中虽无心悸或惊悸、怔忡之病名，但有类似症状记载，如《素问·平人气象论》记载："胃之大络，名曰虚里，贯鬲络肺，出于左乳下，其动应衣，脉宗气也。盛喘数绝者，则病在中，结而横，有积矣，绝而不至曰死。乳之下，其动应衣，宗气泄也。"《素问·举痛论》记载："惊则心无所倚，神无所归，虑无所定，故气乱矣。"由此可以看出：《黄帝内经》已认识到心悸的病因有宗气外泄，心脉不通，突受惊恐、复感外邪等。《素问·痹论》记载："心痹者，脉不通，烦则心下鼓。"这些都是对心悸的部位及症状的形象描述。《黄帝内经》对心悸脉象的变化有深刻认识，记载脉律不齐是本病的表现。《素问·平人气象论》记载："脉绝不至曰死，乍疏乍数曰死。"这是认识到心悸时严重脉律失常与疾病预后关系的最早记载。东汉张仲景对"悸"的阐述颇多，《金匮要略》提出"寸口脉动而弱，动则为惊，弱则为悸"，《伤寒论》记载："太阳病，小便利者，以饮水多，必心下悸"，并指出"心中悸而烦者，小建中汤主之"，《伤寒论》进一步提出："伤寒脉结代，心动悸，炙甘草汤主之。"炙甘草汤沿用至今仍是治疗心悸的重要方剂之一。心悸之名最早见于孙思邈的《备急千金要方》，其表述为："阳气外击，阴气内伤……虚则惊，掣心悸。"至宋朝，医家将"悸"根据发病特点及病因病机的不同提出"惊悸"与"怔悸"的病名，陈言在《三因极一病证方论》中提出"夫惊悸与怔悸，二证不同"。金元医家朱丹溪在《丹溪心法》中提出"怔忡者，心中躁动不安，惕惕然如人将捕之也"，其后医家多以"惊悸""怔忡"来论病，虽其病机仍有新论，但此病名沿用至今。由此可见，古代医学对"心悸"的病名、鉴别诊断、临床表现及预后都有了深刻的认识。

本病的病因既有内伤之情，又有六淫之邪入侵，更有疫病之邪内犯，此外，饮食所伤、药源之变等均可导致本病的发生。本病病机属于本虚标实，虚实夹杂之证。本虚指心之阴阳气血不足，使心失滋养，标实指血瘀、气滞、痰浊、寒湿等痹阻心脉。在心悸的病理变化过程中存在着虚实转化及虚实夹杂。实证日久，病邪伤正，可分别兼见气血阴阳之亏损，而虚证也可因虚致实，兼见实证表现。

近年来中医临床工作者对此病的治疗方药做了很多研究和探索，发现不少方药、成药临床效果显著，毒副作用较少，其越来越受到医生和患者的青睐，突显运用中医药方法治疗心律失常的潜力和优势。

一、心律失常的中医证候诊断类型

(一)临床表现

1. 自觉心搏异常，或快速或缓慢，或跳动过重，或忽跳忽止。呈阵发性或持续不解，神情紧张，心慌不安。

2. 伴有胸闷不适，心烦寐差，颤抖乏力，头晕等症。中老年患者，可伴有心胸疼痛，甚则喘促，汗出肢冷，或见晕厥。

3. 可见数、促、结、代、缓、疾、迟等脉象。

4. 常有情志刺激、惊恐、紧张、劳倦、饮酒等诱发因素。

(二)中医辨证

1. 心虚胆怯证　心悸不宁，善惊易恐，坐卧不安，失眠多梦，食少纳呆，舌苔薄白，脉虚数、细数或结、代。

2. 心脾两虚证　心悸气短，活动尤甚，神疲倦怠，眩晕乏力，失眠健忘，面色无华，纳呆食少，舌质淡，苔薄白，脉细数或结、代。

3. 阴虚火旺证　心悸不宁，烦躁少寐，头晕目眩，口燥咽干，或口舌糜烂，五心烦热，盗汗，耳鸣，腰酸膝软，舌质红，少苔或无苔，脉细数。

4. 心阳不振证　心悸不安，胸闷气短，神疲乏力，面色苍白，形寒肢冷，畏寒喜暖，自汗，舌质淡白，脉虚无力。

5. 水饮凌心证　心悸，胸闷痞满，渴不欲饮，小便短少，下肢浮肿，形寒肢冷，伴有头晕,恶心呕吐,流涎,舌淡胖,苔滑,脉弦滑或沉细,或代、结。

6. 痰火扰心证　心悸胸闷,恶心纳呆,口黏痰多,头身困重,烦躁,失眠多梦,口干口苦,大便秘结,小便赤黄,舌质红,舌苔白腻或黄腻,脉弦滑。

7. 心血瘀阻证　心悸不安,胸闷不舒,心痛时作,或见唇甲青紫,舌质暗紫或有瘀斑,舌下脉络迂曲,脉涩或结、代。

二、临床试验设计要点

目前抗心律失常中药以内科方药口服为主,多采用养心安神、镇惊定志、益气补血、滋阴清热、温补心阳、安神定悸、振奋心阳、化气利水、清热化痰、宁心安神、活血化瘀等法治疗。《神农本草经》及《太平圣惠方》中提出治疗惊悸通用药物,如:人参、茯苓、厚朴、羚羊角、桔梗、旋覆花、朱砂、茯神、龙齿、沙参、龙胆、远志、紫石英等(常用方药见表8-3)。常用的中成药有:稳心颗粒(主要由党参、黄精、三七、甘松组成)、参松养心胶囊(主要由人参、麦冬、山茱萸、丹参、酸枣仁、甘松、赤芍等组成)、健心胶囊(主要由黄芪和苦参组成)。

表 8-3　抗心律失常常用方药

常见证候	治法	代表方药
心虚胆怯证	镇惊定志,养心安神	安神定志丸
心脾两虚证	益气补血,养心安神	归脾汤
阴虚火旺证	滋阴清热,养心安神	天王补心丹
心阳不振证	温补心阳,安神定悸	桂枝甘草龙骨牡蛎汤
水饮凌心证	振奋心阳,化气利水	苓桂术甘汤
痰火扰心证	清热化痰,宁心安神	黄连温胆汤
心血瘀阻证	活血化瘀,理气宁心	血府逐瘀汤

中药抗心律失常药物的设计一般分为两种:一种是抗心律失常疗效的确证研究,通常以有抗心律失常作用的西药作为对照药物,判断研究药物的作用;另一种是证候改善的确证研究,通常给药组为研究药物联合一种抗心律失常明确的西药,对照组为安慰剂联合西药,目的主要是评价心律失常证候是否改善。

三、受试者入选及排除标准

1. 入选标准

(1)符合西医心律失常诊断标准者。

（2）存在中医的临床表现，并符合中医的某一或某几个辨证类型者。

（3）年龄 18~75 岁者。

（4）了解并签署知情同意书，志愿参加临床试验者。

2. 排除标准

（1）急性心肌炎、急性心肌梗死、心衰患者。

（2）肥厚型及扩张型心肌病、严重心脏瓣膜疾病、内分泌系统疾病患者等。

（3）精神疾病患者。

（4）合并严重心肺、肝肾功能不全，围生期妇女。

（5）洋地黄中毒、电解质紊乱、精神不安、过量烟酒、过量咖啡等引起的室性心律失常者。

（6）重度神经官能症、更年期综合征所致的心悸者。

（7）对本试验所用药物过敏者。

四、观察指标

1. 疗效　依据心律失常的中医辨证证候进行问诊。

2. 体征　血压、体温、脉搏、呼吸、脉象等。

3. 检查　心电图，动态心电图，血常规及肝、肾功能，血脂等。

五、有效性评价

1. 心电图疗效　显效：动态心电图检查示心律失常频率较治疗前减少 90% 以上；有效：动态心电图检查示心律失常频率较治疗前减少 50% 以上；无效：动态心电图检查示心律失常频率较治疗前减少等于或小于 50%、无变化或加重。

2. 临床症状疗效　显效：治疗后临床症状、体征明显改善，证候积分减少 ≥ 70%；有效：治疗后临床症状、体征均有好转，证候积分减少 ≥ 30%；无效：治疗后临床症状、体征无明显改善或加重，证候积分减少达不到 30%。

3. 总疗效　显效：心悸症状基本消失，心脏无明显异常搏动，脉象和舌象基本恢复正常；有效：心悸症状明显减轻，心脏异常搏动较前少 50% 以上，脉象、舌象较治疗前好转；无效：未达到有效标准或反而恶化者。

六、安全性评价

抗心律失常中药临床试验受试人群除评价一般化学药物的安全性指标，如血、尿、便常规检查，心、肝、肾功能检查外，还要评价心电图及动态心电图的指标，并需根据药物类型进行全面考虑。

七、临床研究实例介绍

（一）评价中药新药抗心律失常疗效的确证研究

1. 研究目的　评价稳心颗粒治疗阴虚火旺证心悸的临床疗效。

2. 临床试验设计类型及方案　采用随机、盲法、安慰剂的研究设计。符合入选标准、不符合排除标准的受试者按 1∶1 随机分配至下列两组中的某一组，共服用 4 周：

（1）试验组 A：稳心颗粒，每袋 5g，1 袋 / 次，3 次 /d，开水冲服。连续治疗 4 周。

（2）对照组 B：模拟稳心颗粒，每袋 5g，1 袋 / 次，3 次 /d，开水冲服。连续治疗 4 周。

3. 研究对象　患者症见心悸、怔忡、胸闷喘憋、头晕目眩，或失眠健忘、面色无华、倦怠乏力、纳呆食少，或盗汗口干，五心烦热，或见唇甲青紫，舌质暗紫或淡红或有瘀斑或少苔，脉细弱，或结，或代，辨证为阴虚火旺证兼心脉闭阻者；确定处于临床发作期；符合西医心律失常诊断标准者。

4. 样本量　100 例。

5. 入选标准

（1）符合西医心律失常诊断标准者。

（2）患者症见心悸、怔忡、胸闷喘憋、头晕目眩，或失眠健忘、面色无华、倦怠乏力、纳呆食少，或盗汗口干，五心烦热，或见唇甲青紫，舌质暗紫或淡红或有瘀斑或少苔，脉细弱，或结，或代，辨证为阴虚火旺证兼心脉闭阻者。

（3）年龄 18~75 岁者。

（4）了解并签署知情同意书，志愿参加临床试验并合作者。

6. 排除标准

（1）急性心肌炎、急性心肌梗死、Ⅲ度以上心衰患者。

（2）肥厚型及扩张型心肌病、严重心脏瓣膜疾病、内分泌系统疾病患者等。

（3）精神疾病患者。

（4）合并严重心肺、肝肾功能不全，围生期妇女。

（5）洋地黄中毒、电解质紊乱、精神不安、过量烟酒、过量咖啡等引起的室性心律失常者。

（6）重度神经官能症、更年期综合征所致的心悸者。

（7）对本试验所用药物过敏者。

7. 有效性评价

（1）治疗 4 周后中医证候改善显效、有效比例。

（2）治疗 4 周后心电图、24 小时动态心电图改善情况。

8. 安全性评价　不良事件，包括用药后临床症状的异常表现以及体格检查、实验室检查、心电图等具有临床意义的改变。

（二）评价中药新药抗心律失常的辅助疗效研究

1. 研究目的　评价美托洛尔与稳心颗粒联合治疗阴虚火旺证心悸的有效性。

2. 临床试验设计类型及方案　采用随机、对照的研究设计。符合入选标准、不符合排除标准的受试者按 1∶1 随机分配至下列两组中的某一组，观察 4 周。

（1）试验组 A：在美托洛尔（12.5mg/ 次，2 次 /d）基础上服用稳心颗粒，每袋 5g，1 袋 /次，3 次 /d，开水冲服。连续治疗 4 周。

（2）对照组 B：对照组口服美托洛尔，12.5mg/ 次，2 次 /d。连续治疗 4 周。

3. 研究对象　患者症见心悸、怔忡、胸闷喘憋、头晕目眩，或失眠健忘、面色无华、倦怠乏力、纳呆食少，或盗汗口干，五心烦热，或见唇甲青紫，舌质暗紫或淡红或有瘀斑或少苔，脉细弱，或结，或代，辨证为阴虚火旺证者；确定处于临床发作期；符合西医心律失常诊断标准者。

4. 样本量　100 例。

5. 入选标准

（1）符合西医心律失常诊断标准者。

（2）患者症见心悸、怔忡、胸闷喘憋、头晕目眩，或失眠健忘、面色无华、倦怠乏力、纳呆食少，或盗汗口干，五心烦热，或见唇甲青紫，舌质暗紫或淡红或有瘀斑或少苔，脉细弱，或结，或代，辨证为阴虚火旺者。

（3）年龄 18~75 岁者。

（4）了解并签署知情同意书，志愿受试并合作者。

6. 排除标准

（1）急性心肌炎、急性心肌梗死、Ⅲ度以上心衰患者。

（2）肥厚型及扩张型心肌病、严重心脏瓣膜疾病、内分泌系统疾病患者等。

（3）精神疾病患者。

（4）合并严重心肺、肝肾功能不全，围生期妇女。

（5）洋地黄中毒、电解质紊乱、精神不安、过量烟酒、过量咖啡等引起的室性心律失常。

（6）重度神经官能症、更年期综合征所致的心悸。

（7）对本试验所用药物过敏者。

7. 有效性评价

（1）治疗 4 周后中医证候改善显效、有效比例。

（2）治疗 4 周后心电图、24 小时动态心电图改善情况。

8. 安全性评价　不良事件，包括用药后临床症状的异常表现以及体格检查、实验室检查、心电图等具有临床意义的改变。

第四节　调血脂中药新药临床试验

高脂血症为现代医学病名，在我国传统医学文献中未见描述。古代文献中对于"膏"和"脂"的论述与现代医学中血脂的概念较为相似。张景岳云："膏，脂膏也。津液和合为膏，以填补于骨空之中，则为脑为髓，为精为血。"膏脂本为水谷，化生精微之后，随津液运行流动，而精微物质又奉心化赤而为血，故津液、血液中均存在膏脂的成分。张志聪在《黄帝内经灵枢集注》也指出："中焦之气，蒸津液化，其精微溢于外则皮肉膏肥，余于内则膏育丰满。"目前，多根据其临床表现将高脂血症归于"痰湿""浊阻""肥胖""血瘀"等范畴。

有学者统计分析了1911—2012年对高脂血症中医证型辨证分型的836篇临床研究文献，结果表明高脂血症主要病变脏腑归属为肝、脾、肾、心、胃、胆，其中与"肝"相关的证型最多。证型主要表现为肝肾阴虚、肝郁气滞、肝阳上亢、肝郁脾虚、肝胆湿热等。关于高脂血症脉象统计结果表明，与弦脉相关的脉象占据最主要地位，主要表现为弦滑、弦细、弦涩等，弦脉是"肝"病的主脉。因此，脉象研究结果与其证候表现具有一致性，两者均表明"肝"的功能失调在高脂血症发病中占有重要地位。同时，研究结果表明痰、瘀为高脂血症主要病理产物，也是发病的重要环节。如证候表现中的眩晕、胸闷、胸痛、肢麻、心悸、纳呆、气短、胖舌、齿痕舌、瘀点瘀斑舌、腻苔等主要临床表现均为痰浊、痰湿、瘀血阻滞之症；痰瘀互结证、痰浊证为高脂血症主要证型，在所有证型中居于第一、二位；证型病性证素分析以痰浊血瘀、痰浊多见。

中医在治疗高脂血症积累了丰富的临床经验，具有降脂作用的经典方分为活血化瘀类、健脾化湿类、清热化痰3类，包括：三黄泻心汤、温胆汤、血府逐瘀汤、补阳还五汤、大/小柴胡汤、八味地黄汤、桃核承气汤、桂枝茯苓丸等。中医药辨治高脂血症具有多靶点、多途径、标本兼治、不良反应少的特色。近年来，调血脂中药新药研发也取得了一定进展，不断有单方和复方新药进入临床试验阶段。

总体来讲，调血脂中药新药临床试验主要在相关调血脂化学药物临床研究以及中药新药临床研究相关指导原则的基础上，结合高脂血症中医证候特点进行设计。

一、高脂血症中医证候诊断类型

中医对高脂血症的辨证分型已经开展了数十年研究，各位医家对此病的辨证分型观点仍有不同。中华中医药学会心病分会将高脂血症分为痰浊阻遏型、气滞血瘀型、肝肾阴虚型、脾肾阳虚型。唐大晅以多家医院的661例临床病例为依据，采用聚类分析方法进行数据统计，将高脂血症分为6个类别，比例由高到底依次为：类心脾两虚证、类痰浊阻遏证、类瘀血阻络证、类肾（阳）虚证、类阴虚内热证、类肝郁气滞兼有郁热证。郭姣等通过检索CNKI获得3 986篇文献，发现各医家对高脂血症的证候分类共有78种，排在前5位的分别是：痰瘀互结证、痰浊证、气滞血瘀证、肝肾阴虚证和阴虚阳亢证。

《中药新药治疗高脂血症的临床研究指导原则》定义的中医证候诊断标准如下：

1. 痰浊阻遏证 主症：形体肥胖，头重如裹，胸闷，呕恶痰涎，肢麻沉重，舌胖，苔滑腻，脉弦滑。次症：心悸，失眠，口淡，食少。

2. **脾肾阳虚证**　主症:畏寒肢冷,眩晕,倦怠乏力,便溏。次症:食少,脘腹作胀,面肢浮肿,舌淡质嫩,苔白,脉沉细。

3. **肝肾阴虚证**　主症:眩晕,耳鸣,腰酸,膝软,五心烦热。次症:口干,健忘,失眠,舌质红,少苔,脉细数。

4. **阴虚阳亢证**　主症:眩晕,头痛,急躁易怒,面红,口苦。次症:心悸,失眠,便秘,溲赤,舌质红或紫黯,苔黄,脉弦或弦细而数。

5. **气滞血瘀证**　主症:胸胁胀闷,走窜疼痛,心前区刺痛。次症:心烦不安,舌尖边有瘀点或瘀斑,脉沉涩。

证候病情分为轻、中、重度,以证候涵盖总分的1/3比例分级(表8-4)。

表8-4　高脂血症症状分级量化表

症状	轻	中	重
形体肥胖	体重指数>25	体重指数>30	体重指数>35
眩晕	头晕眼花,时作时止	视物旋转,不能行走	眩晕欲仆,不能站立
头重如裹	微觉头沉	头重似蒙布	头重如戴帽而紧
胸闷	轻微胸憋	胸闷明显,时见太息	胸闷如窒
呕恶痰涎	恶心偶见痰涎清稀	干呕时吐痰涎如唾	呕吐痰涎量多
肢麻沉重	肢麻轻微,上楼时觉下肢沉重	肢麻时重时轻,步履平地时下肢困重	肢麻显著,举步抬腿时下肢困重明显
畏寒肢冷	微畏寒	畏寒肢冷明显	畏寒肢冷欲加衣被
倦怠乏力	活动后倦怠乏力	未活动亦感倦怠乏力	倦怠乏力显著
便溏	大便不成形,一日一行	大便不成形,一日数行	大便稀薄
耳鸣	耳鸣轻微	耳鸣重听,时作时止	耳鸣不止,听力减退
腰酸	晨起腰酸,捶打可止	持续腰酸,劳则加重	腰酸如折,休息不止
膝软	微沉,膝软无力	膝软不任重物	膝软不欲行走
五心烦热	晚间手足心微热	心烦手足心灼热	烦热不欲衣被
头痛	轻微头痛,时作时止	头痛可忍,持续不止	头痛难忍,上冲巅顶
急躁易怒	心烦偶躁	心烦急躁,遇事易怒	烦躁易怒,不能自止
面红	面微红赤	面赤明显	面赤如妆
口苦	晨起口苦	口苦食不知味	口苦而涩

续表

症状	轻	中	重
胸胁胀闷	胸胁隐隐胀闷	胸胁胀痛时作时止	胸胁憋胀痛明显
走窜疼痛	隐隐走窜疼痛	走窜疼痛时作时止	走窜疼痛明显
心前区刺痛	心前区隐隐作痛	心前区刺痛时作时止	心前区刺痛显著
心悸	偶见轻微心悸	心悸阵作	心悸怔忡
失眠	睡眠易醒，或睡而不实。晨醒过早，不影响工作	每日睡眠小于6小时，难以坚持正常工作	每日睡眠小于4小时，难以坚持正常工作
口淡	口中轻微无味	口淡较重	口淡不欲饮食
食少	饮食稍有减少	饮食减少	饮食明显减少
脘腹作胀	脘腹轻度作胀	脘腹时胀时止	脘腹作胀显著
面肤浮肿	晨起晚间轻微浮肿	指陷性浮肿 +~++	指陷性浮肿 ++ 以上
口干	口微干	口干少津	口干时饮水
健忘	偶见忘事，尚可忆起	时见忘事，不易想起	转瞬即见遗忘不能回忆
便秘	大便干，每日一行	大便秘结，两日一行	大便艰难，数日一行
溲赤	小便稍黄	小便黄而少	小便黄赤
心烦不安	遇事心烦不安	心烦不安明显	心烦不安不可克制

二、临床试验设计要点

调血脂中药新药的临床试验，需按照国家药品监督管理部门颁布的《中药新药治疗高脂血症的临床研究指导原则》等相关法规、指导意见，同时参照本章前言所述中药的特点进行设计。

通常来讲，中药调血脂药物的设计主要分为两种：一种是调血脂疗效的确证研究，通常以安慰剂或有明确调血脂效应的他汀类、贝特类化学药物或已上市中成药（如血脂康）作为对照药，判断研究药物对于高脂血症的作用；另一种是增强调血脂作用，通常给药组为试验药物联合一种调血脂作用肯定的化学药物，对照组为安慰剂联合化学药物，目的主要是评价高脂血症相应证候是否改善。

三、受试者入选及排除标准

调血脂中药临床试验受试人群除考虑血脂水平外,还需根据药物类型选择相应证候。例如某调血脂中成药是从中药虎杖中提取有效部位制成的分散片,具有祛痰、化瘀和降浊的功效,因此在受试者选择上,需入选具有痰瘀互阻型高脂血症的患者;另外一个调血脂中药新药成分来自化橘红、银杏、绞股蓝和蜂胶,则适合痰浊阻痹型高脂血症患者。需要注意的是,由于生活方式干预对于高脂血症患者是一个必需的治疗手段,因此血脂水平必须在停止服用降脂药物至少2~4周后,仍符合高脂血症的诊断标准才可入选临床试验。

常见的排除标准包括:

1. 妊娠或哺乳期妇女,过敏体质及对本药过敏者。

2. 半年内曾患急性心肌梗死、脑血管意外、严重创伤或重大手术后患者。

3. 继发性高脂血症者。

4. 由药物(吩噻嗪类、β受体拮抗剂、肾上腺皮质类固醇及某些避孕药等)引起的高脂血症及纯合子型高胆固醇血症患者。

5. 正在使用肝素、甲状腺素治疗药和其他影响血脂代谢药物的患者,及近两周曾采用其他降脂措施的患者。

6. 合并肝、肾及造血系统等严重原发性疾病,精神病患者。

四、观察指标

受试者需观察如下指标:

1. 相关症状　表8-4中的症状都需要进行问诊,并进行分级。

2. 相关体征　血压、体重、体温、脉搏、呼吸。

3. 相关检查　血脂全套、血常规、尿常规、肝肾功能、心电图等。

4. 安全性指标　症状及实验室检查结果的不良事件。

五、有效性评价

1. 中医证候疗效判定标准

(1)临床控制:临床症状、体征消失或基本消失,证候积分减少≥95%。

(2)显效:临床症状、体征明显改善,证候积分减少≥70%。

(3)有效:临床症状、体征均有好转,证候积分减少≥30%。

(4)无效:临床症状、体征无明显改善,甚或加重,证候积分减少不足30%。

2. 实验室检查疗效判定标准

(1)临床控制:实验室各项检查恢复正常。

（2）显效：血脂检测达到以下任一项者，TC 下降 ≥ 20%；TG 下降 ≥ 40%；HDL-C 上升 0.26mmol/L，TC-HDL-C/HDL-C 下降 ≥ 20%。

（3）有效：血脂检测达到以下任一项者，TC 下降 10%~20%（不包括 20%）；TG 下降 20%~40%；HDL-C 升高 0.1~0.26mmol/L；TC-HDL-C/HDL-C 下降 10%~20%（不包括 20%）。

（4）无效：血脂检测未达到以上标准者。

六、安全性评价

调血脂中药临床试验受试人群需评价常规安全性指标，如一般体检项目，血、尿、便常规检查，心、肝、肾功能检查。还需根据调血脂药物以及对照药物的特点，重点关注其可能发生的不良反应和不良事件，如使用他汀类药物作为对照时须关注肌痛及横纹肌溶解的风险。

七、临床研究实例介绍

（一）以安慰剂对照评价中药新药调血脂疗效的研究

1. 研究目的　初步评价蓝楂酮苷胶囊治疗血脂异常的有效性与安全性。探讨蓝楂酮苷胶囊不同剂量治疗血脂异常的临床疗效。

2. 临床试验设计类型及方案　采用多中心、随机、双盲、安慰剂平行对照的研究设计。4 周清洗期（服用安慰剂）之后，符合入选标准、不符合排除标准的受试者按 1∶1 随机分配至下列两组中的某一组，共服用 12 周：

（1）试验组 A：蓝楂酮苷胶囊，每次 2 粒，每日 3 次。

（2）安慰剂组 B：蓝楂酮苷胶囊模拟剂，每次 2 粒，每日 3 次。

3. 研究对象　符合中医痰浊证诊断标准。

胸胁胀闷，肢麻沉重，眩晕，头痛，健忘，耳鸣，脘腹作胀，心烦不安，倦怠乏力，舌尖边有瘀点或瘀斑，脉沉涩。

主症：胸胁胀闷，眩晕。

次症：肢麻沉重，头痛，健忘，耳鸣，脘腹作胀，心烦不安，倦怠乏力。

舌、脉象：舌尖边有瘀点或瘀斑，脉沉涩。

以上主症必备，并符合次症 3 项以上，结合舌脉象，即可诊断本证。

4. 样本量　288 例。

5. 入选标准

（1）符合中医痰浊证诊断标准，血脂指标符合以下要求的患者：TC ≥ 6.22mmol/L，和 / 或 LDL-C ≥ 4.14mmol/L，和 / 或 TG ≥ 2.26mmol/L 且 ≤ 5.63mmol/L。

（2）具备以下 2 个及以上危险因素（高血压、冠心病、吸烟、肥胖、高龄、HDL-C < 1mmol/L、早发缺血性心血管病家族史）。

（3）受试者同意参加本研究并签署知情同意书。

（4）空腹血脂检测，符合高脂血症诊断标准后，进行为期4周的治疗性生活方式干预导入期（期间保持均衡的饮食及生活习惯，并停用所有影响血脂的药物），导入期结束后复查空腹血脂仍符合上述诊断标准，且两次LDL-C之间差值不大于12%者。

（5）年龄在18~70周岁，男女不限。

（6）入组时符合健康膳食标准，高脂血症患者膳食评分小于3分。

6. 排除标准

（1）在一年半内进行过PCI及CABG。

（2）心功能Ⅲ级（NYHA标准）及以上者。

（3）长期服用肾上腺皮质类固醇者。

（4）入组时糖尿病血糖控制不佳者。

（5）半年内曾患急性冠脉综合征者及急性脑血管意外者。

（6）需要长期抗凝治疗者。

（7）实验室检查，GOT、GPT≥正常值上限的1.5倍或Cr、CK＞正常值者。

（8）有精神病及酒精和药物依赖者。

（9）妊娠和哺乳期妇女。

（10）过敏体质及有药物过敏史者或服用他汀类药物出现严重不良反应史者。

（11）3个月内曾参加过其他药物试验者。

（12）研究者认为不适合参与本试验者。

7. 有效性评价

（1）评价与0周时基线期比较，治疗4周、8周、12周时TC/LDL-C/TG变化的数值及百分比。

（2）评价与0周时基线期比较，治疗4周、8周、12周时中医证候积分的改变。

（3）评价12周时LDL-C达标率。

8. 安全性评价　不良事件，包括用药后临床症状的异常表现以及体格检查、实验室检查、心电图等具有临床意义的改变。

（二）以阳性药物对照评价中药新药调血脂疗效的研究

1. 研究目的　初步评价银曲胶囊治疗血脂异常（脾气虚弱，痰瘀阻滞证）有效性和安全性，为Ⅲ期临床试验提供用药依据。

2. 临床试验设计类型及方案　采用多中心、随机、双盲、安慰剂平行对照的研究设计。4周清洗期（服用安慰剂）之后，符合入选标准、不符合排除标准的受试者按1∶1随机分配至下列两组中的某一组，共服用12周：

（1）试验组A：银曲胶囊+血脂康胶囊模拟剂，每晚服1次，每次2粒+2粒，餐后口服，用药时程为12周。

（2）对照组B：银曲胶囊模拟剂+血脂康胶囊，每晚服1次，每次2粒+2粒，餐后口服，用药时程为12周。

3. 研究对象 符合中医脾气虚弱,痰瘀阻滞证诊断标准。

4. 样本量 288 例。

5. 入选标准

(1)符合西医血脂异常诊断标准(TC、TG、LDL-C 分层达"升高"标准)。

(2)中医辨证属于脾气虚弱,痰瘀阻滞证。

(3)年龄 18~65 周岁。

(4)虽服用调血脂药物,但已停药 2 周以上,且血脂水平仍达"升高"标准。

(5)患者知情,自愿签署知情同意书。

6. 排除标准

(1)家族性高胆固醇血症者。

(2)单纯 HDL 降低者。

(3)由药物(如:利尿剂、β 受体拮抗剂、糖皮质激素、雌激素等)或其他疾病引起的继发性高脂血症者。

(4)曾患急性心肌梗死、脑血管意外或 PCI 术后等需长期服用降血脂药物者。

(5)伴有心力衰竭,心功能 ≥ NYHA Ⅲ级者。合并有严重心律失常(如频发室性期前收缩、室速、快房颤等)者。

(6)未受控制的 3 级高血压(坐位舒张压 ≥ 110mmHg 或收缩压 ≥ 180mmHg)者。

(7)体重指数(BMI)> 31kg/m^2 者。

(8)正在使用肝素、甲状腺素和其他影响血脂代谢药物,或近 2 周曾采用其他降血脂措施者。

(9)有严重或不稳定的心、肝、肾、内分泌、血液等内科疾患者。

(10)有精神病,或有酒精或药物依赖者。

(11)患有恶性肿瘤或有相关病史者。

(12)伴有糖尿病者。

(13)无人监护或不能按医嘱服药者。

(14)对他汀类药物过敏,或有他汀类药物严重不良反应史者。

(15)有肝脏损害或肝功能异常者。

(16)过敏体质者。

(17)妊娠、哺乳期妇女者。

(18)计划在试验期间怀孕,或使其配偶怀孕者。

(19)3 个月内参加了其他临床试验者。

7. 有效性评价

(1)主要疗效指标:评价 12 周与基线期比较,血脂指标(TC、TG、LDL-L、HDL-L)变化情况。

(2)次要疗效指标:评价 6 周与基线期比较,血脂指标(TC、TG、LDL-L、HDL-L)变化情况;第 6 周、12 周中医证候疗效;第 6 周、12 周中医单项症状积分变化。

8. 安全性评价　不良事件,包括用药后临床症状的异常表现以及一般生命体征、肝功能、肾功能、CK、CK-MB、空腹血糖、心电图等具有临床意义的改变。

第五节　抗血栓中药新药临床试验

血栓性疾病是一大类疾病,在我国传统医学中属于血瘀证范畴。血瘀证学说始于《黄帝内经》,奠基于张仲景,经历代演变,发展于王清任,逐渐形成一个独立的理论体系。该理论认为,凡离经之血不能及时排除和消散,停留于体内,或因气虚、气滞、寒凝、热阻等病因所致血行不畅,塞遏于经脉之内,及瘀积于脏腑组织器官的,均称为瘀血。由于瘀血内阻而引起的病变,即为血瘀证。血栓性疾病属于血瘀证诸多内涵中的一种,即血液运行不畅积于经脉或脏腑组织器官之内所致的疾病。《黄帝内经》中对运行不畅而瘀积的血液称为“血泣”“血脉凝泣”。《素问·调经论》记载:“寒独留,则血凝泣,凝则脉不通。”《素问·五脏生成论》记载:“是故多食咸,脉凝泣而变色。”《素问·痹论》记载:“病久入深,荣卫之行涩,经络时疏,故不通。”《金匮要略》中称为“血痹”。朱丹溪首创“六郁”之论,将血行郁滞不通称为“血郁”。叶天士认为“络乃聚血之所”,将久病入络的络病也归于血瘀证,认为“初为气结在经,久则血伤入络”“久病血瘀”。王清任发展了气虚血瘀理论,认为“元气虚,必不能达于血管,血管无气,必然停留为瘀”。

血栓性疾病的发生发展是血行不畅,塞遏于经脉之内,引起相应组织器官病变的过程,其基本的病机为血脉瘀滞。《黄帝内经》将血瘀证的病因分为外感致瘀、外伤致瘀、出血致瘀、饮食不当致瘀、久病致瘀及情志失调致瘀等6大类。根据疾病谱的不同,其病因学说又各不相同。急性心肌梗死属于传统医学“真心痛”“厥心痛”“心痹”范畴。近代中医学家一致认为,急性心肌梗死为本虚标实之患,本虚以气虚、阳虚、阴虚为主,标实以气滞、血瘀、寒凝、痰浊为主。脑梗死则属于传统医学“脑卒中”范畴,多数是由于脏腑功能失调、远期耗伤、忧思恼怒等使瘀血阻滞,痰热内蕴,阳化风动,血随气逆而上犯于脑,终致脑脉瘀滞。深静脉血栓属于传统医学“肿胀”“瘀证”“血瘤”“筋瘤”“恶脉”“瘀血流注”“脉痹”等范畴,其形成多有筋脉受损,或外邪入侵,致使气血正常运行受阻,局部经脉络道凝滞,痰瘀内蕴而成。

中医药治疗血栓性疾病有着悠久的历史和丰富的临床经验,基本的治疗原则包括益气活血、理气活血、清热活血、散寒活血、活血化瘀、搜风通络等。陈可冀院士在前人的基础上,创造性地提出了血瘀证诊断评分标准,并将活血化瘀类药物分为三大类,即和血类、活血类和破血类,进一步规范了血栓性疾病的诊治。目前,虽然中药治疗血栓性疾病的研究报道较多,但大多数研究均存在样本量小、随机方法不清、无盲法等问题,其作为循证医学证据的可靠性较低。因此,规范化开展中药治疗血栓性疾病的临床试验,切实可信地展现中药治疗血栓性疾病疗效具有十分重大的临床意义。总体来讲,治疗血栓性疾病中药新药临床试验是在相关血栓性疾病化学药物临床研究以及《中药新药临床研究指导原则》的基础上,结合血瘀证的中医证候特点进行设计。

一、血栓性疾病中医证候诊断类型

(一)胸痹或真心痛

1. **心血瘀阻证** 症状:胸部刺痛、绞痛,固定不移,痛引肩背或臂内侧,胸闷,心悸不已。唇舌紫暗,脉细涩。

2. **气虚血瘀证** 症状:胸痛胸闷,心悸气短,神倦乏力,面色紫暗,舌淡紫,脉弱而涩。

3. **气滞血瘀证** 症状:胸痛胸闷,胸胁胀满,心悸,唇舌暗紫,脉涩。

4. **痰阻心脉证** 症状:胸闷如窒而痛,或痛引肩背,气短喘促,体胖多痰,身体困重。舌苔浊腻或滑,脉滑。

5. **阴寒凝滞证** 症状:胸痛彻背,感寒痛甚,胸闷气短,心悸,畏寒,四肢欠温,面白。舌苔白,脉沉迟或沉紧。

6. **气阴两虚证** 症状:胸闷隐痛,时作时止,心悸气短,倦怠懒言,头晕,失眠多梦。舌红少苔,脉弱而细数。

7. **心肾阴虚证** 症状:胸痛胸闷,心悸盗汗,心烦不寐,腰膝酸软,头晕耳鸣。舌红少津,脉沉细数。

8. **阳气虚衰证** 症状:胸闷气短,甚则胸痛彻背,心悸出汗,畏寒,肢冷,下肢浮肿,腰酸无力,面色苍白,唇甲淡白或青紫。舌淡白或紫暗,脉沉细。

相关症状均可按照轻、中、重度进行分级(表8-5)。

表8-5 胸痛症状分级量化表

症状	轻	中	重
胸痛	有典型心绞痛发作,每周疼痛至少发作2~3次,疼痛不重,有时需口含硝酸甘油	每天有数次典型的心绞痛发作,程度较重,一般都需要口含硝酸甘油	每天有多次心绞痛发作,影响日常生活,每次持续时间较长,需多次口含硝酸甘油
胸闷	轻微胸闷	胸闷明显,有时叹息样呼吸	胸闷如窒,叹息不止
气短	一般活动后气短	稍活动后气短	平素不活动亦感气短喘促
心悸	偶尔发生,不适感轻微	时有发生,持续时间较长,不适感较明显	经常发生,难以平静,影响生活

续表

症状	轻	中	重
疲倦乏力	精神不振,气力较差,可坚持日常工作	精神疲乏,全身无力,勉强坚持工作	精神气力严重疲乏,难以坚持日常活动
畏寒肢冷	四肢末梢轻微发冷	四肢发冷,需加衣被	全身发冷,增加衣被仍难以完全缓解
腰膝酸软	症状轻微,不影响工作生活	症状较重,对工作略有影响	症状严重,影响工作生活,难以坚持
自汗	平素皮肤微潮,稍动则更甚	平素皮肤潮湿,稍动则汗出	平素即汗出,动则汗出如水渍状
不寐	睡眠时常觉醒或睡而不稳,晨醒过早,但不影响工作	睡眠不足4小时,但尚能坚持工作	彻夜不眠,难以坚持工作

(二)脑卒中

1. 风痰火亢证　主症:半身不遂,口舌㖞斜,言语謇涩或不语,感觉减退或消失,发病突然。次症:头晕目眩,心烦易怒,肢体强急,痰多而黏,舌红,苔黄腻,脉弦滑。

2. 风火上扰证　主症:半身不遂,口舌㖞斜,言语謇涩或不语,感觉减退或消失,病势突变,神识迷蒙。次症:颈项强急,呼吸气粗,便干便秘,尿短赤,舌质红绛,舌苔黄腻而干,脉弦数。

3. 痰热腑实证　主症:半身不遂,口舌㖞斜,言语謇涩或不语,感觉减退或消失。次症:头痛目眩,咳痰或痰多,腹胀便干便秘,舌质暗红,苔黄腻,脉弦滑或偏瘫侧弦滑而大。

4. 风痰瘀阻证　主症:半身不遂,口舌㖞斜,言语謇涩或不语,感觉减退或消失。次症:头晕目眩,痰多而黏,舌质暗淡,舌苔薄白或白腻,脉弦滑。

5. 痰湿蒙神证　主症:半身不遂,口舌㖞斜,言语謇涩或不语,感觉减退或消失,神昏痰鸣。次症:二便自遗,周身湿冷,舌质暗紫,苔白腻,脉沉缓滑。

6. 气虚血瘀证　主症:半身不遂,口舌㖞斜,言语謇涩或不语,感觉减退或消失。次症:面色㿠白,气短乏力,自汗出,舌质暗淡,舌苔白腻或有齿痕,脉沉细。

7. 阴虚风动证　主症:半身不遂,口舌㖞斜,言语謇涩或不语,感觉减退或消失。次症:眩晕耳鸣,手足心热,咽干口燥,舌质红瘦,少苔或无苔,脉弦细数。

相关症状均可按照轻、中、重度进行分级(表8-6)。

表 8-6　脑卒中病症状分级量化表

症状	轻	中	重
头晕目眩	偶尔出现	经常出现,尚可忍受	频繁出现,难以忍受
头痛	偶尔出现,程度轻微	经常出现,尚可忍受	频繁出现,疼痛难忍
心烦易怒	略感心烦	烦躁不安	烦躁易怒
肢体强直	肌张力略高	肌张力较高,但能伸展	肢体强痉拘急
颈项强直	轻度抵抗	中度抵抗	重度抵抗
肢体麻木	偶麻木,程度轻微	持续麻木,尚可忍受	持续麻木,难以忍受
痰多	偶有咳痰	咳痰较多	痰涎壅盛或喉中痰鸣
气短乏力	偶有气短	动则气短	安静时即感气短
自汗	安静时汗出	偶尔汗出	动则汗出
便干便秘	大便干,每日1次	大便干,2~3日1次	大便干硬,数日不行
口干口渴	口干微渴	口干欲饮	咽干口燥
舌质红	微红	较红	红绛
舌质暗	略暗	较暗	紫暗
舌苔黄腻	薄黄腻	黄腻	黄厚腻

此外,现代中医学还根据血瘀证有关症状在诊断上的贡献度,提出了血瘀证诊断评分标准,具体如表 8-7 所示。该评分标准通过对血瘀证的临床症状严重程度进行赋值,然后计算所有临床症状赋值总得分,再根据此总得分将血瘀证分轻、重两大类。其中,得分 ≤ 19 分,为非血瘀证;得分 20~49 分,为轻度血瘀证;得分 ≥ 50 分,为重度血瘀证。

表 8-7　定量血瘀证诊断标准记分方法

临床表现	判定标准		临床表现	判定标准	
舌质暗紫	轻	8	黑便		10
	重	10	病理性肿块		10
腹部抵抗、压痛	轻	8	舌下静脉曲张	轻	8
	重	10		重	10
脉涩		10	脉结代		8

临床表现		判定标准	临床表现		判定标准
无脉		10	精神异常	烦躁	4
腹壁静脉曲张		10		狂躁	8
皮下瘀血斑	轻	8	皮肤粗糙	轻	4
	重	10		重	15
月经色黑有块		10	全血黏度升高		10
持续性心绞痛		10	血浆黏度升高		5
一般固定性疼痛		8	体外血栓干重增加		10
口唇齿龈暗红		6	体外血栓湿重增加		8
细络		5	血小板聚集性增高		10
手足麻木		5	血栓弹力图异常		8
手术史		5	微循环障碍		10
腭黏膜征阳性	轻	4	纤溶活性降低		10
	重	15	血小板释放功能亢进		10
肢体偏瘫	轻	5	病例切片示血瘀		10
	重	7	新技术显示血管阻塞		10

二、临床试验设计要点

关于抗血栓疾病中药新药的临床试验需按照国家药品监督管理局颁布的相关法规、指导意见，同时参照本章前言所述中药的特点进行设计。通常来讲，中药抗血栓药物的设计主要是辅助抗血栓作用，也就是证候改善的确证研究，通常给药组为研究药物联合一种对相关疾病有明确治疗作用的西药，对照组为安慰剂联合西药，目的主要是评价相关临床证候是否改善。此外，由于血栓疾病是一大类疾病，临床上包括胸痹、脑卒中等多种情况，因此，在试验设计时不能一概而论，而是应该根据某一类疾病的临床特点来进行设计。

（一）胸痹的临床试验设计

用于治疗胸痹的新型中药制剂主要适用于轻度和/或中度心绞痛的患者。在保证安全的情况下，除试验方案确定的给药方案外，对其他影响疗效的药物、治疗措施应予严格控制，以免干扰试验结果。在研究中，研究者需要根据试验目的考虑具体试验分期设计，是否需要采用随机、盲法,试验质量控制、不良反应观察、随访方案等。此外,在试验设计时,还应该根据药物特点制定给药时长。

1. 受试者入选及排除标准

(1)纳入标准:符合冠心病心绞痛诊断标准及中医证候诊断标准,年龄在 18~65 岁之间并签署知情同意书者,均可纳入试验病例。此外,在研究心绞痛速效药物时,应选择心绞痛发作持续时间 3 分钟以上的病例。

(2)排除标准:①经检查证实为非冠心病所致胸痛患者;②合并重度心肺功能不全、恶性心律失常、肝肾功能严重不全的患者;③妊娠或哺乳期妇女;④对药物成分过敏的患者。

2. 观察指标　受试者需观测如下指标:

(1)安全性观测:一般项目检查;血、尿、大便常规检查;肝肾功能检查;可能出现的不良反应,如过敏反应、消化道反应、心脏血流动力学的不良影响等。这些检查项目一般可于试验前后备查 1 次,记录详细数据。对含有规定毒性的药物或疗程较长者,可适当增加检测次数。

(2)疗效性观测

主要指标:心绞痛的发作情况。试验中,研究者需观察受试者心绞痛发作的诱发因素,体力活动的大小、程度,疼痛的次数、程度、持续时间,硝酸甘油制剂的用量及相关症状等,并每周进行 1 次记录。

次要指标:试验中,研究者还应观察受试者血压、心率、心律、舌质、舌苔、脉象等指标变化,并每周记录 1 次。此外,研究者还应观察受试者心电图、运动心电图、血脂等指标变化,必要时监测受试者心肌损伤标志物等指标。

3. 关于治疗胸痹的中药有效性评价的说明

(1)疾病疗效判断标准:在综合疗效判断时,若心绞痛等主要症状疗效与心电图疗效不一致时,应以疗效低的结果为综合疗效。

1)显效:心绞痛等主要症状消失,心电图恢复正常或达到大致正常。

2)有效:心绞痛等主要症状减轻,心电图改善达到有效标准(治疗后,压低的 ST 段回升 0.05mV 以上;或 T 波由平坦/倒置变为直立)。

3)无效:心绞痛等主要症状无改善,心电图基本与治疗前相同。

4)加重:心绞痛等主要症状与心电图较试验前加重。

(2)中医证候疗效判断标准

1)显效:临床症状、体征改善明显,证候积分减少≥70%。

2)有效:临床症状、体征均有好转,证候积分减少≥30%。

3)无效:临床症状、体征无明显改善,证候积分减少<30%。

4)加重:临床症状、体征均有加重,证候积分减少<0。

(二)脑卒中的临床试验设计

脑卒中的临床疗效与患者的年龄、既往病史、病程长短、病灶的部位和范围以及伴发疾病情况等因素有关,在试验分组时应严格贯彻随机化原则,以避免试验组与对照组之间的系统差异。为增加各组的可比性,还可以采用分层随机的方法。此外,脑卒中新药临床试验应尽量做到盲法对照,在具备条件的情况下,应采用双盲试验,如果条件不具备时,也可进行单盲试验。若试验过程后者出现严重不良事件,或患者病情加重,需要抢救时,可以进行紧急揭盲,临床试验方案中应对紧急揭盲的条件、方法等作出规定。脑卒中的疗程一般较长,应根据新药的试验目的、治疗范围及所要达到的疗效指标,并参照新药临床前药效毒理学试验的结果确定临床试验的疗程。若受试者是脑卒中急性期患者,可直接进入临床试验;若为恢复期或后遗症期,应在受试准备期进行药物的洗脱,以免其他药物治疗效应的影响。

1. 受试者入选及排除标准

(1)入选标准:符合脑卒中病中西医诊断标准;符合中医证候诊断标准;根据各期临床试验的目的及本病的特点确定受试年龄范围。

(2)排除标准:①非缺血性脑卒中患者;②确诊患有脑肿瘤、脑外伤、脑寄生虫病或代谢障碍疾病的患者;③妊娠或哺乳期妇女;④合并有严重肝肾功能不全、造血系统疾病的患者;⑤对本药成分过敏者。

2. 观察指标 受试者需观测如下指标:

(1)安全性观测:一般项目检查;血、尿、大便常规检查;肝肾功能检查;可能出现的不良反应,如过敏反应、消化道反应的不良影响等。

(2)疗效性观测:中医证候学的观察、神经系统症状体征的观察、脑 CT 和/或核磁共振检查,必要时进行脑脊液检查。

3. 关于治疗脑卒中的中药有效性评价的说明

(1)对治疗前后患者神志、言语、肢体运动功能等主症进行综合评定。

1)临床疗效评定的依据:神经功能缺损积分值减少(功能改善)、患者总的生活能力状态评估(评定时的病残程度)。

2)临床疗效评定分级标准

0级:能恢复工作或操持家务;1级:生活自理,独立生活,部分工作;2级:基本独立生活,小部分需人帮助;3级:部分生活活动可以自理,大部分需人帮助;4级:可站立步行,但需人随时照料;5级:卧床,能坐,各项生活需人照料;6级:卧床,有部分意识活动,可喂食;7级:植物人状态。

(2)中医证候疗效判定

1)临床痊愈:中医临床症状、体征消失或基本消失,证候积分减少≥95%。

2)显效:中医临床症状、体征明显改善,证候积分减少≥70%。

3)有效:中医临床症状、体征均有好转,证候积分减少≥30%。

4)无效:中医临床症状、体征无明显改善,甚至加重,证候积分减少<30%。

(袁 洪 黄志军 林 玲 李 莹 黄 伟)

参 考 文 献

[1] 国家食品药品监督管理局. 新药审批办法(1999年)[EB/OL]. [1999-4-22]. http://www. sda. gov. cn/cmsweb/webportal/W53384/A61246595. html.

[2] 国家食品药品监督管理总局药品审评中心. 中药、天然药物治疗冠心病心绞痛临床研究技术指导原则[EB/OL]. [2011-12-17]. http://www. cde. org. cn/zdyz. do? method=largePage&id=120.

[3] 逄冰, 赵林华, 何丽莎, 等. 中医对高脂血症的认识和展望. 辽宁中医杂志, 2016, 43(5): 1107-1109.

[4] 郭姣, 朴胜华, 石忠峰, 等. 高脂血症中医证候分布规律文献研究. 广州中医药大学学报, 2013, 30(5): 609-614.

[5] 郑筱萸. 中药新药临床研究指导原则. 北京: 中国医药科技出版社, 2002.

[6] 阿不都外力·阿不都克里木, 斯拉甫·艾白, 王平山, 等. 维药新药治疗高脂血症的临床研究指导原则(草案). 中国中医药信息杂志, 2017, 24(6): 1-5.

第九章

心血管植入性医疗器械临床试验

自 1929 年 Werner 完成第一例人类心导管手术以来,历经近百年发展,心导管技术已成为心血管疾病诊断和治疗的重要手段。而在各类心导管手术过程中所采用的各种植入性医疗器械,也和传统的药物一样,存在有效性及安全性的问题。传统的药物存在固有的药动学和药效学特征以及生物利用度特性,若需全面了解药物的各种特性、综合评价其有效性及安全性,研发新药及上市前后过程中必须进行四期临床试验。而植入性医疗器械具有其特殊性,虽然同样需进行各种临床试验和研究以评价其安全性及有效性,但针对植入性医疗器械进行的临床试验所遵循的规范、准则不同,试验设计、流程等方面也与药物临床试验存在差异。

目前心血管领域采用的植入性医疗器械庞杂繁复,包括心脏起搏器、消融导管、各类血管支架、心脏瓣膜、心脏封堵器等介入材料,随着心导管技术的迅猛发展,将来还将有更多新的器械产品诞生和投入临床使用。技术的发展和进步伴随而来的是针对各种新型医疗器械进行的各种临床试验,确切地说,新技术的发展和普及正是建立在各种临床试验的研究成果之上,而世界上各个国家和地区也正是依据各种临床研究的结果制定和完善各种法律法规,并不断推出和更新临床指南性文件来与时俱进。我国国务院于 2000 年1 月 4 日颁布了《医疗器械监督管理条例》,并先后于 2014 年 2 月 12 日、2017 年 5 月 4 日发布了修订稿。该条例明确指出对于具有中度或较高风险的医疗器械产品(第二类、第三类)注册申请资料中必须具有包括临床试验报告在内的临床评价资料。原国家食品药品监督管理局继 2003 年 12 月 22 日发布《医疗器械临床试验规定》之后,于 2016 年 6 月 1日发布了《医疗器械临床试验质量管理规范》,该规范对医疗器械临床试验的实施及监督管理等多个方面进行了详细指导与规定,但由于医疗器械产品种类繁多,并未对不同产品临床试验的病例数、试验时间等细节问题做详细规定,也缺乏相应的技术指南及监管机制。与此同时,我国也非常缺乏针对医疗器械产品的临床试验机构、专业设计人员及技术审评人员等。因此,本书专设章节,以心脏起搏器、冠状动脉支架等为例介绍有关植入性医疗器械临床试验的申请、设计、实施及分析评价等方面的内容。

第一节　医疗器械临床试验遵循的原则

医疗器械临床试验的进行同药物临床试验一样,其目的均是为了评价医疗手段的临床应用价值及确定最佳的应用方式。因其研究对象较为特殊,往往需要人类受试者参与,医疗器械临床试验的开展亦需遵循相应的规范与原则。这些规范与原则通常包括伦理道德原则、科学性原则及相关法律法规。规定临床试验必须符合伦理道德的指导性文件包括 1948 年颁布的《纽伦堡法典》、世界医学会制定的《赫尔辛基宣言》、1978 年提出的《贝尔蒙报告》等。科学性原则要求临床试验的开展需具有明确的试验目的,其设计、实施及评价均需制定周密、严谨的方案,须遵循生物统计学的 4 项基本原则,即随机、对照、盲法和可重复性,但医疗器械的临床试验因为伦理及器械的特殊性,往往多为非盲法试验,这就要求试验方案设计者及实施者应根据具体情况采取有效措施积极控制偏倚至最小。

一、国内医疗器械临床试验相关指导原则概述

随着国内医疗器械生产和应用的蓬勃发展,植入性医疗器械品种、型号日益繁多,我国为加强这些产品的监督和管理,颁布了一系列法规及指导性文件,其中包括前文提到的《医疗器械监督管理条例》(最新修订版为 2017 年 6 月 1 日起实行)及《医疗器械临床试验规定》,除此外,还有《医疗器械注册管理办法》《医疗器械标准管理办法》《医疗器械生产监督管理办法》等法规和规定,植入性医疗器械临床试验的开展均必须遵循上述法律法规。《医疗器械监督管理条例》中规定:第三类医疗器械是"具有较高风险,需要采取特别措施严格控制管理以保证其安全、有效的医疗器械"。心血管领域采用的诸多医疗器械产品诸如心脏永久起搏器、人工心脏瓣膜等产品正是属于第三类医疗器械。国家对医疗器械按照风险程度实行分类管理,第一类是风险程度低,实行常规管理可以保证其安全、有效的医疗器械;第二类是具有中度风险,需要严格控制管理以保证其安全、有效的医疗器械;第三类是具有较高风险,需要采取特别措施严格控制管理以保证其安全、有效的医疗器械。其中第一类医疗器械产品备案,不需要进行临床试验。申请第二类、第三类医疗器械产品注册,应当进行临床试验;但是,有下列情形之一的,可以免于进行临床试验:①工作机制明确,设计定型,生产工艺成熟,已上市的同品种医疗器械临床应用多年且无严重不良事件记录,不改变常规用途的;②通过非临床评价能够证明该医疗器械安全、有效的;③通过对同品种医疗器械临床试验或者临床使用获得的数据进行分析评价,能够证明该医疗器械安全、有效的。免于进行临床试验的医疗器械目录由国家药品监督管理部门制定、调整并公布。自 2014 年 6 月 1 日起,具备中度或较高风险的医疗器械产品注册时必须提交包括临床试验报告在内的临床评价资料。与此同时,国家药品监督管理

部门下属的医疗器械技术审评中心先后发布了《医疗器械临床试验设计指导原则》《冠状动脉药物洗脱支架临床试验指导原则》《心脏射频消融导管产品注册技术审查指导原则》《植入式心脏起搏器注册技术审查指导原则(2016年修订版)》《植入式心脏电极导线产品注册技术审查指导原则》《植入式心脏起搏器注册技术审查指导原则》《血管内球囊扩张导管用球囊充压装置注册技术审查指导原则》《动态血压测量仪注册技术审查指导原则》《动态心电图系统注册技术审查指导原则》《接受医疗器械境外临床试验数据技术指导原则》等心血管领域多种医疗器械的相关指导原则文件,来规范心血管医疗器械临床试验的开展。

截至2018年1月1日,我国已先后颁布或修订了30余部医疗器械相关领域的法律法规及相关规范性文件,内容涉及医疗器械的分类、命名、注册、生产、经营、监督及召回等各个环节。涉及医疗器械临床试验的法律法规文件包括:《医疗器械监督管理条例》《医疗器械使用质量监督管理办法》《医疗器械通用名称命名规则》《体外诊断试剂注册管理办法修正案》《医疗器械注册管理办法》《医疗器械分类规则》《医疗器械注册管理办法》《一次性使用无菌医疗器械监督管理办法(暂行)》《医疗器械标准管理办法》《医疗器械临床试验质量管理规范》等。熟悉这些法规的要求对于开展心血管器械临床试验也是必不可少的。

二、国外医疗器械临床试验相关指导原则概述

临床试验的开展与实施,除了需遵循伦理道德原则及科学性原则外,还需严格遵守当地现行的相关法律法规。在美国,《联邦法典》第21章(21CFR)862-892部分对医疗器械定义及分类等做了详细规定。美国食品药品管理局(FDA)在此基础上针对医疗器械制定了诸多法案,比如《联邦食品、药品与化妆品法案》《医疗器材修正案》《安全医疗器材法案》《公众健康服务法案》《公正包装和标识法案》《健康和安全辐射控制法案》《现代化法案》等,这些法案针对医疗器械的上市、管理等方面做了详细规定,比如《联邦食品、药品与化妆品法案》要求所有有意在美国销售的医疗器械按不同类别均需进行登记、上市前通知[510(k)]或上市前批准(pre-market approval, PMA),所有在美国销售的医疗器械均必须在FDA注册等,同时,FDA还针对医疗器械临床试验发布了一系列指导性原则。

FDA对医疗器械的定义:医疗器械是指由生产者设计应用于人体,包括零配件及所需软件在内的任何仪器、设备、机器、用具、材料或者其他物品,其目的在于以下三个方面:疾病的诊断、预防、监护、治疗或缓解;伤残的诊断、监护、治疗、缓解或者代偿;人体结构或生理过程的研究、替代或修复。FDA针对不同医疗器械进行分类管理,根据使用目的及风险程度,共1 700种不同类别的器械被划分为三大类。第一类产品是风险相对较低的医疗器械,行一般(基本)控制,一般控制对产品的上市、正确标识及上市后产品性能的监控等具有明确要求,这是所有医疗器械都必须达到的基线标准,这一类产

品大多数均可免于审查,仅少数产品需要提交510(k)申请;第二类产品风险中等,则要求特殊控制,不但需要满足基线标准,还需符合FDA所制定的特别要求或其他业界公认的标准,绝大多数该类产品上市前需申请上市前通告、即510(k),意指证明该产品与已经合法上市的产品具有实质等效性(substantially equivalent),也就是说该产品与已上市的产品预期用途相同,产品的新特性不会对安全性或有效性产生影响,或者对安全性或有效性产生影响的新特性有可接受的科学方法用于评估新技术的影响以及有证据证明这些新技术不会降低安全性或有效性;第三类产品则风险最高、对人体潜在伤害最大,在进行一般控制的同时,要求产品必须申请上市前批准(PMA),这要求产品上市前必须提供足够、有效的证据证明医疗器械按照设计和生产的预期用途并且能够确保其安全有效。510(k)和PMA通常都要求产品上市前提交有关产品适应证、摘要、建议标签、器械描述、实验室和动物实验结果、生物相容性研究结果以及灭菌信息等方面的资料,但510(k)通常很少需要提交临床试验结果,而PMA申请则要求必须提交临床研究报告。除非存在豁免,第三类医疗器械上市前均需提交PMA申请,而心血管领域常用的医疗器械,包括心脏永久起搏器、人工心脏瓣膜等产品均属于该类产品,上市前均需提交详细的临床试验报告。

第二节 医疗器械临床试验分类、适用范围及申请

一、医疗器械临床试验分类及适用范围

医疗器械产品能否获准注册上市应用于临床,关键是必须具备充分的临床证据,而临床证据来源于文献资料、临床实践及临床试验结果的系统评价。全球医疗器械协调工作组制定的文件规定,如果没有文献资料或者其他证据支持证实产品的有效性及安全性,就必须通过临床试验来获得证据。该文件对医疗器械临床试验的适用范围做了明确说明。我国《医疗器械临床试验规定》也将医疗器械临床试验分为医疗器械临床试用和医疗器械临床验证。其中医疗器械临床试用是指通过临床使用来验证该医疗器械理论原理、基本结构、性能等要素能否保证安全性和有效性,主要适用于市场上尚未出现过,安全性、有效性有待确认的医疗器械。而医疗器械临床验证是指通过临床使用来验证该医疗器械与已上市产品的主要结构、性能等要素是否实质性等同,是否具有同样的安全性、有效性,主要适用于同类产品已上市,其安全性、有效性需要进一步确认的医疗器械。然而,随着《医疗器械临床试验规定》的废止,新颁布的《医疗器械临床试验质量管理规范》删除了对医疗器械临床试验的分类说明,而根据《医疗器械监督管理条例》规定,第二类、第三类医疗器械(除按规定免于进行临床试验者)在产品注册前均要求提交临床试验报告,因此,医疗器械临床试验主要适用于第二类、第三类医疗器械产品安全性和有效性的确认或验证。虽然目前国内法律法规并未明确规定医疗器械临床试验的分类,仅要求对

拟申请注册的医疗器械进行临床试验，但我们可以参照药物临床试验的分类，将医疗器械临床试验人为划分为注册前研究和注册后研究。另外，对于某些特定类型医疗器械，国家药品监督管理部门医疗器械技术审评中心发布了相应的临床试验指导原则，这些指导性文件对某些医疗器械的临床试验进行了单独分类，如将冠状动脉药物洗脱支架产品的临床试验分为可行性试验和确证性试验。

二、医疗器械临床试验的申请

为加强医疗器械临床试验管理、维护受试者权益，我国《医疗器械临床试验质量管理规范》明确指出，开展医疗器械临床试验需具备一定的前提条件，并进行相应的准备工作。

在开展临床试验前，申办者应当完成试验用医疗器械临床前研究，包括产品设计（结构组成、工作原理和作用机制、预期用途以及适用范围、适用的技术要求）和质量检验、动物实验以及风险分析等，且结果应当能够支持该项临床试验，其中质量检验结果包括自检报告和具有资质的检验机构出具的一年内的产品注册检验合格报告。申办者还应当准备充足的试验用医疗器械，且试验用医疗器械的研制应当符合适用的医疗器械质量管理体系相关要求。

《医疗器械临床试验质量管理规范》明确规定，医疗器械临床试验应当在两个或者两个以上医疗器械临床试验机构中进行。所选择的试验机构应当是经资质认定的医疗器械临床试验机构，且设施和条件应当满足安全有效地进行临床试验的需要，同时研究者应当具备承担该项临床试验的专业特长、资格和能力，并经过培训。

临床试验前，申办者与临床试验机构和研究者应当就试验设计、试验质量控制、试验中的职责分工、申办者承担的临床试验相关费用以及试验中可能发生的伤害处理原则等达成书面协议。并且，临床试验应当获得医疗器械临床试验机构伦理委员会的同意。如试验用器械为列入需进行临床试验审批的第三类医疗器械目录的，还应当获得国家药品监督管理局的批准。同时，在开展临床试验前，申办者应当向所在地省、自治区、直辖市药品监督管理部门备案。接受备案的药品监督管理部门应当将备案情况通报临床试验机构所在地的同级药品监督管理部门以及卫生主管部门。

在美国，未上市的器械被批准进行临床试验需申请器械临床试验豁免（investigational device exemption, IDE）并被 FDA 批准。未获批准上市的器械，在进行临床试验之前，必须满足以下要求：①经伦理委员会批准，如果试验涉及重大风险的器械，则还需得到 FDA 批准；②所有参与试验的患者都知情并签署知情同意书；③标签注明本器械仅用于试验目的；④试验过程在合理监督下进行；⑤试验过程及结果均进行了翔实的记录和报告。

第三节 心血管植入性医疗器械临床试验方案设计

医疗器械临床试验方案设计大体原则与药物临床试验相同，主要参考了《药物临床试验质量管理规范》(GCP)，其目的均在于评价和验证产品的有效性和安全性，原则上均应最大限度保障受试者的权益、安全和健康，整个临床试验过程均需经药品监督管理部门和伦理委员会批准并在其监督下进行。

然而，由于医疗器械不具备药物的药动学特点，同时医疗器械产品种类型号多样、生产技术变化迅速，并且牵涉到伦理问题，其临床试验的设计实施与药物不同。

药物临床试验一般分为4期，新药上市至少需要3期临床试验，而我国并未对医疗器械的试验分期做出明确规定。对于未在境内外批准上市的新产品，安全性以及性能尚未经医学证实的，临床试验方案设计时应当先进行小样本可行性试验，待初步确认其安全性后，再根据统计学要求确定样本量开展后续临床试验。例如，申请人在申请冠状动脉药物洗脱支架产品上市前，如有以下几种情形，则需先进行可行性试验：①申请人尚无冠状动脉药物洗脱支架批准上市，申报产品为企业首次拟申请上市的药物支架产品；②申请人已有冠状动脉药物洗脱支架批准上市，但申报新的药物支架产品上市时，产品中药物及涂层的成分和比例等与已批准产品相比发生改变时或者为支架金属平台材料在中国境内首次应用于冠状动脉药物洗脱支架产品。但对于支架金属平台材料在中国境内非首次应用于冠状动脉药物洗脱支架产品，若申请人能对支架平台原材料的主要性能、支架加工工艺以及终产品主要性能等方面进行评价，并证明申报产品金属平台原材料的主要性能、加工工艺及终产品性能等方面等同或优于中国境内已批准的冠状动脉药物洗脱支架产品，可考虑不进行可行性试验。事实上，按目前的相关法律法规，多数医疗器械产品注册上市一般只需"Ⅰ期"临床试验，也就是说，上市前只要遵循相应规范通过临床试验确认或者验证该医疗器械理论原理、基本结构、性能等要素可保证安全性和有效性即可。因此，一个药物的研发需要数年甚至数十年，器械研发上市时间相对较短，可能只需数月至数年。在临床试验方案设计上，根据科学性原则，药物临床试验需强调随机、对照、盲法及可重复性，并且要求具备足够大的样本量，而器械临床试验往往都难以做到盲法，且样本量通常较小，但医疗器械、特别是高风险的植入性医疗器械不能通过人体新陈代谢"排泄"至体外，其长期安全性可能仍需上市后研究加以验证。

根据《医疗器械临床试验质量管理规范》，一项完整的医疗器械临床试验方案应当包括以下内容：

(1)一般信息。

(2)临床试验的背景资料。

(3)试验目的。

（4）试验设计。

（5）安全性评价方法。

（6）有效性评价方法。

（7）统计学考虑。

（8）对临床试验方案修正的规定。

（9）对不良事件和器械缺陷报告的规定。

（10）直接访问源数据、文件。

（11）临床试验涉及的伦理问题和说明以及知情同意书文本。

（12）数据处理与记录保存。

（13）财务和保险。

（14）试验结果发表约定。

同时，医疗机构与实施者签署双方同意的临床试验方案，应签订临床试验合同。医疗器械临床试验应当在两家以上（含两家）医疗机构进行，这是为了尽量减少偏倚、保障临床试验结果的可靠性。而对于多中心临床试验方案的设计和实施，至少应当包括以下内容：

（1）试验方案由申办者组织制定并经各临床试验机构以及研究者共同讨论认定，且明确牵头单位临床试验机构的研究者为协调研究者。

（2）协调研究者负责临床试验过程中各临床试验机构间的工作协调，在临床试验前期、中期和后期组织研究者会议，并与申办者共同对整个试验的实施负责。

（3）各临床试验机构原则上应当同期开展和结束临床试验。

（4）各临床试验机构试验样本量以及分配、符合统计分析要求的理由。

（5）申办者和临床试验机构对试验培训的计划与培训记录要求。

（6）建立试验数据传递、管理、核查与查询程序，尤其明确要求各临床试验机构试验数据有关资料应当由牵头单位集中管理与分析。

（7）多中心临床试验结束后，各临床试验机构研究者应当分别出具临床试验小结，连同病历报告表按规定经审核后交由协调研究者汇总完成总结报告。

下面对心血管植入性医疗器械临床试验方案设计的主要内容分别进行介绍。

一、研究目的

临床试验的研究目的决定了临床试验的设计类型、对照试验的比较类型、样本量以及主要评价指标等。申请人可根据器械产品特征、非临床研究的情况以及国内外已上市同类产品的临床数据资料等进行综合分析，确定临床试验的研究目的。按照《医疗器械临床试验质量管理规范》规定，进行医疗器械临床试验应当有充分的科学依据和明确的试验目的，并权衡对受试者和公众健康预期的受益以及风险，预期的受益应当超过可能出现的损害。故医疗器械临床试验研究目的的确定需充分遵循科学、伦理原则及遵照相应的法律法规。

当临床试验是为了确认拟注册的试验器械在预期用途下的有效性和/或安全性时，试验目的可设定为确认试验器械的有效性和/或安全性是否优于/等效于/非劣于已上市同类产品。例如，为了评价某种新型冠状动脉支架治疗冠心病患者的有效性和安全性，研究目的可为"以某某品牌冠状动脉支架为对照，评价某某公司研发的冠状动脉支架用于治疗冠心病患者的有效性和安全性"。

另外，试验目的也和拟开展临床试验的分类有关。如可行性试验的目的主要在于安全性评价，而确证性试验则还需证实试验器械的有效性。

对于已上市医疗器械产品的临床试验，临床试验的目的可视情况而变。对于已上市产品增加适应证的情形，临床试验目的可设定为确认试验器械对新增适应证的安全有效性。例如，射频消融导管在治疗快速型心律失常基础上，增加顽固性高血压患者肾交感射频消融的适应证。当已上市器械适用人群发生变化时，临床试验目的可设定为确认试验器械对新增适用人群的安全有效性。当已上市器械发生重大设计变更时，可根据变更涉及的范围设定试验目的。例如冠状动脉药物洗脱支架平台花纹设计发生改变时，临床试验目的可设定为确认变化部分对于产品安全有效性的影响。当已上市器械的使用环境或使用方法发生重大改变时，试验目的可设定为确认产品在特定使用环境和使用方法下的安全有效性。例如已上市的植入式心脏起搏器通常不能兼容核磁共振检查，如申请兼容核磁共振检查，其临床试验目的可设置为对兼容核磁共振检查相关的安全性和有效性进行确认。

近年来，由于心血管介入诊疗技术的蓬勃发展，利用原有医疗器械进行不同术式或者诊断治疗方式安全性和有效性研究的临床试验层出不穷。如 STAR AF-Ⅱ研究基于原有医疗器械探讨不同术式对持续性房颤射频消融疗效差异。此类研究的目的不在于验证医疗器械产品的有效性或者安全性，旨在比较不同治疗方式的差异，医疗器械只是完成治疗的载体，故其研究目的与通常意义上所指的医疗器械临床试验有所不同。

二、适用范围、受试者特征及选择

传统药物临床试验的受试者可以是健康志愿者，也可以是目标治疗人群。进行药物临床试验时，为了了解人体对药物的耐受性和不良反应情况以评价其安全性，往往在进行Ⅰ期临床试验时会入选健康志愿者，但在进行冠状动脉支架、封堵器、心脏起搏器之类植入性器械临床试验时，受试者多为需要器械植入治疗的患者。而受试者入选/排除标准的确定，则应由熟悉试验医疗器械的该领域专家来制订，应根据本学科指南性文件、文献资料及临床实践经验定义受试者特征，确定医疗器械临床适用范围。每项临床试验的受试者选择也都必须结合本身的研究目的，研究申办方需考虑受试对象是否能够代表总体人群，并应尽可能将影响试验结果的各种混杂因素排除。

例如，某试验旨在评价三个不同起搏位点起搏对左室功能正常的心动过缓患者心功能的影响。那么，在选择受试者时，需根据心脏永久起搏器植入相关指南及临床试验的研究目的来确定，其入选标准可以定为：①符合《植入性心脏起搏器治疗——目前认识和建议（2010 年修订版）》规定的起搏器植入适应证 Ⅰ 类或 Ⅱ a 类标准；②心功能正常（LVEF ≥ 50%）；③患者愿意接受本研究需要的定期随访；④年龄 18~75 岁；⑤签署知情同意书。

而在设定排除标准时，主要需要考虑以下几个方面的问题：①患者自身状况可能影响研究结果的评估；②从保障受试者安全角度考虑；③估计不能依从方案步骤或准时随访者。故上述临床试验的排除标准可以定为：①不同意或不能书面填写本临床研究需要的患者知情同意书；②中 - 重度主动脉瓣反流；③中 - 重度二尖瓣反流；④左室舒张末期内径 ≥ 60mm；⑤慢性房颤 / 房扑患者；⑥预期寿命不足一年；⑦患者的电极导线不完整（并且不会更换电极导线）；⑧患者装有心外电极系统；⑨患者装有机械瓣；⑩患者身体状况不能满足本临床研究的要求；⑪ 孕妇或者哺乳期妇女；⑫ 严重血液系统疾病伴凝血功能障碍；⑬ 严重肝肾功能不全；⑭ 已经登记入选另外一个临床研究或者其研究会影响本研究的目的。

冠状动脉支架的应用适应证主要包括稳定型冠心病、非 ST 段抬高型急性冠脉综合征（NSTE-ACS）、急性 ST 段抬高心肌梗死（STEMI）等不同类型的冠状动脉粥样硬化性疾病。《中国经皮冠状动脉介入治疗指南（2016）》对于经皮冠状动脉介入治疗（PCI）的各类适应证作了详细说明。如为了评价某种新型冠状动脉支架治疗冠心病患者的有效性和安全性，参考相应的指南、文献资料以及结合研究目的，该临床试验的入选 / 排除标准可参考如下：

入选标准：①患者年龄 18~80 岁；②有稳定型心绞痛，或者不稳定型心绞痛，或者有陈旧性心肌梗死或者有证据的无症状局部缺血的患者；③入选前 30 天内经心脏多普勒超声测定左心室射血分数 > 35%；④患者同意接受术后 9~12 个月的血管造影随访，接受 PCI 术后 1 个月、6 个月和 12 个月的临床随访；⑤患者同意参加临床试验，并签署知情同意书。

排除标准：①受试者入选前一周以内发生了急性心肌梗死；②受试者存在充血性心力衰竭（纽约心功能分级为 Ⅳ 级）、心源性休克、血流动力学不稳定或者难治性室性心律失常；③受试者因合并其他临床情况预期寿命不足 12 个月；④合并妊娠或试验期间计划妊娠的患者；⑤已进行或计划试验期间行心脏移植术的患者；⑥合并严重瓣膜性心脏病；⑦左主干病变；⑧拟采用双支架的真性分叉病变；⑨ TIMI 0 级血流的完全闭塞病变；⑩伴有严重出血倾向或伴有活动性消化性溃疡，术前 3 个月以内发生过脑卒中或短暂性脑缺血发作；⑪ 正在接受透析治疗或者严重肾功能不全（血清肌酐水平 > 177μmol/L）；⑫ 术前 1 个月以内参加过其他任何临床试验；⑬ 对碘剂过敏或不能耐受的患者；⑭ 预计介入治疗后不能耐受 3 个月双重抗血小板治疗（阿司匹林和 / 或氯吡格雷和 / 或替格瑞洛）；⑮ 因其他原因研究者认为不适合入选的患者。

三、试验设计方案

(一)试验设计的基本原则

随机、对照和盲法是临床试验常用于减少偏倚,保障试验结果真实、可靠的手段。随机化的目的在于让受试者能更好反映其代表的总体人群的特征,良好的随机设计能减少试验结果偏差,使得临床证据更为客观和真实。同时,为了尽量避免临床试验受试者及实施者在评价疗效时的主观因素对试验结果产生的影响及安慰剂效应,临床试验往往采取盲法进行。随机分组方案可在试验设计时采用随机化工具。对于多中心临床试验,应采用中心随机的方法,即保证各研究中心内的治疗组与对照组是均衡可比的。医疗器械临床试验具体的随机方法可参考药物临床试验。

然而,在医疗器械临床试验的实际操作过程中,特别是涉及心血管疾病的多种医疗器械,往往难以严格遵循上述原则。比如,有些受试者不愿意接受对照组或试验组处理,以及医疗器械因为可操作性和伦理的问题难以做到盲法。国内外大量文献也表明医疗器械的临床试验不少为开放试验。尽管如此,为确保研究结果的可信度,临床研究的方案设计仍需尽量坚持上述原则,即使在客观条件受限的情况下不能完全符合以上要求,也应考虑采取特殊有效的方法和措施以有效控制偏倚。

医疗器械的临床试验应优先采用随机研究以提供高等级的研究证据。如果临床试验无法采用随机设计,影响因素在组间分布不平衡,可能会降低试验结果的可信度,此时可采用协方差分析以尽量减少已知因素对结果的影响,并需在设计方案中详述控制选择偏倚的具体措施。

完整设盲要求受试者、研究者和评价者均对分组信息处于盲态,但由于许多心血管疾病特殊的治疗方式和医疗器械固有的属性,对研究者较为困难,此时应尽量对受试者设盲,同时采用第三方盲法评价和盲态数据审核的方式。如果对不同受试者的干预方式迥异、无法对受试者设盲,比如比较药物治疗和冠状动脉支架植入治疗的疗效,或者器械的固有特征及评价方式决定了亦无法对研究者和评价者设盲,比如评价植入金属支架和生物可吸收支架管腔丢失指标的差异,应采取适当措施减少偏倚,可在受试者筛选和入组前对受试者和研究者隐藏分组信息,在干预实施过程中采用标准化流程,还可采取盲态数据审核的方式进行评价,另外,在评价标准的确定上尽量采用可客观判定的指标。

临床研究中的对照是为了消除非处理因素的干扰,减少或消除试验误差而鉴别试验器械与非试验器械或非试验性因素。医疗器械临床研究可采用平行对照设计、配对设计或交叉设计等方案。平行对照设计中采用的对照包括阳性对照和安慰对照,阳性对照应优先选择有效性和安全性得到临床公认或被广泛使用的已上市同类产品,安慰对照的选择应考虑到伦理的问题,如上文的例子,为了评价某种新型冠状动脉支架治疗冠心病患者的有效性和安全性,研究方案若设立安慰对照则有不妥,因有悖伦理原则。在进行器械的局部效应评价时,也可考虑选择配对设计,如对同一受试者的不同部位接受不同器械或者不同治疗方式的干预以评价试验器械的有效性和安全性。当试验方案选择交叉设计时,即不同受试者在不同阶段分别接受不同的诊断或治疗,应注意安排合理的清洗期以避免或者减少前一阶段诊断或治疗的残留效应对后一阶段的影响。而当没有合适的同类产品或类似方案进行对照试验的时候,可审慎采用单组设计,并需要对各种偏倚进行全面分析和有效控制,如应尽量选择客观或公认的评价指标。

如为了评价某种新型冠状动脉支架治疗冠心病患者的有效性和安全性,采用随机、开放、阳性平行对照、非劣效性设计的多中心临床研究,因试验器械与对照器械在外观上难以做到一致,且按医疗常规治疗用器械的型号和识别码需粘贴于手术记录单上,故采用开放的试验设计,为减少偏倚,试验采用客观评价指标作为主要疗效指标,并且由第三方实验室进行统一评价;同时在试验实施前制定相应的标准化流程并对研究者等相关人员进行统一培训以减少实施偏倚。

(二)样本量的确定

《医疗器械临床试验设计指导原则》中提到:样本量一般以临床试验的主要评价指标进行估算。需在临床试验方案中说明样本量估算的相关要素及其确定依据、样本量的具体计算方法。《医疗器械临床试验设计指导原则》的附录提供了样本量估算公式的样例。确定样本量的相关要素一般包括临床试验的设计类型和比较类型、主要评价指标的类型和定义、主要评价指标有临床实际意义的界值、主要评价指标的相关参数(如预期有效率、均值、标准差等)、Ⅰ类和Ⅱ类错误率以及预期的受试者脱落和方案违背的比例等。主要评价指标的相关参数根据已有临床数据和小样本可行性试验(如有)的结果来估算,需要在临床试验方案中明确这些估计值的确定依据。一般情况下,Ⅰ类错误概率 α 设定为双侧 0.05 或单侧 0.025,Ⅱ类错误概率 β 设定为不大于 0.2,预期受试者脱落和方案违背的比例不大于 0.2,申请人可根据产品特征和试验设计的具体情形采用不同的取值,需充分论证其合理性。

《植入式心脏起搏器技术指导原则》中规定,对临床试验样本数量和规模的最低要求如下:对每个注册申请,首次注册时需至少递交对 50 个植入设备最少 180 天的研究数据,即临床方案中的最少样本量至少应大于等于 50。以上试验可视为起搏器Ⅰ期临床的试验要求。首次注册通过后,制造商需要向审评审批部门提交对起搏器的Ⅱ期临床试验报告,至少递交对 100 个植入设备最少 90 天的临床试验数据。这一规定可作为最小样本量的参考。例如,某试验旨在评价三个不同起搏位点起搏对左室功能正常的心动过缓患者心功能的影响。其样本量的计算可做以下考虑:

显著性设计:根据随访 2 年时三组的左室射血分数相差 5% 估算样本量,双侧检验水准 5%,检验效能($1-\beta$)90%,标准差 10%,预计每组至少入选 120 例患者才能保证有显著性差异。

非劣效性设计:根据随访 2 年时 A 组与 B 组左室射血分数相差 3.5% 估算样本量,双侧检验水准 5%,检验效能($1-\beta$)90%,标准差 10%,预计每组至少入选 148 例患者才能保证显著性差异。

假设试验失访率可达到 25%，则每组入选至少需要 198 例，因此该试验总样本量需在 594 例以上。

而对多数医疗器械临床试验，我国并未做出最小样本量的强制性要求，但无论现行法规有否规定类似最小样本量，在估计样本量时应充分考虑到以下几个方面：①临床试验设计类型（试验设计类型分为优效性设计、非劣效性设计及等效性设计）；②现有文献资料确定的对照组有效性及安全性评价指标结果；③试验器械与对照组比较的预期差异；④显著性水平（据惯例通常设置为 0.05）；⑤检验效能；⑥失访率；⑦容许误差；⑧总体标准差；⑨样本分配方法等。因此，样本量的确定应由临床领域的专家和统计学专家根据临床试验设计的类型选择合适的计算方法来确定，可采用 nQuery、PASS、SAS 或 Stata 等软件进行计算。具体的计算方法可参考药物临床试验样本量的计算。

例如，以某某品牌冠状动脉支架为对照，评价某某公司研发的冠状动脉支架用于治疗冠心病患者的有效性和安全性。显著性水平 $\alpha=0.025$，检验效能 $1-\beta=80\%$，预设非劣效界值取 0.22mm，标准差 0.51m，试验组与对照组为 1：1 平行对照设计，采用 PASS 软件估算样本量为 172，同时考虑到临床试验过程中约 25% 的脱落，最终确定实际入组病例 216 例，即每组 108 例。

（三）疗效及安全性评价

《医疗器械临床试验设计指导原则》指出，在临床试验方案中应明确规定各评价指标的观察目的、定义、观察时间点、指标类型、测定方法、计算公式（如适用）、判定标准（适用于定性指标和等级指标）等，并明确规定主要评价指标和次要评价指标。

在对产品的疗效及安全性进行评价时，原则上应尽可能选择客观、量化、可检测的评价指标，这些指标应当在相关研究领域已有公认的准则和标准。特别是医疗器械的临床试验往往并非随机盲法研究，不恰当的评价指标可能会对试验结果造成较大偏倚（对于多数医疗器械的临床试验，盲法确实很难执行，但对于有严格的对照使用器材的研究中，可以部分使用随机盲法）。主要评价指标的确定应更多参考临床专家的意见，尽可能选择临床通用的评价指标，数量应严加控制，如果从与试验目的有关的多个指标中难以确定单一的主要指标时，可以将多个指标组合起来构成一个复合指标，作为主要研究指标。此时该类指标往往有一定的主观成分，作为主要指标时应慎重。

现在的临床试验往往不会只选择单一的评价指标，那些相对不够理想的变量可以作为临床试验的次要评价指标。次要评价指标的选择可由研究单位根据产品的特性参数等来确定，往往用于评价器械的其他作用，可以是与试验主要目的有关的附加支持指标，也可以是与试验次要目的有关的指标，同时还可以与主要终点不相关。

对于心脏起搏器疗效评判指标的选定因试验目的不同而各异。如在评价不同起搏位点起搏对左室收缩功能影响时，左室射血分数（LVEF）可以作为主要疗效评价指标，纽约心功能分级亦可反映不同疗法对心功能的影响，但这一指标的确定主要是通过受试者主观描述,且简单的分级不能够通过量化的数字来真实反映心功能的情况,故并不适宜作为主要评价指标。而包括6分钟步行距离试验、SF-36生活量表等指标虽然可以量化,但多受到受试者主观因素的影响,也不是最好的评价指标。

对于以有效性评价为主要目的的医疗器械临床试验,往往会把某些可能发生的不良事件作为次要评价指标,不常见的不良事件往往难以监测发现。比如心力衰竭、死亡、脑卒中等常常作为次要终点出现在各种医疗器械临床试验中。因此,对临床研究中出现的各种不良事件均应进行严密监测,特别是严重不良反应,应该尽可能完整地从这些患者中搜集相关信息,无论该事件与试验用医疗器械直接相关还是间接相关均应详细记录。

例如,若拟开展临床试验以评价某某公司研发的冠状动脉支架用于治疗冠心病患者的有效性和安全性,其研究疗效及安全性评价方案可参考如下标准:

主要终点:术后9个月时,靶病变节段内晚期管腔丢失。

次要终点:①介入治疗成功率(包括器械成功率、病变成功率及临床成功率);②术后9个月靶病变节段内再狭窄发生率;③术后30天、6个月、9个月和12个月时器械相关的心血管临床复合终点,包括心源性死亡,靶血管心肌梗死及临床症状驱动的靶病变血管重建;④术后30天、6个月、9个月和12个月时患者相关的心血管临床复合终点,包括全因死亡、所有心肌梗死及再次任何血管重建;⑤血栓事件发生率。

不良事件是指受试者进入临床试验后出现的任何非预期的不良医学事件(或者预期产生的观察的重要指标变化、临床终点事件)。而不论事件的发生是否与参与临床试验后接受的干预存在因果联系。

例如,心脏起搏器临床试验中可能发生的不良事件可能包括以下情况:呼吸骤停、心脏骤停、心力衰竭、心肌梗死、静脉血栓形成、血肿、血胸、气胸、心脏穿孔、心包压塞、房性心律失常、房室传导阻滞、室性心律失常、膈神经刺激、起搏系统暴露、起搏系统感染、起搏阈值升高、感知功能异常、电极脱位或移位、电极导线损伤或断裂、电池提前耗竭。

上述不良事件的发生无论是否与试验器械有关,均应在试验期间详细、如实记录。

关于不良事件的评价与分级,可参考药物临床试验:Ⅰ级,试验过程中出现短时间的轻度反应或并发症;Ⅱ级,出现明显反应,需要住院或延长治疗时间;Ⅲ级,导致永久性损害;Ⅳ级,危及生命的损害。按照国际规定严重不良事件包括以下几种:死亡、威胁生命、致残或丧失部分生活能力、需住院治疗、延长住院时间、导致先天畸形。发生不良事件后,应注明其与产品的相关性,两者的关系可能有以下几种类型:

(1)肯定有关:符合所用产品已知的反应类型,符合治疗后合理的时间顺序,该不良反应不能用其他原因解释,停止治疗后不良事件消失或减轻。

(2)很可能有关:符合所用产品已知的反应类型,符合治疗后合理的时间顺序,该反应可用其他原因解释,但停止治疗后不良事件消失或减轻。

(3)可能有关:符合所用产品已知的反应类型,符合治疗后合理的时间顺序,但患者的临床状态或其他原因也可能产生该不良事件,停止治疗后不良事件改善不明显。

（4）可能无关:符合所用产品已知的反应类型,但不符合治疗后合理的时间顺序,患者的临床状态或其他原因也可能产生该不良事件。

（5）不符合所用产品已知的反应类型,不符合治疗后合理的时间顺序,患者的临床状态或其他原因可解释该不良事件,临床状态改善或其他原因去除后不良事件消失。

前三者为不良反应,若出现不良反应,应立即停止试验,并通知研究单位、相关监管部门以及临床试验申办方。填写不良反应报告表,专栏记录严重不良反应的抢救、处理过程、不良反应发生率等。在进行医疗器械的临床试验过程中,可能会出现一些出乎意料的不良事件,这些事件的性质、不良程度、严重程度及与器械的相关性过去未被确认,这种预期之外的效应称之为预期之外不良效果（unanticipated adverse device effect,UADE）,由于其效应的不确定性和严重性,应加强记录和报告。

第四节　抗心律失常器械临床试验

1947 年,Beck 首次报道应用交流电对一例心脏外科手术患者成功进行了体内除颤。1961 年,Lown 报道应用直流电成功转复室性心动过速。目前,直流电除颤和电复律已在世界各地广泛应用,除颤仪器设备也越来越自动化。除了直流电同步和非同步体外电复律外,还相继开展了经静脉导管电极心脏内低能量电复律,以及埋藏式复律除颤器等技术。射频电能是一种低电压电能。射频消融仪通过导管头端的电极释放电能,在导管头端与局部心肌内膜之间电能转化为热能,达到一定温度（46~90℃）后,使特定的局部心肌细胞脱水、变性、坏死（损伤直径 7~8mm,深度 3~5mm）,自律性和传导性能均发生改变,从而使心律失常得以根治,操作过程不需要全身麻醉。自 1989 年导管射频消融（RFCA）技术正式应用于人体,1991 年引入我国,并迅速普及至全国,迄今数以万计的快速型心律失常患者得以根治。

一、心脏起搏器

（一）心脏起搏器的分类
1. 根据起搏器携带方式分类
（1）体外携带式起搏器,又称经皮式起搏器,供临时性起搏用。
（2）体内埋藏式起搏器,永久性起搏用。
（3）半埋藏式起搏器,亦称感应式起搏器。
2. 按起搏器的性能分类
（1）非同步（固定频率）型,现多已淘汰。
（2）同步（非竞争）型。

（3）可调试起搏器（体外遥控起搏器）。

（4）R波抑制型起搏器（按需起搏器），为目前最常用的一种。

3. 根据电极导线植入的部位分类

（1）单腔起搏器：常见的有VVI起搏器和AAI起搏器。

（2）双腔起搏器：分为DDD型和VDD型。

（3）三腔起搏器：主要分为双房+右室三腔起搏器和右房+双室三腔起搏。

（二）植入性心脏起搏器治疗心律失常的适应证

根据《植入性心脏起搏器治疗：目前认识和建议（2010年修订版）》，植入性心脏起搏器治疗的适应证主要是"症状性心动过缓（symptomatic bradycardia）"。按照国际上分类标准将植入性心脏起搏器治疗的适应证按其需要程度分为以下3类。

Ⅰ类适应证：根据病情状况，有明确证据或专家们一致认为起搏治疗对患者有益、有用或有效。相当于所谓的绝对适应证。

Ⅱ类适应证：根据病情状况，起搏治疗给患者带来的益处和效果证据不足或专家们的意见有分歧。

Ⅱ类适应证中又进一步根据证据/观点的倾向性分为Ⅱa（倾向于支持）和Ⅱb（意见有分歧）两个亚类。相当于相对适应证。

Ⅲ类适应证：根据病情状况，专家们一致认为起搏治疗无效，甚至某些情况下对患者有害，因此不需要/不应该植入心脏起搏器。亦即非适应证。

支持当前建议的证据又根据证据的来源情况分为A、B、C三个等级。

A级：数据来源于多个随机临床试验或荟萃分析。

B级：数据来源于一个随机临床试验或非随机研究。

C级：专家一致意见和/或小规模研究、回顾性研究和登记注册研究。

《植入性心脏起搏器治疗：目前认识和建议（2010年修订版）》已详细列举了植入性心脏起搏器治疗各类心律失常的具体适应证的分类与分级。

二、心脏除颤器

（一）心脏除颤器分类

1. 按波型分类　单向波与双向波。

2. 按是否与R波同步分类　非同步型除颤仪与同步型除颤仪。

3. 按电极板放置的位置分类　体内除颤仪与体外除颤仪。

4. 按自动化程度分类　自动除颤与手动除颤。

5. 按输入电流分类　交流电与直流电。

6. 按配置来分类　单除颤、除颤+监护、除颤+监护+血氧、除颤+监护+血氧+起搏。

（二）埋藏式心脏复律除颤器（ICD）的适应证

根据 1998 年制定的《埋藏式心脏复律除颤器临床应用指南》，埋藏式心脏复律除颤器（implantable cardioverter defibrillator, ICD）的明确适应证包括：①持续性室性心动过速或心室颤动所致的心搏骤停幸存者；②持续性室速患者；③原因不明的晕厥，经电生理检查可诱发出持续性室速，并且药物治疗无效或不能耐受药物治疗者；④陈旧性心肌梗死伴左心功能不全（左室射血分数 < 35%）的非持续性室速患者，在电生理检查中可诱发出持续性室速或室颤，且不能被普鲁卡因酰胺所控制。

三、射频导管消融

（一）适应证

根据 2002 年制定的《射频导管消融治疗快速心律失常指南》，射频导管消融（RFCA）治疗快速心律失常的适应证分为成人适应证和儿童适应证。儿童射频消融适应证与成人有所不同，选择患者时要考虑到不同类型心律失常的自然病程、消融的危险因素、是否合并先天性心脏病，以及年龄对以上各因素的影响。决定是否应对患儿进行射频消融手术时，不仅应考虑具体患者不同的临床特点，还有赖于医生的个人经验及不同电生理室进行射频消融的成功率与并发症的发生率。

（二）试验设计

国家药品监督管理部门于 2013 年 1 月下发《心脏射频消融导管注册技术审查指导原则》，规范了心脏射频导管消融的试验设计要求。

1. 研究设计　随机对照试验是验证快速性心律失常射频消融导管安全性和有效性最为科学、可靠的方法。由于不同的患者具有不同的人口学特征和临床特点，且手术成功率和并发症的发生率还受到术者操作经验等因素的影响，因此，为保证试验组和对照组的可比性，最好的方法就是按照随机分组的方法将不同的个体分入试验组和对照组。

2. 研究终点

（1）主要有效性研究终点

1）阵发性室上速导管消融：即刻成功率，消融术后即刻旁道阻断，药物和 / 或电生理刺激不再诱发出临床心律失常。

2）室性心律失常导管消融：即刻成功率，消融术后临床心律失常消失或显著（大于等于 80% 以上）减少，药物和 / 或电生理刺激不再诱发出临床心律失常。

3）房扑导管消融：即刻成功率，消融术后关键峡部双向阻滞，临床心律失常消失，药物和 / 或电生理刺激不再诱发出临床心律失常。

4）房颤导管消融：即刻成功率，消融术后达到相关术式终点要求；远期成功率，至少随访 12 个月，房性快速心律失常不再发生或发生减少。

（2）次要终点

1）远期成功率终点：阵发性室上速导管消融，至少随访 6 个月，无临床心律失常复发；室性心律失常导管消融，至少随访 6 个月，临床心律失常无复发或显著（大于等于 80% 以上）减少；房扑导管消融，至少随访 6 个月，临床心律失常无复发；房颤导管消融，至少随访 12 个月，房性快速心律失常不再发生或发生减少。

2）安全性终点：临床研究中发生的所有不良事件必须上报，特别是如下主要并发症。与器械和操作相关的需要处理的相关不良事件，包括：气胸或血气胸、穿刺局部血肿、假性动脉瘤、动静脉瘘、严重出血、房室传导阻滞、心肌梗死、心脏穿孔 / 心包压塞、膈神经麻痹、肺静脉狭窄、左房 - 食管瘘、短暂性脑缺血发作 / 卒中、死亡等。

3. 样本量的确定依据

（1）阵发性室上速导管消融：以即刻成功率作为样本量计算的依据。在非劣效界值 5%、显著性水平取 0.05（双侧检验），把握度为 80%，考虑 10% 的脱落率的情况下，每组样本量 140 例。

（2）室性心律失常导管消融：以其即刻成功率作为样本量计算的依据，在非劣效界值 10%、显著性水平取 0.05（双侧检验），把握度为 80%，考虑 10% 的脱落率的情况下，每组样本量 160 例。

（3）房颤导管消融治疗：在非劣效界值 5%、双侧显著性水平 0.05、把握度 80% 时，考虑 10% 的脱落率的情况下，每组样本量 330 例。

4. 入选及排除标准

（1）受试者入选标准：年龄在 18~75 岁；愿意参加试验并签署知情同意书并能完成随访。

1）阵发性室上速导管消融：经临床症状和体表心电图诊断为房室折返性心动过速、房室结折返性心动过速、房性心动过速。

2）室性心律失常导管消融：右室流出道特发性室性心律失常。

3）房颤、房扑导管消融：阵发性房颤、典型性房扑。

（2）受试者排除标准：①左心室射血分数（LVEF）≤ 40%；②心功能 NYHA Ⅲ 级至 Ⅳ 级；③既往曾行射频消融术不成功或复发病例；④服用抗心律失常药；⑤妊娠期妇女；⑥有明显出血倾向或患血液系统疾病；⑦急性或严重全身感染，肝肾功能明显异常，或者恶性肿瘤及终末期疾病的患者；⑧合并存在多种类型的快速性心律失常；⑨合并有严重器质性心血管疾病；⑩近 3 个月内脑卒中及其他脑血管疾病；⑪ 血栓栓塞性疾病。

5. 随访　为了保证数据的完整性和患者的安全性，随访率不得低于 90%，临床研究主办方应当制定标准的随访方案，随访应包括：症状体征、12 导联体表心电图、24 小时动态心电图监测或进行其他等效的心律监测方法（如循环事件记录仪等）。

6. 统计分析方法　数据分析时应考虑数据的完整性，所有签署知情同意并使用了受试产品的受试者必须纳入分析。数据的剔除或偏倚数据的处理必须有科学依据和详细说明。

临床试验数据的分析应采用国内外公认的经典统计分析方法。临床试验方案应该明确统计检验的类型、检验假设、判定疗效有临床意义的界值（非劣效界值或目标值）等，界值的确定应有依据。对于主要研究终点，统计结果需采用点估计及相应的 95% 可信区间进行评价。通过将组间疗效差的 95% 可信区间与方案中预先指明的具有临床意义的界值进行比较，从而判断受试产品是否满足方案提出的假设。试验组与对照组基线变量间应该均衡可比，如果基线变量存在组间差异，应该分析基线不均衡可能对结果造成的影响。分析时还必须考虑中心效应，以及可能存在的中心和治疗组别间的交互效应对结果造成的影响。

第五节　临床研究实例介绍

一、冠状动脉支架的临床试验实例

为评价某公司开发的新型冠状动脉支架治疗冠状动脉支架内再狭窄患者的有效性和安全性，拟开展注册前临床试验。

（一）试验目的

以某公司生产的另一某品牌型号冠状动脉支架为对照，评价某公司研发的新型冠状动脉支架用于治疗冠状动脉支架内再狭窄的有效性和安全性。

（二）试验方法选择及理由

本次临床试验采用随机、开放、阳性对照的研究方法。对照器械选择的是某某公司生产的某品牌型号冠状动脉支架。因试验器械与对照器械外观上不一致，且患者治疗用器械的识别码等相关信息需粘贴于手术记录单上，难以实施盲法。试验方案采用的主要疗效指标为客观指标，且由第三方统一评价，受人为因素影响较小。故采用开放试验设计。

试验用医疗器械和对照用医疗器械：试验用医疗器械为某某公司开发生产的某某冠状动脉支架，对照用医疗器械为某某公司生产的某品牌某型号冠状动脉支架。

（三）研究对象

患有冠状动脉支架内再狭窄需要进行经皮腔内血管成形术的患者。

（四）入选标准

1. 患者年龄 18~80 岁。

2. 有稳定型心绞痛，或者不稳定型心绞痛，或者有陈旧性心肌梗死或者有证据的无症状局部缺血的患者；冠状动脉原位病变第 1 次支架置入后再狭窄的患者，即靶病变有且仅有 1 次支架置入；Mehran Ⅰ、Ⅱ及Ⅲ型支架内再狭窄的患者；参考血管直径

2.0~4.0mm，长度＜30mm；术前管腔支架内狭窄≥70%，或者≥50%并伴有相应缺血证据；入选前30天内经心脏多普勒超声测定左心室射血分数＞35%。

3. 患者同意接受术后9~12个月的血管造影随访，接受PCI术后1个月、6个月和12个月的临床随访。

4. 患者同意参加临床试验，并签署知情同意书。

（五）排除标准

1. 受试者入选前一周以内发生了急性心肌梗死。

2. 受试者存在充血性心力衰竭（纽约心功能分级为Ⅳ级）、心源性休克、血流动力学不稳定或者难治性室性心律失常。

3. 受试者因合并其他临床情况预期寿命不足12个月。

4. 合并妊娠或试验期间计划妊娠的患者。

5. 已进行或计划试验期间行心脏移植术的患者。

6. 合并严重瓣膜性心脏病。

7. 左主干病变。

8. 拟采用双支架的真性分叉病变。

9. TIMI 0级血流的完全闭塞病变。

10. 伴有严重出血倾向或伴有活动性消化性溃疡，术前3个月以内发生过脑卒中或短暂性脑缺血发作。

11. 正在接受透析治疗或者严重肾功能不全（血清肌酐水平＞177μmol/L）。

12. 术前1个月以内参加过其他任何临床试验。

13. 对碘剂过敏或不能耐受的患者。

14. 预计介入治疗后不能耐受3个月双重抗血小板治疗（阿司匹林和/或氯吡格雷和/或替格瑞洛）。

15. 因其他原因研究者认为不适合入选的患者。

（六）临床试验所需的受试者数量

本试验计划纳入受试者共216例。

（七）试验参数设定

显著性水平α验0.025，检验效能$1-\beta=80\%$，预设非劣效界值取0.22mm，标准差0.51m，试验组与对照组为1:1平行对照设计，采用PASS软件估算样本量为172例。结合药品管理部门法规要求，考虑到临床试验过程中约25%的脱落，最终确定实际入组病例216例，即每组108例。

（八）主要终点

术后9个月时，靶病变节段内晚期管腔丢失。

（九）次要终点

介入治疗成功率（包括器械成功率、病变成功率及临床成功率）；术后9个月靶病变节段内再狭窄发生率;术后 30 天、6 个月、9 个月和 12 个月时器械相关的心血管临床复合终点,包括心源性死亡,靶血管心肌梗死及临床症状驱动的靶病变血管重建;术后 30 天、6 个月、9 个月和 12 个月时患者相关的心血管临床复合终点,包括全因死亡、所有心肌梗死及再次任何血管重建;血栓事件发生率。

(十)安全性指标

实验室检查包括血常规、尿常规、血生化、心肌酶学等;12 导联体表心电图;不良事件和严重不良事件。

(十一)统计分析

将采用 SAS ×× 版本统计分析软件进行计算。

二、起搏器的临床试验实例

(一)研究目的

旨在评估在改善窦房结功能障碍患者的生存质量和生活质量方面,双腔起搏是否优于单腔心室起搏。

(二)研究设计

共选择 2 010 例受试者,随机分为单腔心室起搏器组(VVIR,996 例)和双腔起搏器组(DDDR,1 014 例)。符合条件的受试者在入组之前需记录其基本人口统计学特征、临床表现和生活质量(SF-36 量表)等。置入起搏器后受试者的随访周期为:入组后第一年共随访 4 次,以后每年随访 2 次,并在入组后的第 3 个月、第 12 个月及其后的每一年采用 SF-36 量表对受试者的生活质量进行评价。所有受试者平均随访 33.1 个月。

(三)研究对象

窦房结功能障碍者。

(四)入选标准

1. 年龄 > 21 岁,性别不限。

2. 窦房结功能障碍,具备起搏治疗指征者。

3. 随机分组前为窦性心律者。

4. 简易智能量表(mini-mental state examination)评估受试者生命质量,得分 ≥ 17 分者。

5. 签署知情同意书者。

(五)主要排除标准

主要排除标准为患有严重并发症,研究者认为不适于进行起搏治疗者。

(六)疗效终点

首要疗效终点:任何原因导致的死亡或非致命性脑卒中。

预先设定的次级疗效终点:任何原因导致的复合型死亡;脑卒中的首次发生;房颤

发生;因心力衰竭首次住院;心衰指数(明尼苏达心衰评分);生活质量指数;起搏器综合征。

(七)统计分析方法

所有数据均采用 $\alpha=0.05$ 的双侧显著性检验,累计事件发生率采取 Kaplan-Meier 法进行计算,不同组间的差异采用对数秩检验,相对危险性用相对危险比表示(置信区间为95%)。基于研究方案的特异性,采用 COX 回归模型对受试者的基线特征进行补充调整,心衰指数采用 Wilcoxon 秩和检验进行分析,每次 SF-36 分数和总分数采用方差分析进行比较。

三、除颤器的临床试验实例

(一)研究目的

评价预防性置入心脏除颤器和常规治疗相比,是否能降低陈旧性心肌梗死、低射血分数和无症状非持续性室性心动过速发作患者的死亡率。

(二)研究设计

多中心、随机分组试验。

共选择 196 例受试者,随机分为 ICD 组(95 例)和常规治疗组(101 例)。

(三)研究对象

陈旧性心肌梗死、低射血分数和无症状非持续性室性心动过速发作患者。

(四)入选标准

1. 年龄在 25~80 岁,性别不限。

2. 3 周以上有 Q 波心肌梗死伴心肌酶异常病史。

3. 已经记录到无症状、与心肌缺血无关的非持续性室性心动过速(3~30 个 QRS 波连发,频率 > 120 次/min)。

4. 射血分数 ≤ 35%。

5. NYHA 分级 Ⅰ、Ⅱ、Ⅲ级。

6. 近期无冠脉搭桥、PTCA 等病史。

(五)排除标准

1. 以往有急性心肌梗死引起的心搏骤停、室速伴晕厥病史者。

2. 在心律稳定时有低血压症状者。

3. 3 周内有急性心肌梗死病史者。

4. 2 个月内有冠脉搭桥病史者。

5. 3 个月内有 PTCA 病史者。

6. 妊娠、近期准备妊娠的妇女。

7. 严重脑血管疾病的患者。

8. 患有终末性疾病的患者。

9. 正在参与其他临床试验的患者。

（六）疗效指标

主要疗效终点：观察5年内所有原因导致的死亡。

次要疗效终点：心血管疾病死亡、非心血管疾病死亡、猝死、非致命性及致命性心肌梗死、心脏停搏、生活质量下降等。

（七）安全性指标

所有受试者在入组后第一个月随访1次，之后每三个月随访1次，直至试验结束。每次随访均应观察临床表现、记录药物使用及对除颤器进行测试。

（八）统计分析方法

采用$\alpha=0.05$的双侧显著性检验，比较两组生存曲线间的差异。

四、射频导管消融的临床试验实例

（一）研究目的

旨在比较在抗心律失常药物治疗无效的阵发性房颤患者中，射频消融治疗与最大耐受剂量的抗心律失常药物治疗的差别。

（二）研究设计

单中心、随机临床试验。

共入选198例病程6个月以上的阵发性房颤患者，年龄在（56±10）岁，均有频繁的阵发性房颤发作（平均每个月发作3次以上）。随机分为环肺静脉消融（CPVA）组（99例）和抗心律失常药物组（99例，其中应用氟卡胺、索他洛尔和胺碘酮各33例）。两组患者都经过1个月的药物滴定治疗之后，CPVA组中断药物治疗，在CARTO或NavX系统指导下行环肺静脉消融及附加左房后壁、二尖瓣峡部和右房峡部线性消融，抗心律失常药物组继续给予抗心律失常药物治疗，共给药6个月。所有受试者均给予华法林使血浆凝血国际标准化比值维持在2.0~3.0之间。

在随机入组后的第3个月、6个月、12个月对受试者进行随访，随访内容包括：12导联心电图，48小时动态心电图，超声心动图，并在第3个月监测受试者的甲状腺功能、肝功能和血生化。若受试者接受长时程的胺碘酮治疗，还应监测其胸部X线片和角膜碘沉积。所有受试者均应每天记录其心脏节律1~3次，并提供其事件监测表。随访时间至少2年。

（三）研究对象

病程6个月以上的阵发性房颤患者。

（四）入选标准

1. 年龄在18~70岁，性别不限。

2. 肌酐浓度＜133μmol/L。

3. 房颤病史＞6个月。

4. 在入组前6个月,每个月可记录到＞2次的房颤。

5. 签署书面知情同意书者。

(五)排除标准

1. 继发性或可逆性房颤者。

2. 心房内存在血栓、肿瘤阻碍导管插入者。

3. 左心房直径＞65mm者。

4. 左心室射血分数＜35%者。

5. 心力衰竭NYHA分级Ⅱ级以上者。

6. 既往服用过胺碘酮、氟卡尼或索他洛尔者。

7. 对β受体拮抗剂有禁忌证者。

8. 患有风湿性二尖瓣狭窄的患者。

9. 不稳定型心绞痛,或入组前6个月有急性心肌梗死者。

10. WPW综合征患者。

11. 肝功能衰竭或肾功能衰竭者。

12. 既往有心脏置入装置(起搏器或埋藏式心脏除颤器)者。

13. 患有其他心律失常(房颤除外),需要抗心律失常药物治疗者。

14. 对抗心律失常药物有禁忌证,如甲状腺功能障碍、间质性肺疾病、严重的哮喘、Q-T间期超过400毫秒、症状性窦房结和房室结功能障碍(植入起搏器者除外),或应激性心肌缺血的证据,或对华法林有禁忌证者。

15. 既往有脑血管意外病史者。

16. 既往有针对房颤进行过导管消融或手术史者。

(六)观察终点

主要观察终点:在12个月的随访期内,首次记录到超过30秒的房颤复发时间。

(七)安全性指标

随机入组后监测受试者12导联心电图、48小时动态心电图、超声心动图表现,以及甲状腺功能、肝功能和血生化评估受试者安全情况。必要时监测胸部X线片和角膜碘沉积。

(八)统计分析方法

采用SPSS××版本进行统计分析,数据均采取双侧显著性检验,$\alpha=0.05$。采用均数 ± 标准差及意向性检验对两组数据进行比较。连续性变量在检验方差齐性的基础上,采用两独立样本的t检验,或必要时采用配对样本的t检验,分类变量采用卡方检验进行分析,用COX比例风险回归模型分析房颤复发的临床预测因素。用Kaplan-Meier法绘制两组的生存曲线,并采用两样本的秩和检验对其进行比较。

(王建安 曾丽雄 林 玲)

参 考 文 献

[1] 周宏灏, 袁洪. 药物临床试验. 北京: 人民卫生出版社, 2011.

[2] 国家食品药品监督管理总局. 医疗器械临床试验质量管理规范. [2016-03-23]. http://samr. cfda. gov. cn/ WS01/CL1101/148101. html.

[3] 国家食品药品监督管理总局. 医疗器械注册管理办法. [2014-07-30]. http://samr. cfda. gov. cn/WS01/ CL1101/103756. html.

[4] 中华医学会心血管病学分会介入心脏病学组. 中国经皮冠状动脉介入治疗指南(2016). 中华心血管 病杂志, 2016, 44(5): 382-400.

[5] 张澍, 华伟, 黄德嘉, 等. 植入性心脏起搏器治疗——目前认识和建议(2010 年修订版). 中华心律失 常学杂志, 2010, 14(4): 245-259.

[6] KOCHHÄUSER S, JIANG C Y, BETTS T R, et al. Impact of acute atrial fibrillation termination and prolongation of atrial fibrillation cycle length on the outcome of ablation of persistent atrial fibrillation: A substudy of the STAR AF II trial. Heart Rhythm, 2017, 14(4): 476-483.

[7] 国家食品药品监督管理总局. 冠状动脉药物洗脱支架临床试验指导原则. [2018-05-11]. https://www. cmde. org. cn/CL0112/7796. html.

[8] 国家食品药品监督管理总局. 医疗器械临床试验设计指导原则. [2018-01-08]. http://samr. cfda. gov. cn/WS01/CL0087/221976. html.

[9] 国家食品药品监督管理总局. 医疗器械监督管理条例. [2017-05-19]. http://samr. cfda. gov. cn/WS01/ CL0784/237491. html.

[10] 中华医学会心电生理和起搏分会起搏学组. 植入性心脏起搏器治疗: 目前认识和建议(2010 年修订 版). 中华心律失常学杂志, 2009, 14(4): 245-259.

[11] LAMAS G A, LEE K L, SWEENEY M O, et al. Ventricular pacing or dual-chamber pacing for sinus-node dysfunction. N Engl J Med, 2002, 346(24): 1854-1862.

[12] NIELSEN JC, THOMSEN PEB, HØJBERG S, et al. DANPACE Investigators. A comparison of single-lead atrial pacing with dual-chamber pacing in sick sinus syndrome. European Heart Journal, 2011, 32: 686-696.

[13] 中国生物医学工程学会心脏起搏与电生理分会, 中华医学会心电生理和起搏分会. 埋藏式心脏复律 除颤器临床应用指南. 中国心脏起搏与心电生理杂志, 1998, 12(1): 5-6.

[14] MOSS A J, HALL W J, CANNOM D S, et al. Improved survival with an implanted defibrillator in patients with coronary disease at high risk for ventricular arrhythmia. N Engl J Med. 1996, 335: 1933-1940.

[15] Antiarrhythmics versus Implantable Defibrillators(AVID)Investigators. A comparison of antiarrhythmic- drug therapy with implantable defibrillators in patients resuscitated from near-fatal ventricular arrhythmias. N Engl J Med, 1997, 337(22): 1576-1583.

[16] CONNOLLY S T, GENT M, ROBERTS R S, et al. Canadian Implantable Defibrillator Study(CIDS): A

Randomized Trial of the Implantable Cardioverter Defibrillator Against Amiodarone. Circulation, 2000, 101: 1297-1302.

[17] 中国生物医学工程学会心脏起搏与电生理分会, 中华医学会心电生理和起搏分会. 射频导管消融治疗快速心律失常指南(修订版). 中国心脏起搏与心电生理杂志, 2006, 16(2): 81-95.

[18] 国家食品药品监督管理局. 心脏射频消融导管注册技术审查指导原则. [2014-05-14]. http://samr.cfda.gov.cn/WS01/CL1421/100335.html.

[19] PAPPONE C, AUGELLO G, SALA S, et al. A randomized trial of circumferential pulmonary vein ablation versus antiarrhythmic drug therapy in paroxysmal atrial fibrillation: the APAF Study. Journal of the American College of Cardiology, 2006, 48(11): 2340-2347.